文春文庫

10代の脳

反抗期と思春期の子どもにどう対処するか

フランシス・ジェンセン
エイミー・エリス・ナット
野中香方子訳

文藝春秋

10代の脳　反抗期と思春期の子どもにどう対処するか

【目次】

10代の脳

反抗期と思春期の子どもにどう対処するか

序文　悪いのは親でも子どもでもない

可愛かった我が子が突如別人のようになる反抗期。それは子育ての問題？　いいえ、原因は「脳」にある

この子はいったい何を考えているの？

長男のアンドリューが友だちの家から帰ってきた。きれいな茶色だった髪を真っ黒に染めて。わたしは悲鳴を上げそうになったが、なんとか我慢した。

「赤のメッシュを何本か入れようと思うんだ」。アンドリューはこともなげに言う。どういうこと？　これがわたしの息子？　彼がマサチューセッツ州の私立高校に通うようになってから、何度そう自問したことだろう。反抗期まっただ中の息子の気持ちをどうにか理解しようとしながら。

離婚してふたりの息子のシングルマザーになったわたしは、ボストン小児病院とハーバード・メディカルスクールで医師および教授として長時間働きながら、子育てをしてきた。息子たちとすごす時間は限られていたが、できるだけいい母親でいようと懸命だった。

そう、10代の脳はわたしの専門のはず。小児神経学部門で脳の発達について研究して

いたのだから。

ところが、素直ないい子だったアンドリューが、高校に入ってから急によそよそしく振る舞うようになった。さらには、別の人間になろうとしているかのように、予想外のことばかりしはじめた。9年を過ごした小中一貫校は保守的で、服装はジャケットにネクタイが当たり前だったが、高校の校風はきわめて自由だった。それをいいことに、彼はさっそく「オルタナティブ」と呼ばれる格好をするようになった。どんな格好かと言うと、彼のいちばんの親友は、青く染めた髪をとげとげに逆立てている。つまり、そういうのが「オルタナティブ」ファッションなのだ。

わたしは深呼吸して、気持ちを落ち着けようとした。怒ったところで、どちらにとってもプラスにはならない。距離がますます開くだけだ。ともあれ息子は、これからしようと思うことを教えてくれたのだから、このチャンスを逃すわけにはいかない。「ドラッグストアで売ってる安物のカラーリング剤は髪を傷めるから、ママの担当のヘアスタイリストに染めてもらったら？」と尋ねた。「お金もママが出してあげる」。彼は、それなら、と同意した。当のヘアスタイリストはパンクロッカーかぶれだったので、仕上がりは上々だった。アンドリューのガールフレンドがそっくり真似しようとしたほどだ。もっとも、彼女は自分で染めたので、結果は大違いだったが。

アンドリューは、子どもとおとなのはざまで身動きがとれなくなっているように見えた。まだ子どもじみた感情や衝動に囚われてはいたが、身体も心も、もはや子どもではなかった。自分のアイデンティティを確立しようとしていて、彼にしてみれば、髪型や服装はその核となる要素だったのだ。それまでわたしは、母親としても神経科医としても、息子の頭の中で起きていることをすべて理解しているつもりでいた。だが、それは間違いだった。頭の中どころか、その外で起きていることさえ、わかっていなかったのだ。

そこで決意した。息子の身に何が起きているのかをはっきりさせよう、と。

母親として科学者として！

当時のわたしは、てんかんと脳の発達を専門とする研究室を率い、主に赤ん坊の脳について研究していた。また、その研究を臨床に生かす方法も探究していた。そんなわたしの前に、新たな研究対象が現れた。ふたりの息子だ。次男のウィルは、アンドリューと2歳しか違わない。ウィルが兄と同じ年齢になった時、わたしに何ができるだろう？アンドリューは、突如として別人のようになった。けれども、根っこのところは以前と変わらず、優しく、聡明で、すばらしい子どもなのだ。では何が起きたのだろう？　それを解き明かすために、わたしはティーンエイジャーと呼ばれる、我が家にいる異星人のような生物について研究しはじめた。その知識があれば、息子たちの成長をよりスムーズに導くことができるだろうし、まず、自分の気持ちが楽になるだろうと、期待しながら。

10代の脳はほとんど研究されてこなかった

実のところ、ティーンの脳が研究されるようになったのは、今世紀になってからのことだ。それまで、神経学・神経心理学分野の研究費の大半は、子どもの発達（特に学習障害とその治療法）と、高齢者の脳疾患（特にアルツハイマー）の研究に投じられてきた。したがって、ティーンの脳については研究資金が足りず、理解が進んでいなかった。また、科学者たちは、脳の成長は幼稚園に入る頃にほぼ完了すると思い込んでいた。その影響で、親は早期教育に熱を入れるようになり、『ベビー・アインシュタイン』とか『ベビー・モーツァルト』と銘打ったＤＶＤや教材を使って、年端もいかない我が子を教育するようになった。だが、思春期の脳についてはどうだろう？　おとなの脳とほとんど同じで、ほんの少しそれに届いていないだけ、というのが大方の見方だった。

この見方の問題点は、間違っていることだ。それも、とんでもなく間違っているのだ。ティーンの脳と行動については、他にもいくつも誤解と神話があり、それらは深く浸透し、もはや常識のようになっている。以下に挙げてみよう。

・ティーンが衝動的で感情的なのは、ホルモンが過剰に放出されるからだ。
・ティーンが反抗的なのは、人とは違う特別な存在になりたいと思っているからだ。
・ティーンが親に内緒で飲酒を重ねていたとしても、10代の脳は柔軟で、回復力があるので、悪影響は残らない。
・思春期に人生は決まる。10代の頃のＩＱや、文系か理系かといった特徴は、その後の人生を通じて変わらない。

繰り返すが、これらはすべて間違いだ。これからお伝えするように、ティーンの脳は発達のきわめて特殊な段階にある。ゆえに独特の弱さを内包しているが、その一方で、この時期ならではの強みも備えている。

近年増えつつある思春期に関する科学文献を読めば読むほど、おとなの脳を見るためのメガネでティーンの脳を見ることが、どれほど愚かな間違いであるかがわたしにはわかってきた。ティーンの脳は、機能、配線、容量、そのすべてがおとなの脳とは異なるのだ。しかし、そうした新たな知見の数々がティーンの親に届いていないことも、わたしは知った。少なくとも、神経学を専門とするわたしのような親以外には、届いていなかった。この貴重な情報を多くの人に届けなければ！　情報を求めているのは、単なる傍観者ではない。実際にティーンに腹を立て、イライラし、当惑している親や保護者、それに教育者なのだ。そういうわけでわたしは本書を書こうと思い立ったのである。

わたしの次男の交通事故も脳の未成熟ゆえ

次男のウィルは、16歳で運転免許を取った。親に心配をかけるようなことはしない子だったが、それはある日の早朝までのことだった。免許を取って2、3週間しかたっていなかったが、1994年型ダッジイントレピッド・ビッグで学校に通っていた。うちに前からあったもので、年代物だが、安全な車だ。その朝、すべては順調にスタートした。いつもと同じように、ウィルは7時30分に家を出た。始業は7時55分だ。7時45分頃、わたしが家を出ようとすると、ウィルから電話がかかってきた。「ママ、ぼくは大丈夫だけど、車がめちゃくちゃになっちゃった」

彼が無事で、電話をかけられるほどしっかりしていることにわたしは感謝した。おおかた道を曲がり損ねて、木にぶつけるかどうかしたのだろう。「すぐ、そっちへ行くわ」。そう言って車に飛び乗った。学校の近くまで行くと、パトカーのライトが点滅するのが見えてきた。あの子、何をやらかしたの?

手短に言えば、ウィルは車が絶えない反対車線を横切って、校門に入ろうとしたのだ。それでも、向こうから来た車を運転していたのが、わたしのような母親で、あきれ顔でブレーキを踏んでくれたのなら、問題はなかったはずだ。しかし、あいにくその朝、反対車線を走ってきたフォードF‐150を運転していたのは、工事現場に向かう23歳の建設作業員だった。道を横切りたいなら待つのは当然だと彼は考えており、ウィルの左折を待ってやる気など毛頭なかった。事故はこうして起きた。幸いだったのは、1994年製のエアバッグが、2006年になってもちゃんと膨らんでくれたことだ。

校門の前には大破した車。その隣にウィルが立っていた。学生や教員の車が続々と通り抜ける横で、恥ずかしそうにしている。いい薬だ。ともかく、どちらが待つべきかというこの争いから、ウィルも相手のドライバーも無傷で生還できたことが、何よりありがたかった。

あの子はいったい何を考えていたの? ほぼ反射的に、わたしはそう思った。

そして以前なら、「ああ、いやだ、またこんなことになって」と嘆いたはずだ。

だが今回は、すぐ気持ちを鎮めることができた。それは、以前とは違って、よく知っていたからだ。アンドリューや他のすべてのティーンの脳と同じく、ウィルの脳がまだ完成していないということを。16歳のウィルはもはや子どもではなかったが、脳はまだ変化しつづけており、成長さえしていたのだ。アンドリューがそれを教えてくれた。彼のおかげでわたしは、子どもの脳について知っているつもりだったことを吟味し直し、思春期の脳で何が起きているかだけではなく、何が起きていないかを学んだのである。

これから本書で語っていくように、10代の脳は驚くべき器官で、きわめて活発にはたらき、驚異的な学習を成し遂げる。児童心理学の基礎を築いたグランヴィル・スタンレー・ホールは１９０４年に、思春期のあふれんばかりの豊かさについて書いている。

> その10年は、人生で最高の時期である。この時期にこそ、最高にしてもっとも聡明な業績がなされる。この時期の精神の土壌には、他のどの時期よりも、良い種も悪い種も深く根づき、旺盛に茂り、迅速かつ確実に実を結ぶのだ。[1]

ホールは、思春期とは想像力の誕生日だ[2]と楽観的に述べているが、その快活な日々が危険で、衝動的で、恐れ知らずで、気分に左右され、洞察に欠け、判断力が乏しい時期だということも知っていた。ただ、彼に予見できなかったのは、21世紀の若者がソーシャルメディアやインターネットのせいでどれほど幅広い危険にさらされることになるか、ということだった。わたしはこれまでに何度となく、友人や同僚、それに、講演会の後で近づいてきた人から、10代の子どもやその友人が、どれほどクレイジーなことをしでかしたかを聞かされた。例えば、父親のバイクを盗み、縁石に乗り上げて大破させる。どこでもかしこでも、バルコニーの手すりの上でさえ、プランキング（直立不動の姿勢で腹ばいになる遊び）をして、写真を撮りあう。さらにひどいのは「ウォッカ・アイボーリング」で、瞬時に酔っぱらおうと目に直接ウォッカをそそぐ。きわめつけは、アルバイト先のドラッグ検査を切り抜けるために、漂白剤を水で薄めて飲む。そうすれば前の晩に吸った大麻の成分が消えて、尿がきれいになると思っているのだ。

子どもの脳は、環境に影響されながら20代半ばまで変化しつづける。中でも思春期は、脳の大きな成長が期待できる時期だが、危険に満ちた時期でもある。思春期の脳の働きや反応が、おとなや子どもの脳とは違うことを示す研究結果は増える一方だ。そして、そうした脳の違いが、10代の若者によく見られる衝動的で、不合理で、間違った決断に深く関わっているのだ。

親や教育者にこそ、「10代の脳のガイドブック」が必要

もっとも、ティーンを理解するのが難しい理由の一端は、おとなの側にある。わたしたちは彼らに相矛盾するメッセージを送っている。身体がおとなに近づくと（たとえば娘の胸が膨らんできたり、息子にひげが生えてきたりすると）、おとなのように行動し、おとなとして扱われるべきだと、わたしたちは考えがちだ。確かに、アメリカでは10代でも軍隊に入って戦争に行くことができるし、親の同意なしに結婚することも、地域によっては選挙に立候補することもできる。実のところ、近年、少なくとも7人のティー

ンが、ニューヨーク州、ペンシルベニア州、アイオワ州、ミシガン州、およびオレゴン州の小さな町の市長に選ばれた。法律は多くの場合、10代の若者をおとなとして扱う。特に、暴力事件を起こして法廷で裁かれる時はそうだ。しかし、その一方で、わたしたちは、さまざまな場面で彼らを子ども扱いする。少なくとも、完全なおとなとは見なしていない。

このように矛盾したメッセージについて、わたしたちはどう説明するつもりだろう。そもそも、説明できるのだろうか？

この数年間、わたしはアメリカ各地で講演してきた。親、ティーン、医師、研究者、心理療法医を相手に、新たに解明された、思春期の脳が抱えるリスクと、その時期ならではのメリットについて語ってきたのだ。わたしの話を聞いて、親や教育者、それにティーンは、驚くほど激しい反応を示した。自分が抱えている問題を聞いてほしい、答えを教えてほしい、と彼らはわたしに迫った。さらには、どうすれば子どもをうまくナビゲートできるのか、どうすれば危険と困惑に満ちたこの時期を切り抜けることができるのか、そして自分を救うことができるのか、教えてほしいと懇願した。

ティーンは理解不能な異星人というわけではない。ただ、正しく理解されていないだけなのだ。それをわたしは息子たちから学んだ。そう、確かに彼らはおとなとは違うが、それには、生理学的、神経科学的理由がある。本書では、10代の脳が大いに優れていながら脆弱でもある理由を明かしていきたい。10代の脳を育て、ケアするための取扱説明書、あるいはサバイバルガイドとして本書が活用されることを願っている。このエキサイティングで危険な時期に、ナビゲートを必要とするのは子どもたちだけではない。親や保護者、教育者も、導きを必要としている。それはわたしも同じで、しかも長男と次男で2度経験した。この経験は人を謙虚にさせると同時に、興奮させ、混乱させる。子どもが思春期、そして反抗期を迎えると、親はジェットコースターに乗っているような経験をさせられる。しかし、そのほとんどはやがてスローダウンして止まり、後々まで語り草となるような物語をいくつも残してくれる。

10年ほど前、ティーンを育てるのは、大きな子どもの世話をするのとは大違いだとわたしは悟り、アンドリューの目を見据えてこう言った。「わかったわ。一緒に取り組みましょう」。当時アンドリューは高校2年で、試験が目前に迫っているというのに、勉強そっちのけでスポーツやパーティにふけっていた。わたしは科学者なので、学習が蓄積の賜物であることを知っている。つまり、すでに学んだものの上に新たな学びがなされるので、学びつづけることが大切なのだ。

そこで、彼の教科書に目を通し、レポート用紙の表に解くべき問題、裏にその答えを書いていった。彼が必要としていたのは、こうした学習のモデルやひな形、そして環境だった。これがターニングポイントになった。何かを学びたいのであれば、座って課題をこなさなければならないことを彼は理解した。また、色々なものが散乱するベッドでは勉強できないことを悟った。こうして彼は、机の上に鉛筆削りと紙を用意し、その前に座り、自分に勉強させるすべを身につけた。つまり、きっかけが必要だったのだ。それまで彼は、勉強の計画を立てることができなかった。代わりにわたしが計画を立て、環境を整えたことで、彼は勉強するようになり、それも何時間も机の前に座って、真剣に勉強するようになったのである。そう断言できるのは、この目でその様子を観察していたからだ。

また、わたしはこれが、「場所に依存する学習」の好例であることも知っていた。学んだことを思い出す最善の方法は、それを学んだ場所に戻ることだ。アンドリューにとってその場所は、寝室に置かれた机だった。後で説明するように、ティーンの脳は、知識をもっとも吸収しやすい段階にある。問題は、どこでどう学ぶかということであり、宿題に取り組む場所を整えるのは、親にできる支援のひとつなのだ。宿題は子どもが家でする主な用事のひとつで、親は、その科目の修士号や博士号を持っていなくても、そばにいて、手助けすることができる。また、メッシュを入れるのがうまいヘアスタイリストを知っていようといまいと、カラーリング剤を買ってやって、外ではなく、家で髪を染めさせることができる。深刻なトラブルに巻き込まれないよう、より害の少ない方法を提案するのだ。「戦争に勝ちたいなら、小競りあいの勝敗にこだわってはいけない」と言うではないか。取り返しのつかないことにならないよう注意しながら、成長するために必要な試行錯誤を、子どもたちに経験させよう。そうしながら、子どもの長所や強みを調べ、合わせて、注意を必要とする弱点も突き止めるのだ。

自分の子どもに嘲笑や批判、反対、否定的態度を向けたくはないだろう。であれば、子どもが何をどう考えているかを、しっかり理解する必要がある。彼らが抱える問題の中には、あなたが手助けできるものがいくらでもあるはずだ。家に教科書を忘れたとか、バックパックの底に大切なノートを入れっぱなしにしたとか、宿題の範囲を間違えたとか。彼らは時として、と言うより、ほぼ常に、混乱していて、周囲で起きていることに十分な注意を払うことができない。そんな彼らに、宿題をてきぱき片付けることを求めるのは、期待しすぎというものだ。彼らは自分の予測できない行動や、脳という使い勝手の悪い道具に戸惑っているだけだということを理解しよう。彼らはそれを親に告げることができない。それは、プライドとセルフイメージを大切にするあまり、自分を批判的に見つめ直すことができないからだ。

つまり、ティーンの限界を知り、彼らを支えるためにできることを知る、というのが本書の主旨である。彼らに対して怒ったり、混乱したり、あるいは、すっかり諦めて言いなりになったりするのではなく、何が彼らをそんなに激高させているのかを理解しよう。わたしはそのお手伝いをしたい。本書を読めば、あなたは大いに驚くだろう。と言うのも、おそらくあなたは、ティーンの行動に眉をひそめながらも、ティーンはその行動をコントロールできる、少なくともコントロールすべきだと考えているからだ。また、ティーンが無神経で、怒りっぽく、注意力散漫なのは、わざとそうしていると思っている。さらには、親の言うことを聞かないのも、あえて反抗しているのだと思っているにちがいない。繰り返すが、それらはすべて間違いだ。

叱りつける前に、まず「10まで数える」

本書が案内する旅は、驚きに満ちているはずだ。しかし、この旅を終える頃、あなたは、息子や娘が腹立たしく反抗的なことばかりする理由がわかるようになっている。なぜなら、彼らの脳の働きが理解できたからだ。本書では、本物の科学雑誌に掲載された本物のデータをできるだけ多く紹介したい。世間一般には知られていないそうした貴重なデータを多く盛り込み、10代の強みと弱みに関するこれまでの知識と突き合わせていく。そうすることで、巷にあふれるティーンに関する神話のまやかしを暴いていこう。さらに重要な情報は、ティーン自身の中にある。ティーンと話す時、あなたは生のデータに触れているのだ。

本書を実際に役立てるには、単純なルールを覚えておく必要がある。まず、「10まで数える」こと。息子を育てていた頃のわたしは、それをマントラのように唱えていた。気持ちを落ち着けるためだけではない。理由をご説明しよう。

以前わたしが職業上の必要から受講したリーダーシップのコースでは、ボーイスカウトのモットー「備えよ、常に」の大切さが何度も強調された。そのセミナーで、わたしはある事実を知った。平均的なアメリカのビジネスパーソンがアポの準備にかける時間はわずか2分だというのだ。彼らは人に会って何を話し、何をするかよりも、アポをとること自体に時間をかけてしまう。大きなプレゼンの準備には時間をかける人も、一対一の打ち合わせとなると、傲慢にも、事前に準備することを忘れてしまうのだ。

この「2分」という統計値を聞いた時には驚いたが、大きな大学の神経学部門のトップとして多くの大学院生とポスドクを抱える自分の経験に照らしてみると、たしかにその通りだと思えた。おそらくどこの職場でも、同僚やスタッフとの打ち合わせの「リハーサル」や計画に、多くの時間が費やされることはないだろう。しかし、そのような個人どうしの直接的な関わりは、組織を成功に導く上で重要なはたらきをするはずだ。また、これらの打ち合わせで相手に与えた印象が、あなたのキャリアの方向を決めることだってある。だからこそ、ごく個人的な打ち合わせであっても、事前に計画すること、少なくとも、たった数分ではなくもっと時間をかけて計画し、相手の反応を予測することが大切なのだ。

心の中で、言いたいことを想定し、相手の反応も予測しておく。今のあなたにとって、その相手は10代の息子や娘だ。肯定的な反応と、否定的な反応の両方を予測し、それぞれのケースで、次に何を言うかを決めておこう。あなたがイライラしているように見えたり、頭が混乱しているように見えたりしたら、相手はあなたを信頼しないだろう。同僚や従業員であれ、10代の息子や娘であれ、それは同じだ。

親、教師、その他、ティーンを育てる立場の人は、本書を読めば、正しい知識と不屈の精神で武装できる。ティーンの振る舞いを変えられるかどうかは、いくらかはあなたの接し方次第だ。したがって、家庭と子ども、それにあなたが必要とすることに合わせて、行動計画《アクションプラン》を練り、そのスタイルを決めておく必要がある。覚えておこう。アメリカでは、子どもが18歳以下の場合、その行動に関して親は法的な責任を負う。子どもが罪を犯した場合、裁判所はあなたを拘束できるし、家庭環境に原因があったとされることもあるのだ。だから彼らが自分の脳で考えられるようになるまで、手綱を緩めてはならない。人間の脳のいちばん重要な部位は、額のすぐ後ろにある前頭葉で、そこが状況を判断し、行動を検討し、意思を決定している。だが、その前頭葉は、できあがるのが脳の中でいちばん遅く、10代ではまだ他の部分とうまくつながっていない。ゆえに、そのつながりが完成するまで、あなたが彼らの前頭葉になってやらなければならないのだ。

しかし、わたしがお伝えしたい最も重要なアドバイスは、子どもたちと関わりつづけなさいということだ。わたしの息子たちは、10代半ばになると、こちらの思い通りには動かなくなった。結局のところ、大きな彼らを抱き上げて、ここと思う場所に座らせることはできないのだ。代わりに、彼らと付き合うための最善の道具になるのは、アドバイスと説明、それに、良いお手本になることだ。どれほど混乱しているように見えても、また、宿題を持って帰るのを何度忘れたとしても、彼らは、母親や周囲にいるおとなを観察し、評価している。

後で詳しく述べるが、ここで知っておいてほしいのは、わたしと息子たちの人生は最終的にハッピーエンドを迎えたことだ。ふたりの「かつてのティーン」は今、どうなっているだろう。アンドリューは2011年5月、量子物理学で修士号を取得し、ウェスリアン大学を卒業。現在は医学部の博士課程にいる。ウィルは2013年にハーバード大学を卒業し、ニューヨークシティでビジネスコンサルタントをしている。だから、あなたもきっと子どもたちの激動の時期を乗り越えられるだろうし、子どもたちもきっとそうだ。そしてすべて終わった時には、語るべき思い出がたくさんできていることだろう。

第一章　ホルモンのせいなのか？

10代の激しい変化の原因によく挙げられるホルモン。思春期の脳の研究は飛躍的に進み、それは脳の変革のごく一部とわかってきた

２０１０年７月、19歳の息子をもつ女性から、１通のメールが届いた。マサチューセッツ州コンコードでわたしの講演を聞いて、連絡してきたのだ。メールには大学の初年度を終えたばかりの息子に対する悲しみ、混乱、怒りがあふれていた。彼の行動が突然、「おかしくなった」そうだ。

「息子はすぐ怒ります」と彼女は書いていた。「自分の周りに壁を作り、何も話そうとしません。夜はずっと起きていて、昼間はずっと寝ています。これまで楽しんでやってきたことを、すっかりやめてしまいました……以前は愛嬌があって、聡明で、社交的だったのに。最近では、笑顔を見せることはめったにありません。これまで一生懸命育てて、立派な大学に入れたのに、その結果がこれです」

メールの最後は、単純な質問だった。「どうすればいいのでしょう？」

本書を書こうと思い立ったのは、こうした手紙やメールや電話を何度も受け取ったからだ。先のメールから９ヶ月後、今度は18歳の娘をもつ女性から、同じようなメールが

届いた。彼女の娘は、以前はとてもしっかりしていたが、高校で落第した後、反抗的になり、家出し、鬱病になって入院したそうだ。「今年になってから、大変なことの連続です」と母親は綴る。「娘は行動も話すことも以前とは大違いで、エイリアンに取り憑かれたのではないかと思うほどです」

彼女らの気持ちはよくわかる。かつてはわたしも同じような無力感に囚われていた。離婚した時、長男のアンドリューは思春期を迎えたばかりだった。この先は自分ひとりで息子たちの人生を導いていかなければならないのだと、わたしは責任を痛感した。もう、いらいらと髪をかきむしって、「それはお父さんに相談しなさい！」とは言えなくなったのだ。状況は人それぞれだが、親はだれしも、子どものために未来への扉を開いてやりたいと思うものだ。そして正しい方向へ進むよう、子どもの背をそっと押してやる。子どもが幼い頃は、すべて計画どおりに進んでいるように思える。何が正しく、何が間違っているか、いつ眠り、いつ起きて学校へ行くか、触れてはならないものは何か、行ってはいけない場所はどこか――こうしたことを子どもは学び、また、学校の大切さや、年長者に対して礼儀正しくすることも学ぶ。そして、身体や心が傷ついた時には、慰めを求めて親のもとへ戻ってくる。

では、彼らが14歳、15歳、16歳になったとき、一体何が起きるのだろう。可愛く、穏やかで、幸せそうで、お行儀の良かった子どもが、なぜ、突如として別人のようになってしまうのだろう。

悩める親に対して、わたしはまずこう告げる。「あなたの苦しみは特別なものではありません。子どもたちの脳と身体は、全面的な再構築のさなかにあるのです。一見、無分別で、無礼で、わけがわからないように見えても、それは彼らのせいではありません。すべて、神経学的、心理学的、生理学的な理由があってのことなのです。親も教育者も、このことを日々思い出してほしい、いえ、常に覚えておいていただきたい」と。

「ティーンエイジャー」はいつ出現したのか

確かに、青年期は地雷原のように危険に満ちている。しかし、それは比較的最近の「発見」である。はるか昔から、人間の成長過程の一時期を「青年期」と呼んできたが、それが、子どもでもおとなでもない独立した時期として認められるようになったのは、20世紀半ば以降のことだ。実のところ、13歳から19歳までを指す「ティーンエイジャー」という単語が初めて紙面に登場したのは、１９４１年4月のことだった(1)。ある雑誌の記事で何気なく使われたのだ。

19世紀を通じて、子どもは小さなおとなと見なされていた。それは主に経済的な理由からだった。畑に種をまき、牛の乳を搾り、薪を割るために、彼らは必要とされたのだ。18世紀後半の独立革命の頃まで、アメリカの植民地の人口の半分は16歳以下だった。女性は18歳までに結婚するのが普通で、そうでない娘は、おそらく生涯、結婚できないと見られていた。そして20世紀になってからも、10歳以上の子どもはもとより、もっと幼い子どもまでが、農場や町の工場で働いていた――踏み台が必要な子どもさえ。20世紀初頭のアメリカでは、実に２００万人以上の子どもが働いていたのである。

ところが、20世紀半ばに、大恐慌と高等学校の出現という二つの変化が起き、子どもという時期に対する世間の見方が変わった。１９２９年、株式市場が崩壊し、大恐慌が始まると、最初に職を失ったのは子どもたちだった。[2] 他に行くところは学校しかなかった。そういうわけで、１９３０年代の終わりになると、アメリカの教育史上初めて、14歳から17歳までの若者の大半が高校で学ぶようになった（２００３年の全国世論調査センターの調査によると、アメリカ人は高校卒業を、おとなになった証の筆頭に挙げている[3]。イギリスでは、高校を卒業していなくても相応の年齢になればおとなとして扱われる。イングランド、スコットランド、ウェールズでは、義務教育は16歳までで、その年で家を出て独立することも法律で認められている）。

１９４０年代と50年代を通じて、アメリカの若者の大半は、家族を養う責任を負わず、少なくとも高校を卒業するまで、「おとな」とは見なされなかった。彼らは親の家で暮らし、親に養ってもらった。そのように義務教育を終えた後も学校へ通う子どもが増えると、新たな階層が形成された。服装や髪型、興味、言葉、そのすべてがおとなとは異なる、ティーンエイジャーという階層である。誰が書いたのか、当時のこんな言葉が伝わっている。「若者がティーンエイジャーになったのは、それよりましな選択肢をおとなが提供しなかったからだ[4]」

この流れを１００年以上前に予見していた人物がいる。アメリカの心理学者、グランヴィル・スタンレー・ホールだ。彼は「ティーンエイジャー」という言葉こそ使わなかったものの、１９０４年に刊行した若者文化に関する草分け的な著作において、子どもとおとなの間の一時期を、独立した発達段階と見なした。１４００ページに及ぶその大著のタイトル、『青年期：その心理学と生理学、人類学、社会学、性、犯罪、宗教、教育との関係』からもそれは明らかだ。ホールはハーバード大学でアメリカ初の心理学の博士号を取得し、アメリカ心理学会の初代会長を務めた。彼は青年期を、人生における特別な時期、すなわち、小児期とも成人期とも異なる独立した時期と捉えた。そして、成人期を「完全に分別のある人間に進化した段階」、小児期を「野蛮な段階」、青年期を「野性が横溢《おういつ》する段階」とした。さらには青年期を「原始的」とか、「先祖返り」と表現し、完全に無秩序な小児期よりわずかに抑制が利いているだけだと述べている。

両親や教育者に対して、ホールはこう提言した。「青年を甘やかしてはならない。彼らをしっかり監督し、公共への奉仕の精神、鍛錬、利他主義、愛国心、権威を尊重する姿勢を叩き込むべきである」。青年期の反抗やストレスの扱いについて、ホールの見方はやや偏っていたようだ。それでも、青年期と思春期に生物学的なつながりがあることを示唆し、また、後世の神経科学者が発見する脳の順応性、すなわち「可塑《かそ》性(plasticity)」という言葉を先んじて使ったホールは、この分野のパイオニアと見なされている。彼は「性格や個性は形成されるが、すべては可塑的《プラスチック》である」[5]と書いているが、それは合成樹脂のプラスチックのことではなく「柔軟で可変的」という意味だ。また彼は、「青年期は自意識と野心が強くなり、あらゆる性質や能力が強化され、過剰になりやすい」と記している。

自意識、野心、誇張、過剰。これらの概念は、20世紀半ばのアメリカ人が「ティーンエイジャー」を定義する助けになった。文化的現象としてのティーンエイジャーは、第二次大戦後、急速に流行しはじめた。ティーニーボッパー（流行を追いロックに夢中な女子中高生）、ボビーソックス（ダンスに興じる高校生）、『理由なき反抗』のジェームズ・ディーン、『ライ麦畑でつかまえて』のホールデン・コールフィールド等々。こうして青年期という時期は、次第に明確になり、社会に受け入れられていった。

しかし、青年期と成人期の境界は今に至ってもあいまいなままだ。人間はいつからおとなになるのかという問いについて、この社会は１００年前からの混乱を引きずっているのだ。アメリカの大半の州では、車の免許がとれるのは16歳以上で、選挙権、喫煙、入隊は18歳からとされている。飲酒は21歳から、車のレンタルは25歳から。下院議員になれるのは25歳から、大統領は35歳から。そして、州知事になれる年齢は、制限なし（6州）から、オクラホマ州の31歳以上まで、州によって異なる。法廷での証言、契約を結ぶこと、告訴、親からの解放の要求、アルコールや薬物依存の治療を求めることに関して、通常、年齢制限はない。しかし、自らの治療方法を決めたり、法的拘束力のある遺言を書いたりできるのは、18歳以上に限られる。また、18歳以下の女性が妊娠中絶をする場合、35州では親の同意が求められる。社会がティーンに送るメッセージは何と多く、複雑なのだろう。それはつまり、彼らにいかに責任を負わせるかを決めるルールが（そんなものがあるとして）はっきりしていないせいなのだ。まったくもって混乱している。

結局のところ、ティーンエイジャーとは、どのような人々を指す言葉なのだろう。男で子ども、女で子ども、半分おとな？　この問いは、意味論、哲学、心理学の領域に収まるものではない。なぜなら、その答えは、ティーン自身は言うに及ばず、両親、教育者、医者、さらには刑事司法制度にとってさえ、重大で実際的な意味を持つからだ。

すべてはホルモンのせい？

ホールは、青年期は思春期と同時に始まると考えていた。それも彼が青年期研究のパイオニアと呼ばれる理由のひとつだ。そのつながりについて、彼は確たる証拠をつかんでいたわけではないが、青年期に起きる精神的、感情的、肉体的変化を理解するには、思春期の生物学的メカニズムを理解する必要があることを了解していたのだ。

ホルモンは、思春期の研究が長く焦点をあててきたテーマのひとつだ。ホルモンは親や教育者の間で評判が悪く、ティーンの望ましくない特徴はすべてそのせいにされてきた。「ホルモンの暴走」といった表現もよく使われる。そう聞くと、まるで、ホルモンという毒の入ったカクテルを飲んだせいで、ティーンが傍若無人に振る舞っているかのように思える。だが、そのようにホルモンを悪者にしながら、わたしたちは本音のところでは、そのホルモンを発散させるティーンを責めている。考えてみよう。3歳の子どもがかんしゃくを起こしたとき、あなたはそれをホルモンのせいにするだろうか？　もちろん、しないはずだ。なぜなら、3歳児はまだ自分をコントロールできないことを、あなたは知っているからだ。

実を言えば、それはティーンも同じで、彼らも自分をコントロールできないのだ。ホルモンについて語るとき、忘れてはならないのは、ティーンの脳はこれらのホルモンを初めて経験しているということだ。したがって、身体の反応をどうコントロールすればいいか、わからないのである。それは初めてタバコを吸ったときの感覚に少し似ている。深く吸い込むと、顔は火照り、頭はふらふらし、胃は少々むかついたことだろう。

少女が「泣ける」小説を好きなのは、確かに性ホルモンのせいだが……

今日では、テストステロン、エストロゲン、プロゲステロンといった性ホルモンが、少年の声変わりやひげの成長、少女の乳房の発達や月経の始まりなど、思春期の身体の変化を引き起こすことがわかっている。これらの性ホルモンは、男女とも小児期から体内にあるのだが、思春期が始まると、急に濃度が高くなる。少女のエストロゲンとプロゲステロンの分泌量は、月経周期に合わせて変動する。どちらも気分をコントロールする脳内物質と関連しているため、朗らかに笑っていた14歳の少女が、寝室のドアを閉めたとたんに落ち込むというようなことも起きる。一方、少年が思春期を迎えると、それまでの30倍も多いテストステロンが体内に流れ始める。そのホルモンを受け取る受容体が集中している脳組織の扁桃体は、進化的に組み込まれた「闘争・逃走反応《ファイト・オア・フライト》（戦うか逃げるか反応）」をコントロールする部位だ。

性ホルモンは、感情をコントロールする大脳辺縁系で特に活発に働く。ティーンの感情が不安定なのはそのせいだ。また、少女が「泣ける」小説を好み、少年がジェットコースターに夢中になるように、ティーンが感情に訴える刺激を欲しがちなのも、性ホルモンに原因がある。彼らの脳はまだ理性的な判断ができないが、ホルモンでハイになっているので刺激を渇望するのだ。この二重の呪縛が、時としてティーンや家族に大惨事をもたらす。

科学者はずいぶん昔から、ホルモンが「どのように」働くかを知っていたが、「なぜ」働き始めるかを理解したのは、ほんの5年ほど前だ。性ホルモンは誕生時から体内に存在するので、基本的に10年以上、休眠状態にあると言える。では、なぜ思春期になると、それらは活発に働き始めるのだろう？　数年前、研究者らは、思春期がホルモンのドミノ倒しによって始まることを発見した。[6]　それは、視床下部（代謝を調節する部位）の神経細胞から放出されるタンパク質、キスペプチンから始まる。キスペプチンが受容体と結合、つまり「キス」すると、連鎖的に脳下垂体が刺激され、ホルモン貯蔵庫の扉が開かれる。そのホルモンに刺激されて、テストステロン、エストロゲン、プロゲステロンが溢れ出し、睾丸と卵巣を活性化するのだ。

性ホルモンは、20世紀前半に発見されて以来、ティーンの独特な行動の原因と見なされてきた。しかし、ティーンのホルモンの分泌量が若い成人に比べて多いわけではない。彼らは、ホルモンに対する反応の仕方が、おとなとは異なるのだ。[7]

また、ティーンとおとなでは、ストレスへの耐性も異なる。ティーンはおとなに比べて、ストレスに弱いようだ。おそらくそのせいで、パニック障害などの不安障害になりやすい。ストレス性の風邪、頭痛、胃のむかつきも起こしやすいし、爪を噛む癖や摂食障害も抱えがちだ。そして今日では、過剰な情報が、彼らのストレスをますます増やしている。家庭や学校、仲間、それにメディアやインターネットから、人類史上例を見ないほど大量の情報がティーンに押し寄せているのだ。だが、それはおとなも同じだ。同様のストレスにさらされていながら、なぜおとなはティーンほどにはその影響を受けないのだろう。

２００７年に、ニューヨーク州立大学ダウンステート・メディカル・センターの研究者が、テトラヒドロプレグネノロン（ＴＨＰ）というホルモンについて重大な発見を報告した。通常、ＴＨＰはストレスを受けると放出され、不安を抑える。しかし青年期には、それは不安を和らげるどころか、むしろ増幅させていることが、マウスを用いた実験によって明らかになったのだ。おとなのマウスでは、ＴＨＰは脳内で精神安定剤の働きをし、不安を感じた30分ほど後に、その効果が現れた。しかし若いマウスでは、精神を安定させる働きは認められなかった。青年期には、不安がさらなる不安をかき立てる。それには確かな生物学的理由があるのだ。

性ホルモンの増加は、思春期の到来を意味し、その時期、子どもは性的に成熟していく。しかし、それだけで本物の「おとな」になるわけではない。ティーンはなぜ、気分屋で、衝動的で、ふてくされているのか。なぜ、感情を露《あらわ》にし、口答えし、気遣いしないのか。なぜ、ドラッグやアルコールがティーンにとっていっそう危険なのか。なぜ、飲酒、運転、セックス、その他諸々についてティーンは判断力に欠けるのか。それを知るには、彼らの脳の配線の具合を見る必要がある。

ホルモンは思春期の脳で起きるいくつかのことを説明するが、脳ではもっと多くのことが起きている。常に領域と領域の間に新たな結合が生まれ、多くの化学物質、特に「メッセンジャー」の働きをする神経伝達物質が溢れ出ているのだ。青年期が驚異に満ちている真の理由はそこにある。脳が可塑性に富み、日々成長するその時期には、能力が急速に成長し、驚くほどの成果をあげることもできる。しかし、その可塑性や成長力、溢れんばかりの豊かさは、諸刃《もろは》の剣《つるぎ》となる。柔軟で興奮しやすい脳は、ストレス、ドラッグ、化学物質、その他の環境の変化からマイナスの影響を受けやすい。そしてティーンは脳が活発すぎるために、おとなに比べて、それらの影響が、はるかに深刻な問題をもたらし得るのだ。

第二章　10代の脳は未完成

昔は10代で脳は完成すると思われていた。だが実は、10代の脳は判断・知性を担う「前頭葉」や感情を担う「扁桃体」が未熟

人体は驚くべき存在だ。複雑きわまりない器官が、限られたスペースにきっちり収まり、ひとつのシステムとしてなめらかに機能している。中でも脳は、宇宙で最も複雑な物体だと言われる。しかし脳は、生まれた時からおとなのものと同じ機能を備えているわけではない。他の器官と違って、脳の成長は、ただサイズが大きくなっていくだけではない。小児とティーンの脳は「周囲の影響を受けやすい」が、それには正当な理由がある。生まれたばかりのヒナドリが母ドリの刷り込みを受けるように、人間も子どもの頃の経験が「刷り込み」され、それが、おとなになってからの「選択」に影響する。

それはわたし自身についても言えることで、かなり早い時期に、神経科学と医学の「刷り込み」を受けた。その時に培われた好奇心は抑えがたく、高校から医学部、大学院、そして今にいたるまで、わたしの原動力になってきた。わたしはマンハッタンからわずか40分の、コネチカット州グリニッジの裕福な家庭で、3人の子どもの一番上の娘として育った。当時からグリニッジは、俳優、作家、音楽家、政治家、銀行家といった

富裕層が住むところだった。そこでは女優のグレン・クローズが生まれ、ジョージ・H・W・ブッシュ元大統領が少年時代を過ごし、偉大なジャズのバンドリーダー、トミー・ドーシーが生涯を終えた。

わたしの両親はイギリス出身で、第二次大戦後にアメリカに移住した。父はロンドンの医学校を出て、コロンビア大学で泌尿器外科の研修医を務めた。たまたまグリニッジに暮らすことになったが、両親にとっては、ニューヨークの通勤圏にある恵まれた住宅地というだけのことで、高級住宅地という評判に惹かれたわけではないらしい。おそらく父の影響で、わたしは当たり前のように数学と科学を学んだ。医学へ進むことを決める「刷り込み」をもたらしたのは、私立の女子校、グリニッジ・アカデミーの9年生の時に受けた生物学の授業だった。中でも忘れられないのは、解剖するために、ひとりひとりが一体ずつ豚の胎児をあてがわれたことだ。小さな哺乳類を切り刻むという仕事を前にして、クラスメートの多くは椅子にへたりこみ、中には吐き気をもよおしてトイレへ駆け込む子もいた。すぐその仕事に取りかかったのはほんの数名だった。それは、言うなれば運命を決める瞬間だった。将来、科学者になるか、それとも作家や法律家、ビジネスマンになるかが、その瞬間に決まったのだ。

ラテックスを注入された豚の静脈と動脈は、青と赤の色の違いが鮮やかに浮かびあがった。わたしは視覚型の人間で、3次元で考えることも好きだ。この視空間能力は、神経科学を学ぶうえで役に立つ。脳は全方向につながりをもつ3次元構造をしており、そのどこで血管や組織の損傷が起きているかを特定するには、3次元でイメージする能力が必要とされる。わたしが神経学に興味を持ち始めた時代、脳を画像で検査できるCTスキャンやMRIはまだ登場していなかった。したがって医者は、患者の脳のどこに問題があるかを、頭の中で思い描く必要があった。わたしはそれが得意なのだ。少なくともわたしにとって、神経学は視空間能力を生かすのに最適な分野だった。また、わたしはジグソーパズルが好きだ。人間の脳がパズルだとすれば、ティーンの脳は完成を目前にしたパズルである。それぞれのピースがどこに収まるかが見えるというのは、神経学者にとって重要なことであり、わたしはこの能力を生かして、ティーンの脳について理解を深めていくことにした。

10代後半の脳は配線がつながっていない

誕生時の脳は、あらゆる器官の中で最も不完全で、サイズは、おとなの脳の30パーセントほどしかない。そして成長するにつれて、サイズが大きくなるだけでなく、内部の配線もすべて変化していく。そういうわけで、脳の成長には長い年月がかかる。

また、10代後半の脳は、未完成なだけでなく、きわめてアンバランスでもある。「灰《かい》白質《はくしつ》」（神経細胞＝ニューロンの細胞体が集まった部位）は有り余っているが、「白質」（ニューロンからニューロンへ情報を伝達する軸索が集まった部位）は足りない。言うなれば、新品のフェラーリのようなもので、エンジンはうなりをあげているのだが、路上テストはまだで、どこへ行けばいいかわからないのだ。ティーンがおとなのようでもあり、子どものようでもあるのは、このアンバランスな脳のせいだ。10代後半になれば、男の子はひげが生え、女の子は妊娠も可能になる。そのように外見がおとなのようなら、精神的にもおとなだろうと、わたしたちは考えがちだ。しかし、神経科学的に見れば、彼らの脳は未完成で、おとなの世界への扉はまだ開いていない。

脳は基本的に、土台から作られていく。地下室から屋根裏部屋へ、後方から前方へ、と。驚くべきことに、脳は自ら配線を伸ばし、各領域をつないでいく。その作業は後方の領域から始まる。その領域には、小脳（平衡感覚と調整を助ける）、視床（感覚信号の中継局となる）、視床下部（飢え、渇き、性交、攻撃などの機能の中央指令センター）が含まれる。

脳の外見はぱっとしない。脊髄の頂点に位置し、色は淡い灰色（そのため外側の組織は灰白質と呼ばれる）で、ゼリーと茹ですぎたパスタの中間くらいの柔らかさだ。この湿った皺だらけの組織は、握りこぶしを二つ並べたくらいの大きさで、重さはおよそ1400グラム。大きめのカボチャより軽い。「灰白質」はニューロンの本体（細胞体）が集まった部分だ。ニューロンは、思考、知覚、動作、身体機能をコントロールしているが、そうするには、他のニューロンと結合して、情報を伝えなければならない。この情報伝達を担う部分が「白質」である。脳画像ツールとしてよく使われる核磁気共鳴画像法、すなわちMRIを使えば、灰白質と白質の違いをはっきり見ることができる。脳の外側は、皺に覆われている。その皺の谷は「脳溝」、丘は「脳回」と呼ばれる。

図1（次ページ）はMRIの脳画像で、病気の診断に用いるものに似ている。脳は左右に分かれており、それぞれ半球と呼ばれる（脳の中央を横断するMRI画像［Aや

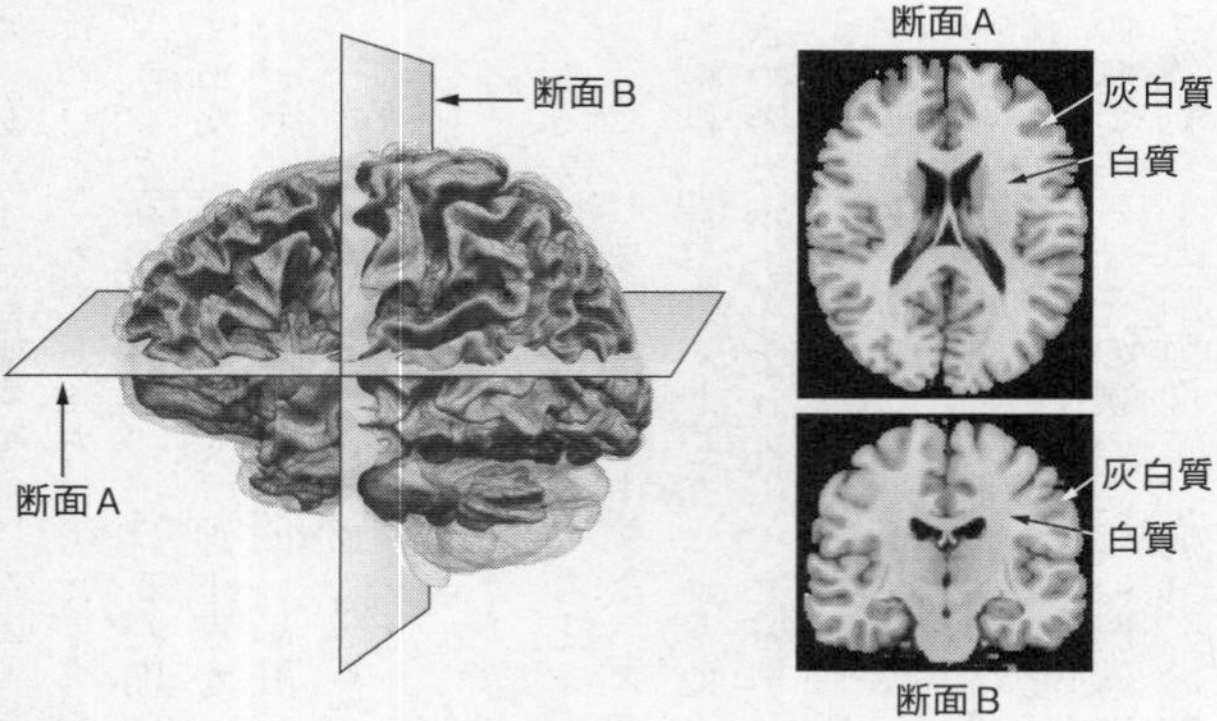

（図１）脳組織の基礎
核磁気共鳴画像法（MRI）による脳スキャン。水平と垂直の断面図（断面AとB）は、表面の大脳皮質（灰白質）とその下にある白質を示している。

Ｂ」では、（両半球の対比がよく見える）。最も外側の層は、大脳皮質と呼ばれ、その表層は灰白質、下部は白質でできている。ニューロンはそれぞれ近くのニューロンとつながっているが、もう一方の半球や脊髄にあるニューロンともつながって、顔や身体の筋肉や神経を動かしている。そのつながりの部分が白質である。「白質」と呼ばれるのは、主体である神経繊維が、ミエリン鞘《しょう》と呼ばれる白い脂肪質に覆われているせいで、実際に白っぽく見えるからだ。

アインシュタインの脳は標準より軽かった

脳は大きさや重さがすべてではない。クジラの脳はおよそ10キロで、ゾウの脳はおよそ５キロもある。また、脳の重さと体重の比率で知性が決まるのなら、わたしたち人間は敗者だ。小型のサルはその比率が１対27、人間は１対44。原始的な親類に比べて、人間は体重の割に脳が軽いのである。脳の機能にとって重要なのは重さではなく、ニューロンのつながりの複雑さなのだ。知性に関して脳の重さが重要でないというもう一つの証拠は、女性の脳は男性の脳より小さいが、ＩＱの幅に男女の差は見られないことだ。また、アルバート・アインシュタインは間違いなく20世紀の最も偉大な思索家のひとりだが、その脳の重さは２・７１ポンド（１２３０グラム）で、標準より軽かった[1]。しかし、最近の研究によると、脳物質１グラム当たりのニューロンの結合が普通の人より多かったそうだ。

人間の脳の大きさは、頭蓋骨の大きさと大いに関連がある。基本的に脳は頭蓋骨の内側にぴったり合っていなければならない。神経学者なら、子どもの成長に応じて頭の大きさを測ってしかるべきだ。わたしも息子たちの頭囲をたびたび計測した。当然ながら、物心がつくころには、彼らはわたしのことを変わり者の母親だと思ったようだが、背丈を測るのと同じで、順調に成長しているかどうか確認したかったのだ。裁縫箱から巻尺を取り出し、逃げようとする幼い息子を抱え込んで、何度かやり直しながら測ったものだ。正直なところ、頭蓋骨のサイズにそれほど意味はない。それは大まかな目安にすぎず、さまざまな理由で大きかったり小さかったりする。

頭蓋骨の最も重要な特徴は、それが脳の大きさを決めることだ。人間の頭蓋骨を構成する22個の骨のうち、8個は頭蓋の骨で、その主な役目は脳を守ることだ。誕生する時には、これらの骨はまだゆるくくっついているだけなので、頭囲を小さくして産道を通ることができる。骨と骨の間には隙間（泉門）があり、中でも大泉門は大きいが、いずれも1歳までに骨が融合して閉じる。頭蓋が最も成長するのは7歳までで、特に1歳までの成長が目覚ましい。この時期には、脳も急速に成長する。

頭蓋骨の大きさが決まると、進化の力により、できるだけ多くの脳がその中に詰め込まれた。現生人類の祖先であるホモ・エレクトスは200万年前に出現し、その脳の大きさは800〜900立方センチメートルだった。一方、現生人類であるホモ・サピエンスの脳は、およそ1500立方センチメートルだ。つまり現生人類の脳は、祖先の脳より2倍近く大きいのだ。

当然ながら頭蓋骨も大きくなり、それに合わせて女性の骨盤も大きくなった。進化はこのすべてをわずか200万年のうちに成し遂げた。脳はきわめて巧妙に設計されているが、幾分、急ごしらえしたように見えるのは、おそらくそのためだ。そうでなければ、これほどぎっしり詰め込まれた状態にはならなかっただろう。狭いクローゼットに大量の服を詰め込んだかのように、脳は何重にも折り畳まれている。図1にある通り、尾根と谷からなる皺のせいで、表面はでこぼこだが、その皺のおかげで、すべてが頭蓋骨に収まっている。驚くには当たらないが、人間の脳の皺は、あらゆる動物の中で最も複雑に入り組んでいる。下等な動物ほど皺は少ない。ネコやイヌの脳にも皺があるが、人間の脳とは比べ物にならない。そしてラットやマウスの脳には、皺がほとんどない。表面が滑らかになればなるほど、脳は単純になっていく。

「手と指担当」の脳は「背中担当」の脳よりずっと広い

外から見ると、脳は左右対称に見えるが、左右の働きは大きく異なる。理由はわからないが、右脳は身体の左側を、左脳は右側をコントロールしている。つまり、右側の大脳皮質が左目、左腕、左脚の動きをつかさどり、左側の大脳皮質が右目、右腕、右脚をつかさどっているのだ。例えば、視覚について言えば、視界の左側の情報は、右の視床を通って右の後頭皮質に送られ、右側の情報は左側へ送られる。また、視覚と空間認識は、主に右脳によってコントロールされている。

身体のイメージは、脳の表面に「マッピング」することができる。このマップは「ホムンクルス」（ラテン語で「小人」）と呼ばれている。身体の各部は、その重要性に応じた広さの「地所」を、運動野と感覚野に持っている。顔、唇、舌、指先は最大の地所を持つ。なぜなら、それらは背中などに比べて、より正確な感覚や統制力を必要とするからだ。

20世紀前半のカナダの神経学者、ワイルダー・ペンフィールドは、皮質のマップ、すなわちホムンクルスを初めて図解したが、きっかけは、てんかんを治すための外科手術だった。(2) 発作の原因になっている領域を見つけるために、彼は患者の脳の表面を刺激した。すると、刺激した領域によって、四肢や顔の一部がぴくぴくと動いた。そこで彼は多くの患者でこれを行って、標準的なマップを作成した。

身体のある部分に対応する脳領域の広さは、その機能の複雑さによって決まる。たとえば、手と指、唇、口に対応する領域は、背中全体に対応する領域のおよそ10倍も広い（それもそのはずで、背中にできるのは、せいぜい曲げることくらいだ）。また、身体の同じ部分に対応する複数の領域は、互いに近接している。

わたしはマサチューセッツ州ノーサンプトンにあるスミス大学の卒業論文の実験で、四肢の一つに過剰な刺激を加えて、対応する脳領域が増えるかどうかを調べた。実のところそれは、脳の可塑性を調べる初期の実験だった。わたしがそれを行ったのは、ハーバード大学のデイヴィッド・ヒューーベルとトルステン・ウィーセルが行った有名な研究に触発されたからだ。(3) 当時、脳は経験によって変わるという考え方、つまり、脳に「可塑性」があるという考え方が普及し始めていた。ヒューベルとウィーセルは、生まれてまもない子ネコの片目を布で塞ぎ、そのまま育てた（その姿は子ネコの海賊のようだっ

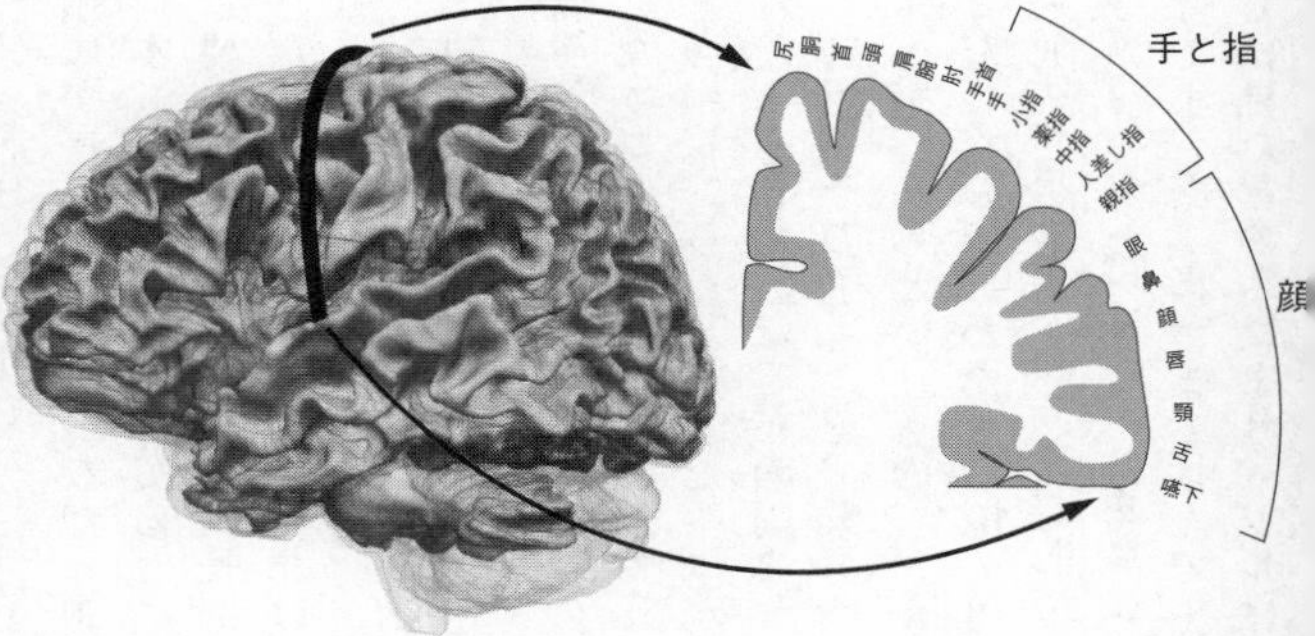

（図2）ホムンクルス

身体の異なる部分を制御する領域を図示した脳の「マップ」。

た！）。すると、布を外しても、塞がれていた目は見えないままだった。その上、そちらの目に対応する脳領域が、見える目につながる神経に乗っ取られていた。また、別の子ネコを、垂直線を何本も引いた環境で育てると、成長後、垂直線にしか反応しなくなった。彼らの発見の重要な点は、脳の働きは成長期に受ける刺激によって変化し、それが終生続くということだ。わたしの卒論のテーマは基本的に同じだったが、調べたのは視覚刺激ではなく、触覚刺激の影響だった。

家庭内の「実験」でネコを器用にすることに成功

かつてわたしは日常生活において、この可塑性の成果を見せびらかして楽しんだことがある。可愛がっていたネコが19歳という高齢で死んだ時、わたしと息子たちはずいぶん落ち込んだ。けれども、しばらくしてまたネコが飼いたくなり、連れだって地元の動物保護センターを訪れた。そして、ぼろ布の固まりのようなちびのトラネコに一目惚れし、この上なく小さく貧相なその子ネコを、家へ連れて帰った。息子たちはそのネコをジルと名づけた。うちへ来てからというもの、ジルはいつもだれかの膝に抱かれていた。とても人なつこいネコだったのだ。わたしは脳の可塑性の実験のことを思い出し、こんな提案をした。「抱きながら足先をマッサージしてやって、器用なネコになるかどうか見てみましょうよ」。そういうわけで、ジルを膝に乗せている時はいつも、足先をマッサージし、足先を広げて小さな「指」まで揉んでやった。

予想通り、それまでに見たどのネコより、ジルはうまく足を使うようになった（ちなみに、わたしは8歳の時からずっとネコを飼っている）。ジルはその足で、大半のネコがしないようなことをした。テーブルの上の小さな物を叩き落とすのも得意で、それが床に当たるのを見て、明らかに喜んでいた。落とすのは壊れないものとは限らないので、わたしにとっては悩みの種だった。また、餌を食べる時には、左の前足を使った。缶入りのキャットフードをすくって、落とさないよう、そっと口へ持っていくのだ。観察するうちに、彼女は何をするにも左足を使うことに気づいた。ジルは左利きだったのだ！その理由はすぐにわかった。ジルをこちら向きに抱いて足をマッサージする時、わたしたちは皆、右利きなので、右足より左足をずっと多く揉んでやっていたのだ。

こうして、家庭内での脳の可塑性実証プロジェクトは成功した。もし彼女の脳を見ることができれば、足に割り当てられた脳領域が増え、とりわけ左足の領域が普通のネコより広くなっていることだろう。同じように、人間の脳でも、経験によって配置替えが起きる。それが起きる時期を心理学では「臨界期」と呼ぶ。それは環境、つまり育ち（nurture）が、生まれ（nature）を変える時期なのだ。詳しくは後で述べる。

ここでお伝えしたいのは、視覚や身体の部位に対応する領域は、それぞれ別の場所にあり、その感覚や部位がどれほど使われたかによって、縮小したり拡大したりするということだ。人間の脳は、前頭葉（頭頂の前側）、頭頂葉（頭頂の後ろ側）、側頭葉（横）、後頭葉（後方）の、四つの葉《よう》に分かれている。脳は脳幹の上にあり、脳幹は脊髄とつながっている。脳の後ろ側では、小脳が運動パターンを形成・調整し、後頭葉の視覚野が視覚をコントロールする。頭頂葉には連合野と運動野と感覚野がある。側頭葉には、感

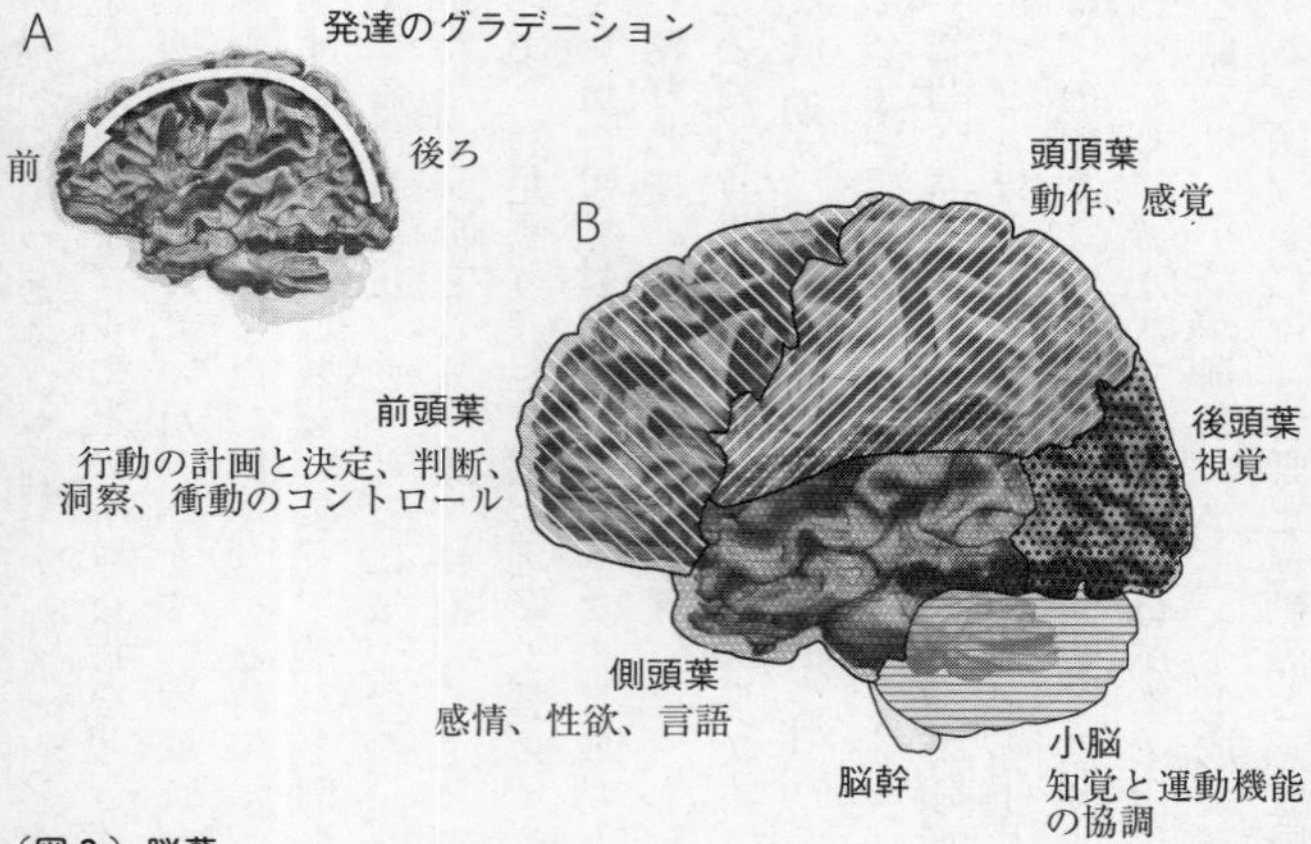

（図３）脳葉
脳は後ろから前へ成熟する。脳の皮質は機能によって、
いくつかの領域に分けることができる。

情と性欲をコントロールする領域がある。言語野もここに位置し、優勢な半球では、より広い面積を占める（右利きの人と、左利きの人の85パーセントは、左側の側頭葉が優勢で、わずかに真の左利きの人だけが、右側の側頭葉が優勢となる）。前頭葉は最も前方にあり、行動の計画や決定、判断、洞察、衝動をコントロールする。重要なのは、脳は後ろから前へと成熟するので、10代では、前頭葉は他の葉より未成熟で、他の領域とのつながりも弱いことだ。

感覚を扱う脳領域も分かれている。聞くための領域、すなわち聴覚野は側頭葉にあり、視覚野は後頭葉にある。頭頂葉の運動野は動作、感覚野は感覚をつかさどる。前頭葉も含め、他の部分は感覚とは無関係だ。容積で言うと人間の前頭葉は、脳の40パーセント以上を占め、その比率は他のどの動物より高い。前頭葉は、行動の計画と決定、判断、洞察を担っている。自己認識と、危険やリスクを評価する能力のありかでもあり、わたしたちはこの領域を使って、どう行動すれば賢明かを判断している。

そうしたことから、前頭葉は脳の「取締役」だとよく言われる。チンパンジーの前頭葉は、大きさは人間のものに近いが、脳の約17パーセントでしかない。イヌではわずか7パーセントだ。そもそも他の種では、他の領域の方が重要なはたらきをする。サルとチンパンジーは、動きを調整する小脳が大きい。イルカは聴覚野が発達していて、聞こえる周波数の範囲は、人間（若い成人）の7倍にもなる。イヌの脳には嗅覚をつかさどるニューロンが10億個ある。人間のほぼ100倍だ。そしてサメは、電場を探知する特殊な脳細胞を持っている。それは海中を進むためではなく、身を潜めている魚が発生させる電場を見つけるためのものだ。

人間にそのような特殊な能力はないが、知性は他の種を圧倒している。つまり、わたしたちの強みは、策略や創意工夫を可能にする前頭葉を持っていることなのだ。だが、この強みは完成までに時間を要する。なぜなら、前頭葉と他の領域とのつながりは複雑で、脳の中で最後に完成するからだ。つまり、脳の「取締役」の機能は、生まれつき備わっているわけではなく、ゆっくり成長していくのである。

10代は脳が完成していないために誘惑に弱い

では、小児期から青年期を通じて、脳の領域はどのような順でつながっていくのだろう。脳画像診断が開発されたおかげで、それを調べられるようになった。核磁気共鳴画像法（ＭＲＩ）では、脳の正確な画像だけではなく、領域間のつながりを見ることができる。さらに、新型の機能的ＭＲＩ、略して「ｆＭＲＩ」では、脳の各領域が活性化する様子を見ることができる。複数の領域が同時に活性化した場合、それらの領域はつながっているのだ。この10年間にアメリカ国立精神衛生研究所の主導で、21歳までに脳の領域がどのようにつながっていくかを調べる大規模な研究が行われた(4)。

結果は驚くべきものだった。

脳の領域は、後方から前方へとゆっくりつながっていった。そして最後にようやく、前頭葉と「つながった」（図4）。ティーンの脳の完成度は80パーセントで、つながりの弱い領域が20パーセントも残されていた。つまり、ティーンの脳では、前頭葉と他の領

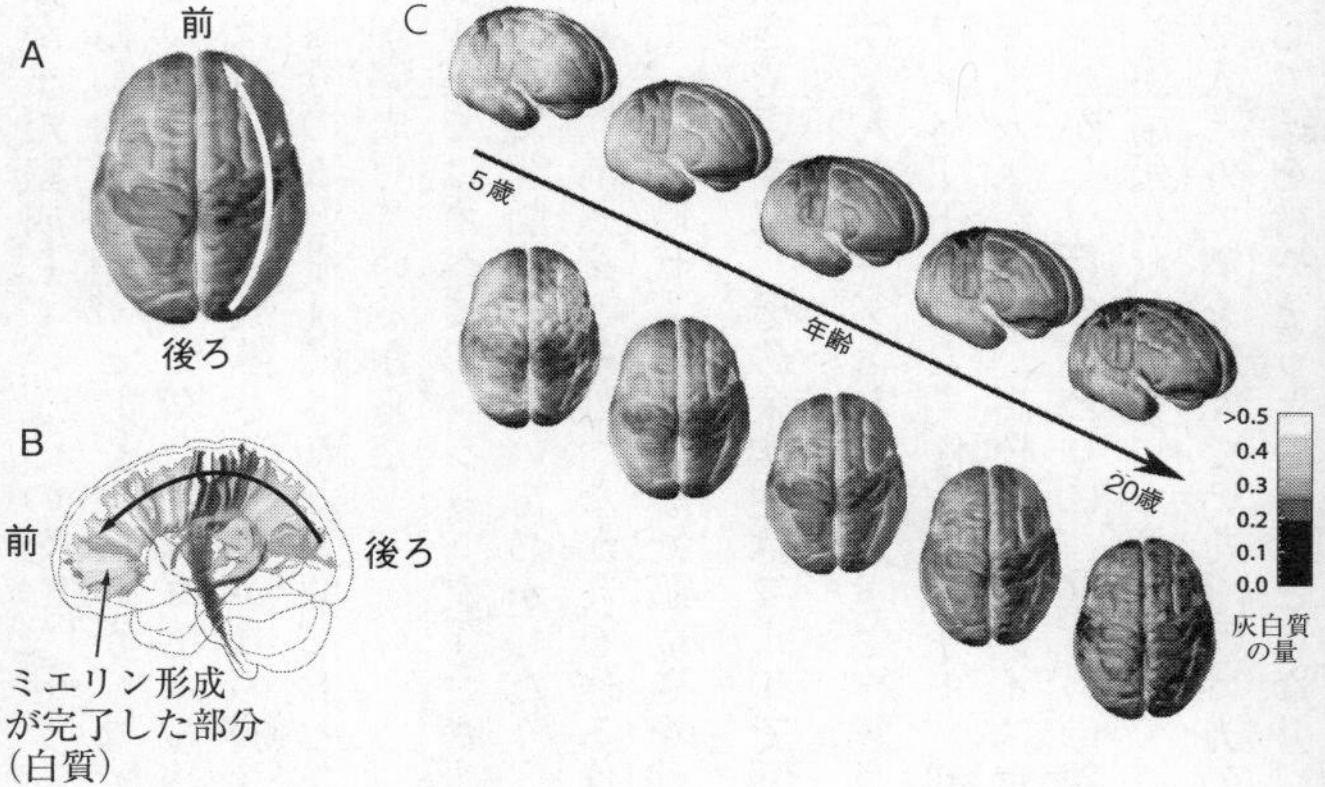

（図4）完成していく脳

脳は後方から前方へと「つながっていく」。

A　fMRIは脳内のつながり具合を見ることができる。色が濃い領域ほどつながりが密である。

B　白質のミエリン形成（髄鞘形成）は後方から前方へ進み、それとともに皮質は成熟する。そのため、前頭葉は最後につながる。

C　５歳から20歳までの脳のつながり具合をスキャンした画像を見ると、前頭葉が完全につながるのが20歳以降なのがよくわかる。

域をつなぐ配線がまだ完成していないのだ。なぜティーンは感情の起伏が激しく、いらいらしがちで、衝動的で、かっとしやすいのか。なぜ集中力や根気に欠け、おとなと関わるのが苦手なのか。なぜドラッグやアルコールの誘惑に弱く、危険な行動に走りやすいのか。すべては前頭葉の未成熟さとつながりの弱さが原因だったのだ。そして、あなたやわたしが、自分のことを洗練された知的なおとなだと思うのであれば、それは前頭葉とのつながりが完成しているからだ。

ティーンの前頭葉ではすべての「シリンダー」が十分に発火しているわけではないので、彼らがひんぱんに悲劇的な間違いをおかしたり、災難に遭遇したりするのは、当然と言えば当然である。前頭葉とそのつながりを作る作業は、20歳になってもまだ終了しない。したがって、大学時代も、脳はまだ脆弱さを残している。

脳が正しい判断をできずに、その大学生はプールで溺死した

最近、わたしは友人から、ダンという大学生を襲った悲劇について聞いた。ダンは、友人の息子のクラスメートだった。優秀な学生で、親を心配させるようなことは滅多にしなかったそうだ。人気があり、高校時代はアイスホッケーのスター選手で、大学では金融を専攻した。しかし、夏の終わりに、ダンの母親から友人の息子に電話がかかってきた。前夜、ダンが溺死したという知らせだった。

ダンは友だち7人と外で酒を飲んでいた。明け方の3時か4時頃、家に戻る途中、プールでひと泳ぎして頭を冷やそうということになり、馴染みのテニスクラブに立ち寄っ

た。もちろんクラブは閉まっていて、門には鍵がかかっていた。しかし、彼らはあきらめなかった。フェンスをよじ登り、プールに飛び込んだ。その後、家に着く頃になって誰かが叫んだ。「ダンはどこ？」。急いでクラブへ戻った彼らは、うつぶせになってプールに浮かんでいる彼を発見した。監察医は、「急性アルコール中毒」による不慮の溺死、と記録した。わたしは新聞の記事を読んで、頭を振った。記事にはこう書かれていた。「警察は子どもにもおとなにも、危険なことをする前によく考えなさいと警告する」

「よく考えなさい」

わたしたちは何度、この言葉をティーンの息子や娘に言ったことだろう？　数えきれないほど言ったはずだ。ダンの話を聞くなり、わたしは息子たちを呼んでその話を聞かせ、こう言った。「よく覚えておきなさい。こういうことが実際に起きるのよ。お酒を飲んで泳いじゃだめ。真夜中にフェンスをよじ登るのも、酔っぱらっている友達と一緒にプールに飛び込むのもだめ！」

この悲劇的な話を、どう伝えるかが肝心だ。間違っても、「ああ、あなたたちじゃなくてよかった！」と言ってはいけない。「あなたたちは、こんなことは絶対しないわよね」もだめだ。なぜなら、そうとは限らないからだ。もっと強く語る必要がある。彼らの心に届くように、本当の話と本当の結末を語り、それを何度も繰り返すのだ。夕食の後、サッカーの練習の後、さらには音楽のレッスンの前に。その話ならもう聞いたよ、と文句を言われても、繰り返し、語り聞かせよう。これだけは覚えておこう。このような悲劇はいつでも起こり得るし、ティーンをトラブルに巻き込み、悲惨な結末にいたらせる状況はいくらでもあるのだ。

繰り返しが重要だという理由の一部は、ティーンの脳にある。前頭葉の機能の一つに、「展望的記憶」というものがある。それは、将来するべき行動を覚えておく、といった能力で、たとえば、仕事を終えて帰宅するときに電話をかけるのを覚えておく、といった能力だ。この展望的記憶は6歳から10歳にかけて向上し、20代で再び向上するが、10歳から14歳までほとんど進歩が見られないことがわかっている。つまりティーンの脳では、この能力をつかさどる領域の成長が、他の領域の成長に追いついていないのだ。

「ながら勉強」をさせると単語テストの成績がガタ落ちした

前頭葉のすぐ後ろにある頭頂葉の一部は、仕事の切り替えをコントロールしている。そこも他の領域に遅れて完成する。情報過多の現代、わたしたちは四六時中、仕事を切り替えている。頭を使う複雑な仕事を同時にいくつも行うことを「マルチタスク」と言うが、正直なところ、それは幻想にすぎない。人間の脳は切り替えがうまいので、一見、複数の仕事を同時にこなしているように見えるが、実際は、そうではないのだ。ガムを嚙みながら何かをするのは、マルチタスクではない。ガムを嚙むのに頭は使わないからだ。しかし、スマートフォンでの会話と車の運転は、どちらも脳の集中を必要とする。そして人間の脳は、同時に複数のことには集中できないので、たとえばスマホで話しながら運転しようとすると、その間ずっと、脳は二つの仕事の間を行き来することになる。そしてどちらの仕事も、あまりうまくできない。

頭頂葉は、集中しようとする前頭葉を助けるが、それにも限界がある。⑤　2009年、スウェーデンのカロリンスカ医科大学研究所の科学者が、被験者にマルチタスクをさせながらfMRI画像を撮影し、脳の活動を調べた。その結果、ワーキングメモリ（作業記憶＝情報を一時的に保存する記憶能力）が同時に保持できる画像は、2枚から最多でも7枚だということが明らかになった。だとすれば、二つ以上の複雑な仕事を同時に進めることなどできるはずがない。脳をひとつのことに集中させるはたらきは主に頭頂葉が担っており、脳を集中させるために、頭頂葉はそれ以外の活動の邪魔をするのだ。

2008年5月、ABCの朝の情報番組『グッド・モーニング・アメリカ』は、マルチタスクの難しさを証明した。実験に協力したのは、ABCの記者、デヴィッド・カーリーと、彼の10代の娘、ディヴァンである。彼女は1年前から車を運転していた。収録の日には、オールステート保険が用意したコースで、助手席に父親を乗せて、ハンドルを握った。事前に、アクセル、ブレーキ、運転について改めて指導を受け、実際にコースを走って練習した。本番では、運転中に3回、「気が散る」ことをされた。1回目は、ブラックベリー（スマホの一種）を手渡され、運転しながら画面の文字を読むよう指示された。ディヴァンはいくつかのコーンにぶつかった。2回目は、友人が3人、後部座席に乗り込み、にぎやかに会話をつづけた。ディヴァンはさらに多くのコーンにぶつかった。3回目はクッキーの包みと水の入ったボトルを手渡されたが、受け取った瞬間、いくつかのコーンをひいた。つまり、マルチタスクは幻想であるばかりか、危険なことなのだ。特に、つながりが完成していないティーンの脳にとっては。

「マルチタスク」は聞きなれた言葉になっているが、先に述べたスウェーデンの研究は、それに限界があることを示している。それでも、ティーンや若年成人は、マルチタスク能力に自信を持っている。この世代は、マルチタスクを刷り込まれたのだろうか？　そうかもしれない。しかし、近年、ミネソタ大学の研究者が行った研究では、複数の仕事の間で頭を切り替える能力が、10代では完成していないことが示された。したがって、毎年約6000人の若者が自動車事故で亡くなり、その原因の87パーセントが「ながら運転」にあると聞いても、驚くには当たらないだろう。(6)

2006年、ティーンと若い成人を対象として、気が散る環境でも学習に集中できるかどうかを調べる、より科学的な実験が行われた。行ったのはミズーリ大学の研究者だ。その実験では、10代後半を含む48名の学部生に、一連の単語を記憶させ、後で思い出させた。そして、気を散らす要因として、キーボードを操作して、コンピュータ画面上で一連の文字を色の順に並べるという作業をさせた。単語を覚えながら（符号化）と、単語を思い出しながら（検索）の二通りで、その影響を調べた。結果、マルチタスクは、符号化にも検索にも影響することがわかった。(7)キーボードを操作しながら単語を思い出そうとすると、成績は9〜26パーセント落ちた。キーボードを操作しながら単語を覚えようとすると、成績は46〜59パーセント低下とさらに大幅に落ちた。

この結果は、ティーンが宿題をするときの環境と大いに関係がある！　我が家の場合、夕方か夜、宿題をしているはずの息子の部屋へ入ると、テレビを見ていたり、ｉＰｏｄにつないだヘッドホンをかぶっていたり、パソコンやｉＰｈｏｎｅでメールを送ったりしていたものだ。「宿題に集中しなさい」とわたしが言うと、息子は「だいじょうぶさ」と返し、たとえ30個以上のことを同時にやっても、明日のテストには影響しない、と豪語した。冗談じゃない！　その証拠として、わたしはミズーリ大のデータを彼らに見せた。あなたも10代のお子さんに同様の説明ができるよう、図5（次ページ）を提供しよう。

思春期には記憶を司る「海馬」が過剰に興奮している

もっとも、集中力は脳の働きのひとつにすぎない。頭蓋の下には四つの葉だけでなく、もっと多くのものがある。48ページの図3に戻り、後方下の、脊髄にくっついた脳幹から見ていこう。脳幹は、呼吸、心拍、血圧、膀胱や腸の動きなど、生物にとって最も重要な機能の多くをコントロールしている。脳幹は「オートマチック」なので、あなたはその働きに気づかず、通常、意識的にコントロールすることはない。脳幹は脳の上方まで入り込んでいて、大脳の中心部にある視床とつながっている。五感が受けた情報は、視床を通って皮質へ送られる。視床の隣には大脳基底核と呼ばれる組織があり、動作を調和させパターン化させるという重要な働きをしている。パーキンソン病になると、この基底核が冒され、そのせいで身体が震えたり、動けなくなったりする。

皮質の下には大脳辺縁系と呼ばれる部分がある（皮質の一部も含まれる）。大脳辺縁系は内分泌系と自律神経に関わっているが、記憶や感情とも関わりがある。その一部である海馬は、本書にこれから何度も登場する。側頭葉の下にある小さなタツノオトシゴ

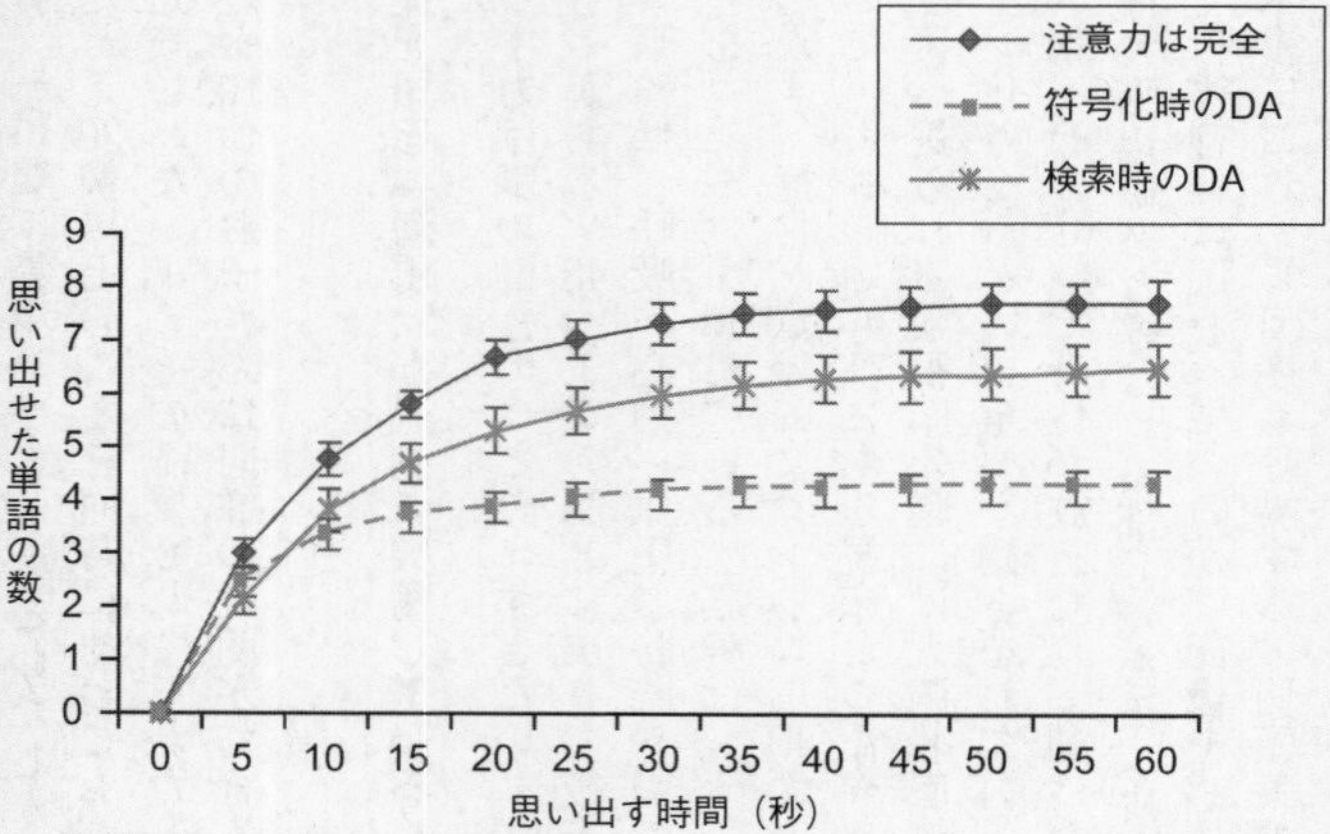

（図５）10代の脳はまだマルチタスクをこなせない

三つの状況下で大学生がテストを受けた。

・気を散らすもの（Distracted Attention＝ＤＡ）がない場合（注意力は完全）

・記憶するときに気を散らされる場合（符号化時のDA）

・思い出すときに気を散らされる場合（検索時のDA）

思い出すときにDAが入ると成績が落ち、記憶している時にDAが入るといっそう成績が落ちた。

のような形をした組織だ。実のところ、「海馬（hippocampus）」という名は、ギリシャ神話に登場する半馬半魚の海馬のラテン語名に由来する。海馬は記憶処理のための脳の「役馬」で、記憶を覚える符号化と思い出す検索のために大いに働く。

では、この記憶の役馬について、何がわかっているだろう。海馬には、興奮性シナプスという細胞のつながりが高密度で詰まっている。それらはあらゆる経験に興奮し、ミツバチの巣のように激しくざわつく。詳しくは後で述べるが、青年期の海馬は、おとなのそれに比べると「スーパーチャージ」の状態にある。

海馬と記憶とのつながりは、１９５３年に行われた革新的な脳外科手術の予期せぬ結果から明らかになった⑧。執刀したのはイェール大学出身の神経外科医、ウィリアム・ビーチャー・スコヴィルで、患者はコネチカット州に住む27歳の男性だった。この男性は数年前に亡くなるまで、「患者ＨＭ」と、匿名で呼ばれた。手術の目的は、頻繁に起きるてんかんの重い発作を治すことだった。発作のせいでＨＭは単純な仕事も続けられなかったのだ。スコヴィルはＨＭの側頭葉の中央部分を切除した。手術は成功したかのように見えた。てんかんは、頻度も程度も大いに改善した。

しかし、その手術でＨＭは海馬の大半を失い、短期記憶を長期記憶に変えられなくなった。基本的に過去のこと、つまり手術前のことはすべて思い出せたが、手術後のことは記憶できなくなったのだ。亡くなるまでの数十年間、自分に何が起きたか、自分が何を言い、行い、考え、感じ、誰に会ったかをＨＭは覚えられなかった。科学の歴史ではよくあることだが、ＨＭの不運は、神経科学にとっては幸運だった。彼は、脳の特定の領域（側頭葉）と構造（海馬）が記憶を司っていることを、身をもって証明したのだ。

反抗期のキレやすさの原因は「扁桃体」が未成熟なことだ

海馬の隣には、大脳辺縁系のもう一つの重要な器官、扁桃体がある。扁桃体は性行動と感情的行動に関わっており、性ホルモンやアドレナリンなどのホルモンに敏感に反応する。怒りをかき立てたり、抑えたりする部位でもあり、動物実験でそこを刺激すると、激怒に似た行動が見られる。大脳辺縁系は脳の交差点のようなもので、そこでは感情と経験が統合されているらしい。

この扁桃体が未成熟で、抑制が利きにくく、過剰に活発なことが、青年期のキレやすさの原因とされている。ティーンは自分が正しいと思っていることを、おとなに「ノー」と言われると、ヒステリックな反応をしがちだが、おそらくそれも、扁桃体が過剰に活発なせいなのだろう。

ティーンの未熟な扁桃体を刺激するおとなには、さまざまな災難が降り掛かる。例えば、わたしの同僚が担当する16歳の少年は、親から「車を運転するのは特権であって、当然の権利ではない」と言われて激怒し、車のキーを盗んで、家から車で飛び出した。もっとも、遠くへは行けなかった。ガレージの扉が閉まっていることを忘れ、そこに突っ込んだのだ。

また、別の同僚は、「うちは娘3人で、息子はいないから、ぞっとするような目にあったことはないね」と言ったが、すぐそれを撤回した。「ああ、そうだ。週末にわたしと妻が出かけたすきに、娘が友達を呼んでパーティを開いて、さんざん家を荒らしたことがあったな。ワイン・セラーは略奪され、車はどこかにぶつけられた。そのトランクには盗んだ酒が入っていた。おまけにしまってあったへその緒までなくなっていたんだ。もっとも、それに気づいたのは何年も後だった。まあ、それだけで済んでよかったけどね」

本章で学んだ、親へのアドバイス

●10代の脳は完成していない――脳は後ろから前に成熟する。10代では、行動の計画や決定、判断、衝動をコントロールする「前頭葉」が未成熟なのだ。

●20歳になっても脳は完成しない――10代の脳の完成度は80パーセントで、つながりの弱い領域が20パーセントも残っている。すなわち、前頭葉と他の領域をつなぐ配線が完成していない。このつながりは20歳になってもまだ完成しない。

●反抗期の原因は、脳が未成熟なこと――反抗期の10代は感情の起伏が激しく、衝動的で、集中力や根気に欠け、誘惑に弱い。原因はすべて、前頭葉の未成熟とつながりの弱さにある。

●何度も繰り返そう——10代へのアドバイスは繰り返しが大切。特に10歳から14歳ではこれからすべきことを覚えておく記憶能力がまだ他の領域の成長に追いついていないから。

●「ながら勉強」は無理——子どもは複数のことを同時にする「マルチタスク」をしたがるが、研究では、他のことをしながら記憶すると、単語テストの成績が落ちた。「ながら運転」実験の結果も悲惨なものだった。マルチタスクは、つながりが完成していない脳にとっては危険ですらある。

●キレやすさも脳内に原因がある——性行動と感情的行動にかかわる「扁桃体」が、10代では未成熟で、過剰に活発である。これが反抗期のキレやすさの原因。彼らが、自分のことをおとなに否定されるとヒステリックに反応するのも、扁桃体のせいと覚えておこう。

第三章

若い脳細胞は連絡不足

青年期の脳がすぐパニックになるのには解剖学的な理由がある。脳細胞「ニューロン」のつながりが、20代でも未完成だからだ

脳みそを少しとって顕微鏡で見てみると、細胞がぎっしり詰まっているのがわかる。隙間はほとんどない。これは進化の賜物で、わたしたちの身体はほんのわずかなスペースも無駄にしないようになっているのだ。細胞は身体を構成する最小の単位で、それぞれ真ん中あたりに、細胞核という楕円形の指令センターを持っている。器官、組織、筋肉によって細胞は異なり、その種類は200種以上に及ぶ。そして脳だけに存在するユニークな細胞がニューロンだ。本書で詳しく見ていくのは、この細胞である。わたしたちの思考、感情、動作、気分は、ニューロンが互いに電気的なメッセージをやりとりした結果にすぎない。

初めて顕微鏡で脳細胞を見たときのことはよく覚えている。1970年代後半まで、ニューロンの変化、例えば、学習による変化を調べるには、学習前と学習後のニューロンを取り出して、顕微鏡で違いを観察するほかなかった。ところが今では、脳スキャンや専用の顕微鏡など素晴らしいツールがある。それらを使えば、ニューロンとシナプス

の変化をリアルタイムで観察できる。今、あなたが本書を読むか、何かを学んでいる最中なら、ニューロンは15分以内に変化し、シナプスと受容体を増やす。何か新しいことを学ぶと、1000分の1秒以内にニューロンが変化し始め、数分から数時間にわたって変化しつづける。顕微鏡でニューロンを見るとき、わたしは無数のニューロンが互いにつながっているさまを思い浮かべる。そのつながりを解明しようと、どれほどの努力がはらわれてきたことだろう。今のところわかっているのは、この世に同じ脳は二つと存在せず、経験が脳を育て、わたしたちを別々の存在にしていくということだ。脳は最後の未開拓分野《フロンティア》、内なるフロンティアで、ようやく全体像が見えはじめたところだ。

膨大な数のニューロンを持つ赤ん坊が天才でないわけ

人間の脳にはおよそ1000億個のニューロンが存在する。そのサイズは極めて小さく、1本のピンの頭に3万個が載るほどだ。しかし、ひとりの大脳皮質のニューロンを一列に並べると、全長はおよそ16万キロにもなる。地球をゆうに4周する長さだ。ニューロンの数は、誕生時にいちばん多い。だが、実のところ、脳が最も高密度になるのは、まだ母親の胎内にいる、妊娠3ヶ月から6ヶ月までの時期だ。その後、誕生までの3ヶ月間と、誕生後の1年間に、ニューロンは大々的に剪定《せんてい》される。それでも、生まれたての赤ん坊の脳にはニューロンがふんだんにある。誕生と同時に浴びせられる外界からの刺激の集中砲火に対応するには、大量のニューロンが必要とされるからだ。初めて見るもの、聞く音、かぐ匂い、感じるもの、それらの刺激を受けて、ニューロンは枝を伸ばし、緻密なつながりを作っていく。

では、それほどニューロンが多いのに、なぜ赤ん坊はモーツァルトやアインシュタインのような天才でないのだろう。それは、ふんだんにニューロンを持っていても、その一部しかつながっていないからだ。したがって、脳に入ってきた情報は、ニューロンに取り込まれるものの、次にどこへ行けばいいかがわからない。不慣れな騒々しい都会の真ん中に放り出された人のように、赤ん坊の脳は、さまざまな可能性に囲まれていながら、その新しい世界を案内してくれる地図もコンパスも持ち合わせていないのだ。「生まれたばかりの赤ん坊は、麻薬によるトリップに似た、サイケデリックな幻覚を見ている」(1)と、カナダ・モントリオールのマギル大学の神経科学者、ダニエル・レヴィティンはその状態をわかりやすく説明する。

ニューロンは、刺激を受けると「活動電位」と呼ばれる反応を示す。活動電位は実際に電気信号で、樹状突起と呼ばれるニューロンから伸びた腕の接合部を経て、次のニューロンに伝えられる。わたしたちが赤い色を見たり、バラの香りをかいだり、筋肉を動かしたり、誰かの名前を思い出そうとしたりしているとき、脳では活動電位が発生している。

ニューロンの細胞体はリレーの中継点のようなもので、電気信号が入っては出ていく。出ていく信号は、軸索を通って、その末端のシナプスに到達する。シナプスとは二つのニューロンがつながっているところで、数万分の1ミリほどの隙間がある。このシナプスこそ、脳の活動が起きている場所なのだ。軸索からシナプスに至った信号は、シナプ

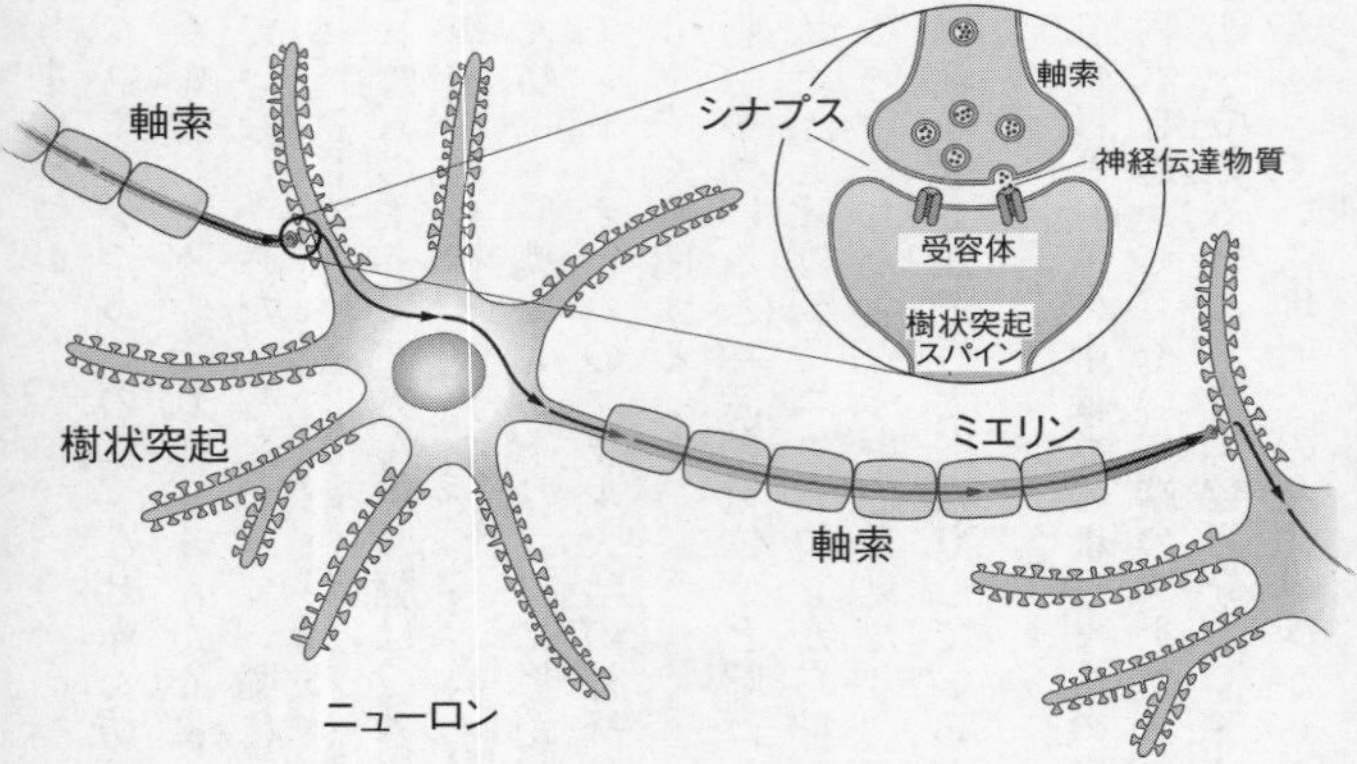

（図６）

ニューロン、軸索、神経伝達物質、シナプス、樹状突起、ミエリンの構造

電気信号は、軸索からシナプスを経て樹状突起の棘《スパイン》へと、ニューロン間を一方向に伝えられていく。軸索は絶縁性のミエリン（髄鞘）で覆われているので、電気信号を素早く伝えることができる。シナプスでは、神経伝達物質が放出され、次のニューロンの樹状突起スパインの受容体がそれを受け取る。

ス小胞（袋状の構造）を刺激して、化学的なメッセンジャーである「神経伝達物質」を放出させる。神経伝達物質は、シナプスの隙間を飛び越えて、向こう側のニューロンの受容体にキャッチされる。こうして情報はニューロンからニューロンへ運ばれる。受け手のニューロンの受容体が神経伝達物質を受け取ると、また一連の反応が始まる。電気信号（すなわち、活動電位）が発生し、それが樹状突起から細胞体を経由して軸索を通り、次のニューロンへと向かっていくのだ。

ニューロンが生きていくには、グリア細胞（神経膠《こう》細胞）が欠かせない。それは、神経系を構成するニューロン以外の細胞で、星状膠細胞《アストロサイト》、小膠細胞《マイクログリア》、希突起膠細胞《オリゴデンドロサイト》など、いくつか種類がある。それぞれの働きを簡単に言えば、まず、アストロサイトはニューロンの栄養吸収を助け、周辺にある邪魔な化学物質を掃除して、ニューロンがベストの状態で働けるようにしている。

マイクログリアは小さな細胞で、待機中の軍隊のように、普段はニューロンの周囲をパトロールしているが、感染や炎症が起きると、いざ出動とばかりに、その部位に駆けつけてニューロンを守る。もっとも、脳は効率的に設計されているので、マイクログリアには日常業務も課されている。待機中も、シナプスの健康維持を助けているのだ。

一方、オリゴデンドロサイトの仕事は、軸索の周りにぐるぐる巻きついて、ミエリンを形成することだ。白質が白いのは、軸索を取り巻く白いミエリンがぎっしり詰まっているからだ。ミエリンは、電線の周囲のゴムのように軸索を絶縁し、電気信号が速く伝わるようにしている。

ニューロンが盛んにつながると、リモコン操作も中国語会話もすぐ覚えられる

誕生した時、人間の脳は膨大な数のニューロンを備えているが、大脳皮質のシナプスの大半は、まだできあがっていない。脳幹など、神経系の下の方では、シナプスはほぼ完成しているが、先に述べたように、大脳皮質のそれは、誕生後のさまざまな活動を通して形成されていくのだ。その時期を「臨界期」と呼ぶ。臨界期には、実に毎秒200万個ものシナプスが形成され、赤ん坊は精神面の重要な成長を遂げていく。色を見分け、ものを握り、顔を認識し、親に愛着を抱くようになるのだ。あたかも脳が何十億ものアンテナを伸ばし、情報を求めて周囲の世界を調べているかのようだ。しかし、こうして生まれたシナプスが生き残るには、別のニューロンを見つけて情報を送らなければならない。それができなかったシナプスは除去されていく。そういうわけで、シナプスの数は赤ん坊の頃が最も多いのだ。

ニューロンが樹状突起を伸ばし、互いとのつながりを増やしていくにつれて、灰白質の密度は高まっていく。樹状分岐と呼ばれるこのプロセスは、木が枝や根を増やし、伸ばしていくのによく似ている。刺激や経験、感覚は、いずれも新たな枝の形成を促す。青年期にはこの分岐が盛んなので、テレビのリモコン操作から中国語会話に至るまで、新しいことをすぐ覚えることができる。しかし、そうして灰白質が過密になると、脳のはたらきがぎくしゃくしてくる。つまり、脳に騒音があふれ、正しいシグナルを選びにくくなるのだ。そういうわけで、青年期の後期になると、脳は余分なシナプスを刈り込

み、ニューロン間のつながりを整理し始める。

ニューロンとシナプスには二つのタイプがある。一方は興奮性で、隣のニューロンを刺激する。もう一方は抑制性で、隣のニューロンの興奮を抑える。

シナプスが興奮性か抑制性かは、軸索が放出する神経伝達物質の種類によって決まる。そしてそれを受け取るのは、特製《カスタムメイド》の受容体だ。神経伝達物質が四角や丸などの形をしていると想像してみよう。それを受けとる受容体は、それにぴったり合う形になっている。丸い穴に四角い杭が打てないように、神経伝達物質の「鍵」は、ぴったり合う受容体の「鍵穴」にしか入らない。このルールのおかげで、シナプスはメッセージを間違えずに伝えることができる。シグナルを正確に送るためのルールはもうひとつある。神経伝達物質が放出されるとすぐ、お助け細胞のアストロサイトが出動し、受容体に吸収されなかった神経伝達物質を掃除するのだ。この掃除はほんの一瞬で終わる。こうして脳細胞間のシグナルは、迅速かつ確実に送られる。

神経伝達物質が受け手のニューロンの受容体に入ると、一連の反応が始まる。樹状突起の中には、多数のタンパク質が待機していて、シナプスが興奮するか、抑制されるかすると、さっそく仕事にとりかかる。シグナルは樹状突起を経由して細胞体まで送られるが、シグナルが興奮性ならプラスの電荷、抑制性ならマイナスの電荷が送られる。電荷がプラスなら、受け手のニューロンは、シグナルを軸索へ送り、シナプスを介して別のニューロンに伝える。電荷がマイナスなら、伝達作業をストップさせる。1個のニューロンには最多で1万個のシナプスがあり、電気インパルスを毎秒1000回送ること

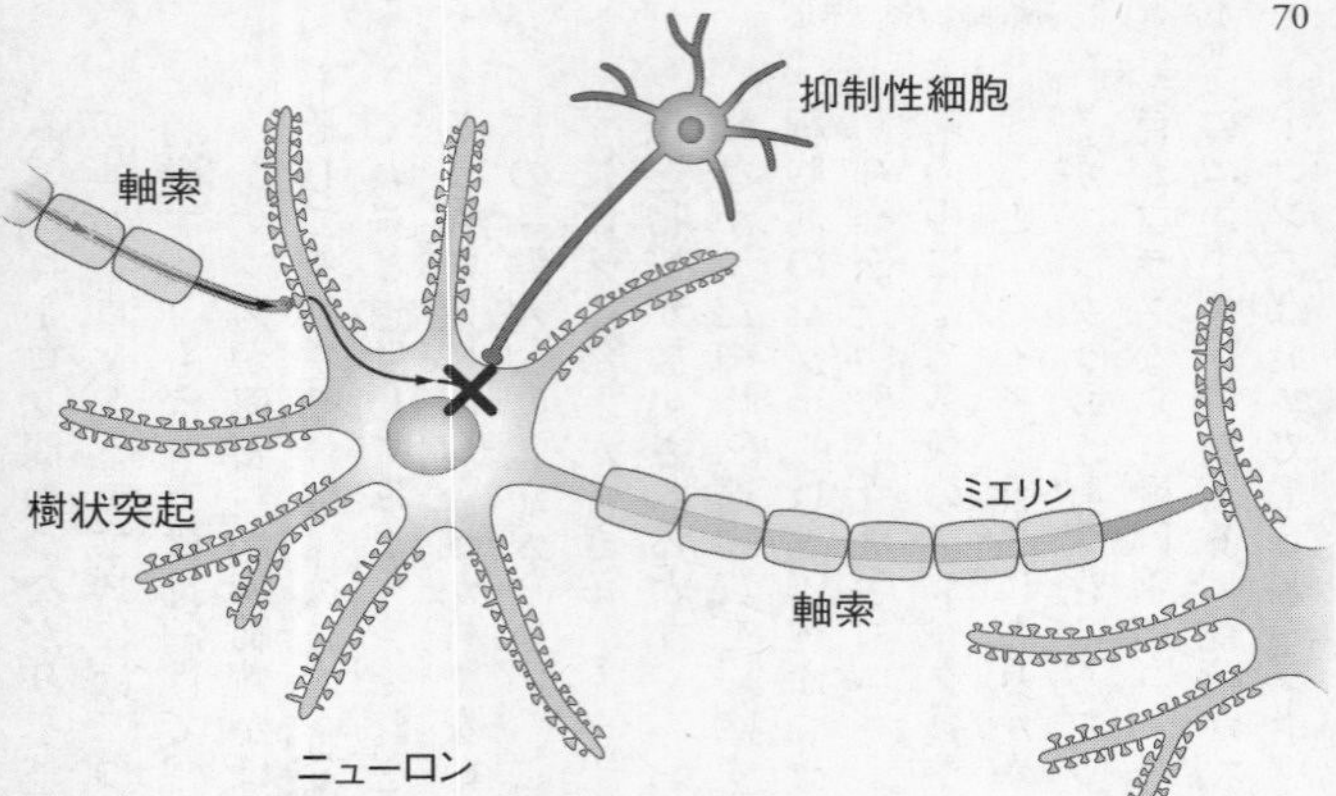

（図７） Ａ　抑制性ニューロンは、信号を止める
抑制性ニューロンは、抑制性の神経伝達物質を放出し、樹状突起スパインに浴びせる。これによりシグナルの伝達を止め、そのニューロンのスイッチを切る。

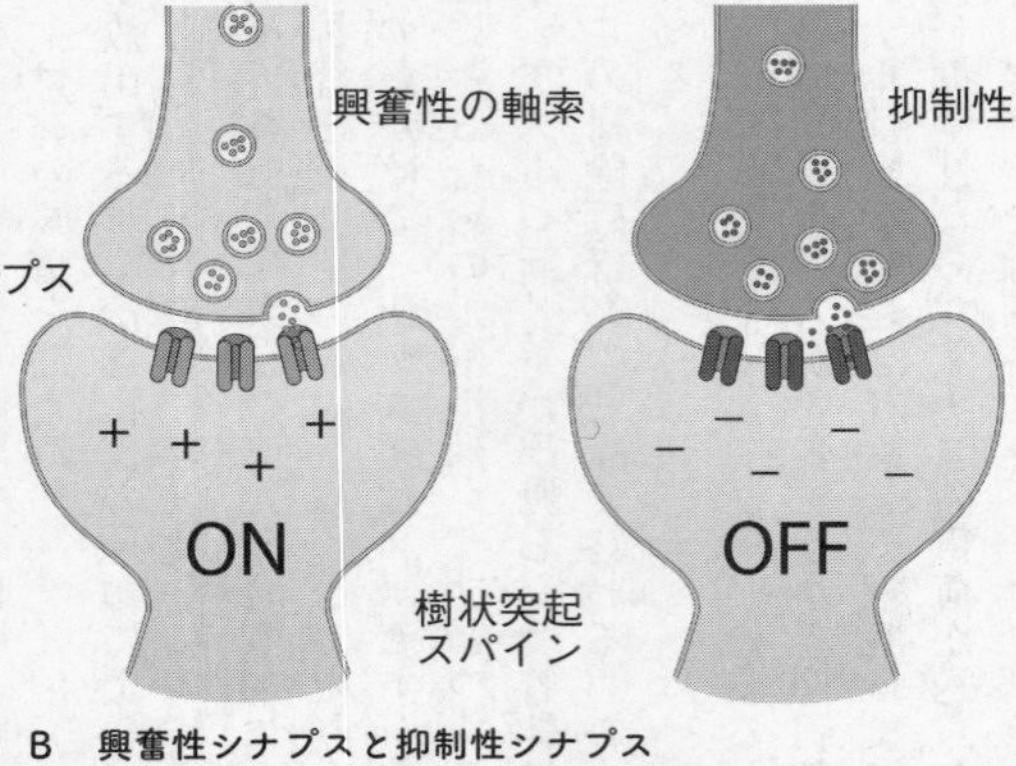

（図７） Ｂ　興奮性シナプスと抑制性シナプス
興奮性の軸索は、グルタミン酸などの興奮性神経伝達物質を出し、それが興奮性の受容体にキャッチされて、ニューロンを「ONにする」。抑制性の軸索は、ガンマアミノ酪酸などの抑制性神経伝達物質を出し、それが抑制性の受容体にキャッチされて、ニューロンを「OFFにする」。

ができる。まばたきの10分の1の時間で、1個のニューロンは10万個のニューロンにシグナルを送ることができるのだ。

子どもより若者のほうが、何かを「しない」ことをがまんできない

よく知られる興奮性の神経伝達物質は、エピネフリン、ノルエピネフリン、グルタミン酸である。一方、抑制性の神経伝達物質は、ガンマアミノ酪酸（GABA）やセロトニンなどで、身体の興奮を鎮め、落ち着かせる。セロトニンが足りないと攻撃的になったり鬱病になったりする。ドーパミンは特殊な神経伝達物質で、興奮性にも抑制性にもなる。また、エピネフリンなどと同じく、ホルモンでもある。副腎ではホルモンとしてはたらき、脳では神経伝達物質としてはたらくのだ。ドーパミンは脳の「報酬回路」に不可欠で、人を奮起させたり、集中させたりする。「どうしてもこれが欲しい」という欲求を駆り立てるので、目標に向かう原動力になるが、場合によっては中毒を招く。脳内に放出されるドーパミンが増えると、報酬回路が活性化し、欲求がますます高まる。レストラン、カジノ、会議室、寝室、どこにいようと、この摂理は同じだ。高カロリーの食品は、大量のドーパミンを放出させる。なぜなら、カロリーが高いと生存の可能性を高めるので、報酬回路がそれを食べることを後押しするからだ。アイスクリームを食べたくてたまらない時や、ギャンブルやセックスをしたくてたまらない時、わたしたちが欲しているのは、甘味や金銭やオーガズムではない。ドーパミンを欲しているのだ。「取締役」としての脳の機能にとって、ニューロンの反応を抑制することは、それを活

性化するのと同じくらい重要である。バルビツール酸塩などの鎮静剤、アルコール、抗ヒスタミン剤などは、抑制性シナプスに働きかける。シナプスは数も種類も、年とともに変化していくので、本書が語る若者の脳の話においても、シナプスは鍵になる。また、シナプスは脳が経験する刺激の量によっても変化する。後ほど、中毒についての章で、違法ドラッグとアルコールがシナプスに与える影響について述べよう。

抑制性を調べるためによく使われるのは、ゴー・ノーゴー・テストだ。被験者は、ある文字や絵が出てきたらできるだけ速くボタンを押し（ゴー反応）、Xの文字が出てきたらボタンを押さないよう（ノーゴー反応）、指示される。いくつかの研究において、このテストで子どもと若者を比べたところ、正確さにそれほど差はなかったが、反応を抑制するスピードは、8歳から20歳までの間に大幅に遅くなった。つまり子どもより若者のほうが、何かをしないという判断をくだすのに、時間がかかるのだ。

幼児の脳は興奮することで成長する

シグナルは、脳のある部位から別の部位へ、神経線維（軸索）の道を通って送られていく。この道は入り組んでいるが、脳スキャン技術が発達したおかげで、今ではそのつながりを見られるようになった。軸索は、まさに電線と同じように、電気信号を速く送るように設計されている。電線は、電気の損失を防ぐために絶縁体で覆われているが、それは軸索も同じだ。もっとも、脳の中に絶縁体にするゴムやビニールはないので、軸索は、ミエリンで覆われている（図6参照）。

シグナルをスムーズに送るために、ミエリンは欠かせない。先に述べたように、ミエリンはオリゴデンドロサイトでできており、脂肪質なので色は白っぽい。そのため軸索が集まっている部位は「白質」と呼ばれる。ミエリンは軸索を絶縁することによってシグナルの伝達スピードを100倍にも速めている。また、ニューロン発火後にシナプスが元に戻る時間を短縮し、ニューロンの情報伝達回数を30倍にも増やす。このスピードアップと時間短縮の効果は、コンピュータの処理能力で言えば、3000倍の向上に相当するそうだ（ミエリンは多発性硬化症の攻撃目標でもある。その患者の脳では、白質の一部で炎症が起きたり治まったりする。一時的に歩けなくなったりするのはそのせいで、炎症が治まれば、症状も消える）。

誕生したばかりの赤ん坊の皮質には、ミエリンがほとんど存在しない。赤ん坊の反応が遅いのは、そのためだ。しかし脳幹の軸索は、おとなのそれと同じくほぼ完全にミエリンで覆われており、ゆえに、呼吸、心拍、消化管機能など、生きるために必要な機能はコントロールできる。これから脳の領域が互いにつながっていくが、それはまず、脳の中央と後方にある運動野と感覚野で始まる。これらの領域の軸索がミエリンで覆われると、赤ん坊は目、耳、口、皮膚、鼻といった感覚器官がとらえた情報をうまく処理できるようになる。

生後1年以内に、視覚を始めとする五感をつかさどる領域と、胴体や腕・足を使う大きな動きに関わる領域が完成する。赤ん坊が歩けるようになるまでに、およそ1年かかる理由の一つはそこにある。その後、2歳までに、脳の大部分の絶縁が完了し、それからの数年間で、言語や、手や指を使う細やかな動きといった高次の機能をつかさどる領域が完成する。この時期に、子どもは話すことを覚え、繊細な運動能力を発達させていく。しかし、脳のもっと複雑な領域、特に前頭葉が完成するまでには、さらに長い年月が必要とされる。実のところ、20代になってもまだ前頭葉は完成していないのだ。

こうした脳の成長を支えるのは「興奮」である。興奮は、言うなれば脳の原動力なのだ。ニューロンからニューロンへ送られる興奮性のシグナルは、脳の経路をつなぎ、脳を成長させていく。興奮は外から来るものもあれば、脳内で生じるものもある。興奮を伝えるために、特定の経路とシナプスが繰り返し使われると、そのシナプスは強くなる。一緒に「発火《ファイヤー》」した細胞は一緒に「つながる《ワイヤー》」というわけだ[2]。

発達途中、とくに幼児期早期の脳は、興奮してニューロンとシナプスの経路が活性化すると、シナプスが増える。これを「シナプス形成」と言う。シナプスは乳幼児期から青年期まで増えつづけるが、一番増えるのは幼児期早期だ。シナプスは、ニューロンが興奮して活性化すると増えるので、子どもの脳では、興奮性のシナプスがどんどん増えていく。しかしおとなになる頃には、興奮性と抑制性のバランスがとれるようになる。

興奮は学習のカギとなる。人生の初期は脳が興奮しやすい時期で、「臨界期」と呼ばれる。この時期の脳は非常に敏感で、盛んに学習し、記憶していく。しかし、脳が過剰に興奮することには、過興奮というリスクが伴う。てんかんなどの過興奮による病気が、おとなより子どもに多いのはそのためだ。てんかんの主な症状は痙攣や失神で、それは大量の脳細胞にスイッチが入り、抑制がきかなくなった状態である。

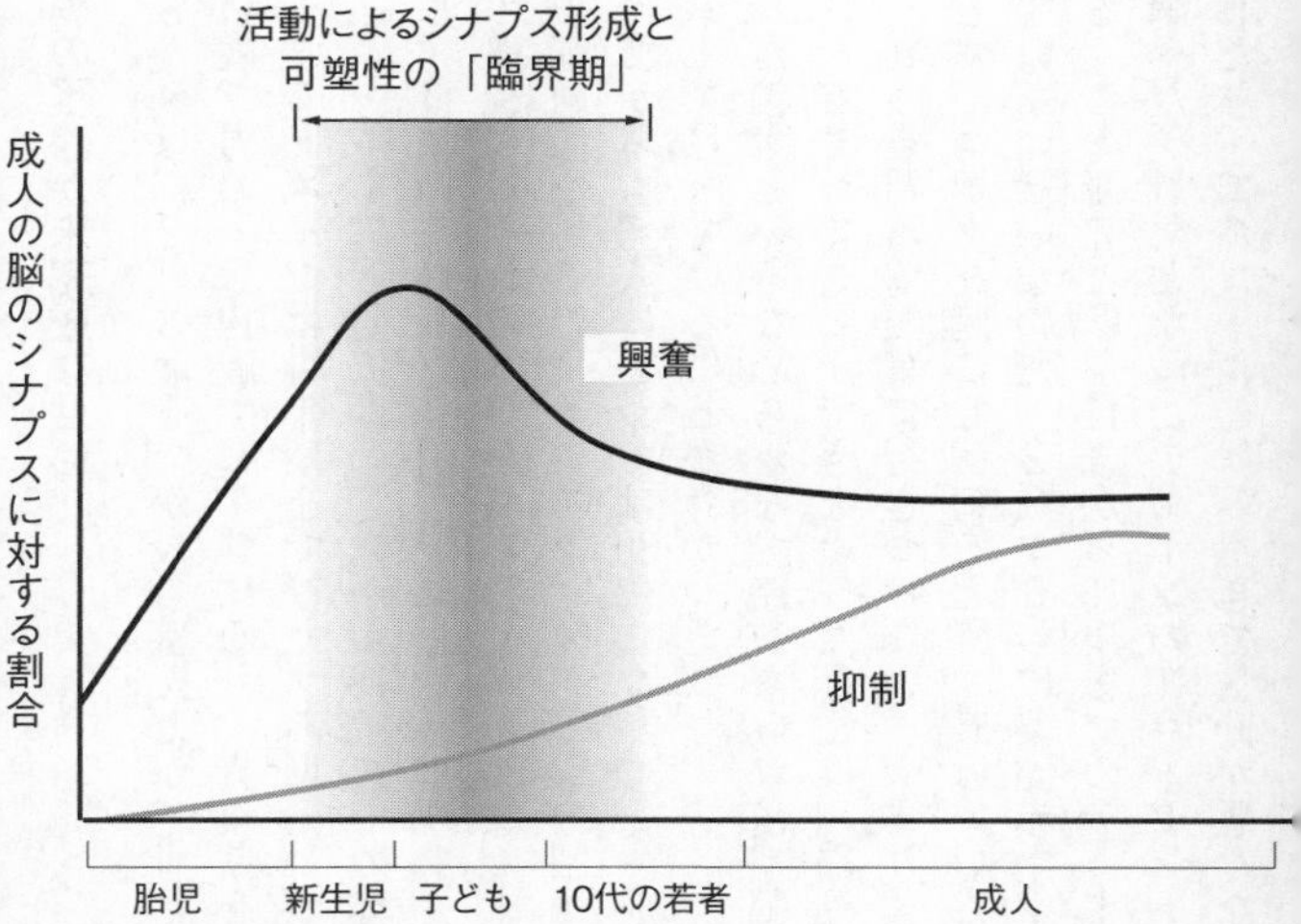

（図８）若い脳には抑制性シナプスよりも興奮性シナプスのほうが多い
シナプスは乳幼児期から青年期にかけて増えていくが、一番増えるのは幼児期早期だ。

若者の無分別は、脳の経路が未完成なせい

ニューロンの枝分かれは、2、3歳までが最も盛んだが、青年期まで続く。灰白質の密度は、女の子は11歳、男の子は14歳でピークになり、青年期を通じて増減する。一方、白質を形成するミエリンは青年期までひたすら増えつづける。アメリカ国立精神衛生研究所のジェイ・ギードと同僚は、3歳から18歳までの健康な子ども約1000人の脳をスキャンし、接続のパターンを明らかにした。[3] カリフォルニア大学ロサンゼルス校(UCLA)の研究者はそれに基づいて、23歳から30歳の成人の脳画像と、12歳から16歳のティーンの脳画像を比べた。その結果、51ページの図4に示した通り、ミエリンは、おとなになってからも、人によっては30代になっても生成され、領域間のコミュニケーションをスムーズにしていることがわかった。

ミエリンに覆われた軸索というなめらかな経路がなければ、脳のある領域が出したシグナルは他の領域にたどりつくことができない。たとえば、扁桃体が出した恐怖やストレスのシグナルが、判断を司る前頭葉に行きつけない。つまり、危機的な状況に置かれた若者が、往々にしてパニックを起こし、何をどうすればいいかわからなくなるのは、脳の経路が完成していないせいなのだ。2010年に英国赤十字が行った研究の結果は、それを裏付けている。この研究では、11歳から16歳までのティーンが友人の緊急事態にどう反応するかを調べた。対象となったティーンの10パーセント以上は、友人が病気になったり、怪我をしたり、アルコールの飲み過ぎで気分が悪くなったりという場面に遭

遇していた。そのうちの50パーセントは、友人の気絶を経験していた。より範囲を広げると、若者の10人のうち9人は、友人の危機的状況、例えば、頭部の怪我、窒息、喘息やてんかんの発作に直面したことがあった。調査対象となったティーンの44パーセントは、そうした時にパニックになったことを認め、46パーセントが、どうすればいいかまったくわからなかったと答えた。

ハンプシャー州の15歳の少年、ダン・ゴードンは、この研究に関して『ガーディアン』紙のインタビューを受けて、あるハウスパーティに参加した時のことを語った[4]。そのパーティでは、未成年者が堂々とアルコールを飲んでいた。うつぶせになって床に寝ていたひとりの少女が、嘔吐しはじめた。その場にいたのは10代の若者だけで、皆、パニックになった。ともかく窒息してはいけないと、彼女を立たせ、外に連れ出して新鮮な空気を吸わせた。そして、目が覚めるのを待った。救急車を呼ぶことを思いついた人はひとりもいなかった。彼らの扁桃体は危険だというシグナルを発していたのに、前頭葉がそれに反応しなかったため、彼らは行き当たりばったりの行動をとったのだ。

稚拙な判断による飲酒事件が、わたしの息子にも起きた

息子のアンドリューも大学時代に同じような経験をした。ガールフレンドに会うために、ボストンの大学を訪れた時のことだ。ガールフレンドのルームメイトにも訪問客がいた。内気そうな女の子で、南部の大学の1年生だった。その子は別の学生の部屋で開かれたパーティに参加して、たちまち泥酔した。アンドリューとガールフレンドが部屋

に戻ると、その子が意識を失って倒れていた。ダン・ゴードンの場合と同じく、息子たちはパニックに陥った。救急車や構内の警備員を呼ぼうとせず、車で救急外来に連れていこうともせず、2、3人の友人に手伝ってもらって彼女を車に乗せ、我が家へやってきたのだ。およそ16キロの道のりである。

わたしが女子学生を診ていると、アンドリューのガールフレンドが「警備員を呼びたくなかったんです」と言った。「この子は1年生なので、保健センターに連れていったら、面倒なことになりそうだったから」

当時アンドリューとガールフレンドは21歳だったが、女子学生はまだ18歳だった。「病院に連れていこうと思わなかったの？」とわたしは尋ねた。

「どれくらい酔ってるか、わからなかったんだ」と別の友人が言った。「今はこんな様子だけど、車に乗せたときはしゃべっていたから」

彼らのだれも、女子学生の知り合いではなかった。その日、友人を訪ねてきた彼女と初めて会ったのだ。所持品は、財布とサウスカロライナ州の大学の学生証だけで、他の情報はなかった。また、彼女を招いた友人の姿はなかった。女子学生はうちへ来たときから意識がぼんやりしていたが、急に朦朧となり、嘔吐しはじめた。わたしは、家から1キロ半のところにある地元の病院に連れていくよう強く言った。息子たちは3人がかりでまた彼女を車に乗せた。15分ほど経ったころ、アンドリューのガールフレンドから電話があった。女子学生は経過観察のために入院することになったそうだ。

翌日の午後、同じメンバーが彼女を迎えに行った。病院からボストンに戻る途中、彼らはわたしの家に寄った。前の晩に置いていった荷物を引き取るためだ。女子学生は顔色が悪く、疲れきっていたが、特に問題はなさそうだった。血中アルコール濃度は０・３４パーセントにもなっていたという。飲酒運転と見なされる法的な限度（訳注：０・０８パーセント。日本は０・０３パーセント）の４倍以上で、命に関わる数値だ。病院では胃を洗浄し、アルコールを吸収させるために活性炭を投与したそうだが、そうしていなければ、今頃どうなっていただろう。想像するのも恐ろしい。

わたしは息子たちをキッチンテーブルの周りに座らせた。そして、ラップトップ・コンピュータを開き、血中アルコール濃度とそれが筋肉運動の協調と意識に及ぼす影響のグラフを見せ、血中アルコール濃度０・４パーセントのところを指し示した。女子学生の数値より少々高いだけだが、死を招きかねない濃度だ。後でわかったことだが、彼女はその日、ジェロ・ショット（アルコールを混ぜて作ったゼリー）を17個くらい食べたそうだ。覚えているのはそこまでだ。「いったい何を考えていたの？」と言いたいところだ。ともあれ、前夜、彼女はまったくべつの結末を迎えていたかもしれないということを、息子たちに教える絶好の機会ではあった。

その後、女子学生はすっかり回復したそうだ。彼女がこの失敗に学ぶことを祈っている。この例に限らず、ティーンは稚拙な判断ゆえに悲惨な結果を招きがちで、そういうことは実際よく起きている。２００８年の大晦日、高校のホッケー選手で16歳のベネット・バーバーは、マサチューセッツ州マーブルヘッドの友人の家で開かれたパーティに参加した[5]。ぞんぶんに楽しみ、酔っぱらった彼は、家に帰ろうと歩きだした。時刻は午後11時30分、雪が降っていて、最大風速毎時30マイル（毎秒13・4メートル）という荒天だった。

ジーンズにスニーカーという格好のベネットは方向がわからなくなり、家まで1キロ足らずだというのに道に迷った。気温はマイナス10℃以下に下がり、ついに彼は雪だまりに倒れ込んだ。午前3時に母親が警察に通報し、凍えるような寒さの中、捜索隊が出動した。数時間後、消防隊員が雪に埋もれたビール瓶を発見し、そこから続くぼやけた足跡をたどっていった。発見されたときのベネットは、意識がほとんどなく、低体温症になっていた。片方のスニーカーと靴下も無くしていた。救急車でマサチューセッツ総合病院に運ばれたとき、体温は31℃しかなく、右足は凍っていた。特別な部屋で体温を上げた後、凍傷を治療するために、熱傷治療センターに移された。

ベネットは父親に、救助されるまでに時間がかかった理由を打ち明けた。彼は捜索隊をまこうとしたのだ。これについては警察の調書に詳しい。

父親に語ったところによると、彼は、捜索隊の灯りが見えたことを覚えていたが、照らしだされそうになるたびに姿を隠したそうだ。飲酒したせいで厄介なことになるのを避けたかったからだ。

一方、ベネットを家に招いた少女は、両親の留守を狙ってパーティを開いたのだった。捜索が始まった頃、彼女は警察に、ベネットはやって来たときからすでに酔っていて、帰りは途中まで送っていったと話した。彼女が本当のことを語ったのは、朝の5時になってからだ。家には10人以上いて、ほぼ全員が未成年なのに酒を飲んでいたこと。11時半には、両親が戻ってこないうちにと、全員を追い出そうとしたことなどを認めた。2人の少女がベネットを途中まで送ろうとしたそうだが、「一緒に外に出たら、彼があまり酔っぱらってたから」、3人で家の中へ戻った。そのままベネットをほったらかしにして、2人はパーティの後片づけを手伝った。彼女らがベネットの姿を見たのはそれが最後だった。

10代が酒を飲んだことは、問題の半分でしかない。残り半分は、ベネットとそのパーティに参加した友人たちの稚拙な判断、発見を遅らせた少女の嘘、そして警察に捕まることを恐れてベネットがパニックになったことだ。この事件に関係したティーンは皆、あきれるほど洞察力に欠けていた。

専門家によると、洞察力は、自分を客観的に見る能力によるところが大きいそうだ。そしてこの能力は、前頭葉と頭頂葉から生じるので、成熟するまでに時間がかかる。青春時代は、脳で大きな変化が起きているおかげで、活力に満ちている。だがその一方で、成長途上にある10代の脳は、恐ろしい存在にもなり得る。何が起きてもおかしくはないし、その大半は悪いことだ。ティーンは、外見がほぼおとなで、多くの面でおとなのような考え方をし、学習能力は驚異的だ。しかし、ティーンにはできないことがあること、つまり彼らの認知、情動、行動には限界があることを知っておくのは非常に重要である。

本章で学んだ、親へのアドバイス

●10代の脳は「我慢」が苦手——10代の脳は神経細胞の反応の「抑制」がまだ弱いので、何かを「しない」という判断が遅い。8歳より20歳の方が、抑制性を試すテストの回答が遅いほどで、彼らが「何かを我慢できない」原因のひとつ。

●「興奮」と「抑制」のバランスが悪い——脳には「興奮性」のつながり（＝シナプス）と「抑制性」のつながりがある。10代では成長の原動力である「興奮性」のシナプスがどんどん増えていくが、おとなになると興奮と抑制のバランスがとれるようになる。

●興奮は諸刃の剣——脳の興奮は学習のカギとなる。脳が次々につながりを作り、記憶していくには興奮が欠かせないが、過剰な興奮は病気の原因にもなる。てんかんなどは過興奮によるもので、大量の脳細胞にスイッチが入って抑制が利かなくなる。こうした病気はおとなより子どもに多い。

●彼らの脳は的確な判断がまだできない——たとえば友だちがてんかんの発作を起こしたり、泥酔して失神したりという緊急事態に遭遇すると、ティーンはすぐパニックになる。脳の扁桃体は危険だと信号を出していても、前頭葉が的確に反応できないので、行き当たりばったりの行動をとってしまうのだ。

●洞察力が身につくまでには年月が必要――予想外の事態に対処する洞察力は、自分を客観的に見る能力によるところが大きい。この能力は前頭葉と頭頂葉から生じるので、成熟するまでに年月がかかる。

●おとなのようでも脳は未熟――外見はおとなで、学習能力は素晴らしく、おとなのように考えられるティーンだが、その脳にはいろいろな限界があることを、おとなは知っておこう。

第四章　IQも変化させる脳の黄金期

脳は環境で変化する。反抗期も親のせいではない。IQさえ変わる
猛烈な学習能力と制御不能の大混乱をあわせ持つ脳を親が導く方法

わたしの育て方のどこがいけなかったのでしょう？ティーンの親がわたしに向かって言う2番目の台詞《せりふ》は、たいていこれだ。そして最初に口にするのは、芝居がかったこの台詞。

「どうして、うちの子は……なのでしょう？」

講演会の後で、わたしに話を聞いてほしくて近づいて来たり、メールを送ってきたり、あるいはスーパーで話しかけてきたりする親は、たいてい疲れきっているか、苛立っているか、あるいはその両方だ。そして誰もが、この台詞の空白を埋めるネタをいくらでも持っている。「どうして、うちの娘は、週末ずっとボーイフレンドとすごしていながら、真夜中に家を抜け出して、また会いに行ったりするのでしょう」「どうして、うちの息子は、お友達のお父さんが大切にしまっていたお酒を勝手に飲んでしまったのでしょう。おまけに空き瓶をそのままにしておくなんて」等々。

16歳の息子をもつ隣人は、自室で勉強をしているはずの息子が大麻を吸っているのを

見つけて、呆然となった。大麻を吸うだけでもあきれた話なのに、煙を逃がそうと、真冬にもかかわらず窓を全開にしていたそうだ。煙は、吹き込む風にのってドアの隙間から階下に流れ、母親がいるキッチンに届いた。

「どうして、あんなにバカなのかしら？」と彼女は嘆いた。

裕福な施設と劣悪な施設で、障害児の脳には差があった

　ティーンが分別のない行動をとると、親はすぐ自分を責めようとする。どのように責めたらいいか、そもそもなぜ責めるのかも、わかっていないのだが。血のつながった親なら、欠陥のあるＤＮＡを受けつがせたのが、いけなかったのかもしれない。また、血がつながっていようといまいと、育て方が悪かったのかもしれない。いずれにせよ親に責任がある。そうでしょう？　いいえ、とんでもない。悪いのは遺伝子でもなければ、育て方でもないし、あなたの子どもが頭を打って、目覚めたら他の惑星からやってきた宇宙人になっていたというわけでもない。

　ティーンの行動や思考がおとなと異なるのは、脳が、成長の特別な段階にあるせいなのだ。彼らの脳には二つの特徴が見られる。人生の他のどの時期の脳よりパワフルだが、他のどの時期より脆弱でもある。何かを学ぶスピードは速いが、そうしながらも、彼らの脳は灰白質とニューロンをどんどん整理している。相反するこの二つの特徴が同時に成りたつのは、脳に「可塑性」があるからだ。

　10代の頃から、わたしはよく脳について考えを巡らせていた。脳は育った場所によっ

て異なるのだろうか。育ち方ではどうだろう。身体の他の部分と同じく、取り込んだものや触れたものによって変化するのだろうか。そのようなことを考えるのは楽しかった。大学に入ると、これらの問いが再び頭をもたげたが、その答えも得られるようになった。まだ高校生だったある夏、知的障害者協会のグリニッジ支部でボランティアとして働いた。この協会は知的障害者や発達障害者を支援する団体だ。グリニッジ支部には、ダウン症の子どもも通っていた。能力にはばらつきがあったが、ほとんどの子は、自分のことは自分でできた。水泳もできたし、演劇プログラムにも参加していた。読み書きができる子どももいた。裕福な地域なので、支部には十分な資金があり、子どもたち自身、豊かな家庭で育てられていた。中には、支部の玄関までリムジンで送られてくる子もいた。多かれ少なかれハンディキャップがあり、それが深刻な子もいたが、豊かな環境の影響は一目瞭然だった。皆、活発で、好奇心旺盛で、集中力があった。また多くの子が、同年代の普通の子どもと比べて遜色の無い、読解力と計算能力を身につけていた。協会では楽しい時間を過ごし、家では理学療法を受け、家庭教師がつきっきりということも珍しくないと聞いた。

その後わたしはスミス大学に進んだ。そして、グリニッジ支部の子どもほどには恵まれていない知的障害者や発達障害者の人生がどんなものかを知る機会を得た。週に数時間、ベルチャータウン州立学校でボランティアとして働くことになったのだ。そこは70年の歴史を持つ、知的障害者のための施設で、大学から数キロメートルのところにあった。入所者には子どもから老人までがいて、大半はそこで一生を送る。1992年に閉鎖されたが、1歳から88歳までの幅広い年齢の入所者が、最も多いときで１５００人も、わずか13棟の寮で暮らしていた(1)。

１９６０年代に地元の新聞が、定員超過と虐待を暴露したが、その後も人手不足は解消されなかった。わたしがボランティアとして働いたのは１９７５年で、担当したのは主に子どもの寮だった。楽しい場所ではなかった。消毒薬の匂いが鼻をつき、おもちゃはほんのわずかで、ほとんどの子は、たまにしか入浴させてもらえなかった。障害の程度には個人差があったが、軽度の子どもでもグリニッジ支部の子どもとは大違いだった。部屋の隅にすわって、始終、身体を揺らしていて、会話は困難で、目はうつろだった。

当時は「生まれか育ちか」論争が過熱していた。スミス大学では、心理学の教師も生物学の教師も、性格から知性や嗜好にいたるまで人間の性質はどこまでが遺伝で決まり、どこまでが環境で決まるかを、熱心に議論していた。ベルチャータウン州立学校という環境にプラス要因は皆無だったが、知的障害者協会グリニッジ支部には活動、治療、教育、そして何より重要なこととして、刺激があった。

本来の障害が同じレベルでも、ベルチャータウンの子どもはグリニッジの子どもよりはるかにひどい状態にあることにわたしは気づいた。自分のわずかな経験から判断しても、環境は確かに決定的な要因だと思えた。実に単純なことだ。グリニッジの子どもの脳は刺激され、励まされるが、ベルチャータウンの子どもの脳は、刺激も励ましも得られなかったのだ。

指紋と同じく、脳に二つと同じ脳はない。わたしたちの行動、思考、発言、感情はすべて、この最も大切な器官の発達に影響し、その発達が脳の別の変化を導く。そうして行動と反応が繰り返されるうちに、脳の複雑な構造ができあがっていく。基本的に、脳は自ら自分を育てる。持ち主の必要を満たし、持ち主のために働くだけでなく、持ち主の経験によって、自らを形作っていくのだ。神経科学では、脳が自らを形成するこの能力を、可塑性と呼ぶ。そしてこの可塑性ゆえに、思考、計画、学習、行動はすべて、脳の物理的な構造と機能に影響する。

ネズミの脳を「訓練」すると知能テストの成績が上がった

ソクラテスの時代から、体操選手が技を磨くように、脳も「訓練」によって変えることができると考える人々がいた。そして、1940年には、イギリスの生理学者でノーベル賞を受賞したチャールズ・シェリントンがこう書いた。[2]「人間の脳は魔法仕掛けの織機のようだ。無数のシャットルが目にもとまらぬ速さで動き、模様を織り上げていく。その模様には意味があるが、浮かんでは消えてゆき、ひとつに決まっているわけではない」。つまり、人間の脳はたえず変化しているということだ。

その7年後、カナダ、マギル大学の神経心理学者ドナルド・ヘッブは、史上初となる脳の可塑性を確かめる実験を、偶然思いついた。[3] 43歳の研究者だったヘッブは、研究室から子どものラットを家に持ち帰り、子どもたちにペットとして与え、家の中を自由に駆けまわらせた。その様子を見ていて彼は、自由に駆けまわるラットと、研究室の檻に閉じこめられているラットの知能を比べることを思いついた。数週間後、彼は両方のグループに、迷路による知能テストを受けさせた。すると、思う存分駆けまわり、仲間だけでなくヘッブやその家族と十分に触れあったラットは、狭い檻に閉じこめられていたラットよりはるかに成績が良かった。

1990年代後半までに、経験と刺激によって脳にさまざまな変化が起きることが確認された。大きさ、灰白質の量、ニューロンの大きさ、樹状分岐の様子、ニューロン1本あたりのシナプスの数、それらすべてに変化が見られた。刺激と経験が増えるほど、ニューロンは大きくなり、樹状突起の分岐は進み、シナプスの数は増え、灰白質の量は増えたのだ。

わたしは、スミス大学の4年生だった1977年から78年にかけて、初めての学術論文を書き、専門の雑誌に投稿した。指導教官のニコ・スピネッリは、マサチューセッツ大学アマースト校で心理学とコンピュータ・情報科学の教授を兼任していた。当時、彼は視覚野の可塑性を調べる先駆的な実験を行っていた。それまで脳の研究では、親から引き離して育てた動物の脳を調べるのが常だった。スピネッリは、「正常な」環境で育った動物の脳にも可塑性が見られるかどうかに興味を持っていた。そこで彼とわたしは、標準的な施設で母ネコと一緒に育てられた子ネコを用いて、「回避訓練」の実験を行った。この実験では、「安全」な刺激と「危険」な刺激を、縦線と横線という視覚刺激とともに子ネコに経験させた。子ネコが安全な刺激とどちらかの線との関連を学習すると、視覚野のニューロンが増えた。この実験の成果は『サイエンス』誌に掲載され、「早期学習は、発達途上にある脳の構造に、可塑的な変化を生じさせることを立証した」と評

された。つまり、若い脳は経験によって形成されるのだ。(4)

もっとも、おとなの脳も経験によって形成され、人生の終盤になっても脳は変化することが確認されている。とは言え、子どもの脳はほぼどんな刺激にも反応し、変化するが、おとなの脳が変化するのは、特別な場合に限られる。例えば、道が複雑なことで知られるロンドンのタクシー運転手は、空間記憶を担う海馬が大きくなっている。(5)また、なめらかに素早く手を動かすヴァイオリニストとチェリストは、運動野が大きくなっている。数年前、マギル大学のパトリシア・マッキンリーは、62歳から91歳までの高齢者にタンゴを習わせるという珍しい実験を行った。(6)タンゴは優れた動きとバランス感覚が求められる踊りだ。タンゴを習った高齢者は、頭を使う二つの仕事を切り替える能力が向上した。つまり脳の「可塑性」とは、「学習」のことなのだ。

ヒヨコの母親役になった「刷り込み」の思い出

幼児期の最初の数年間は、脳の可塑性がきわめて高く、何でも容易に素早く学ぶことができる。進化の専門家に言わせればそれは、育つ環境にすばやく適応できるよう、脳が人間を助けているのだ。刷り込みについても同じことが言える。子ガモは、刷り込みによって母ガモの後を追うようになる。わたしは5歳のときにその現象をこの目で見たが、もちろん当時は、それが刷り込みだとは知らなかった。イースターの頃で、弟が誕生したばかりだった。おそらくそのためだと思うが、両親の友人が、わたしにも「赤ん坊」をプレゼントしてくれた。両親が驚いたことに、それはヒヨコだった。

そのふわふわした小さな生き物に、わたしはすっかり心を奪われた。その子がずっとわたしの後をついてくるのでなおさらだった。スイングドアをすり抜けて、キッチンからダイニングへ、さらには、家を出て庭までついてきた。生まれて間もなくわたしのもとへ来たので、わたしのことを母親だと思っていたのだ。それから長い年月が経ち、わたしは息子に『あなたがぼくのおかあさん？』という絵本を読み聞かせた。著者はＰ・Ｄ・イーストマンで、テーマは、一言で言えば、刷り込みである。巣立ちにはまだ早いヒナ鳥が、母親が食べ物を探しにいっている間に巣から飛びだし、旅に出る。そして出会う動物や物——子ネコ、メンドリ、イヌ、ウシ、自動車、はては巨大なパワーショベルにまで、「あなたがぼくのおかあさん？」と尋ねる。最後は、幸運にも、パワーショベルがヒナ鳥を持ちあげ、本物の母親がいる巣に戻してくれるというお話だ。

ヒヨコにとって、５歳のわたしは唯一の母親だった。だが、残念ながら、この関係は突然、残酷な結末を迎えた。イースターから１週間ほどたった頃、例によってヒヨコは、幼稚園から帰ってきたばかりのわたしの後を追っていた。しかしこの日、キッチンからダイニングへ駆け込んだわたしの後ろで、ヒヨコはスイングドアにはさまって潰れてしまった。わたしは何日も泣きつづけた。

それから13年後、スミス大学の上級生物学の授業で、わたしは自ら考案したヒヨコの刷り込みの実験を行った。音で刷り込みをするために、１週間にわたって毎日、特定の音をヒヨコに聞かせた。この訓練が終わると、ヒヨコを実験用の通路に置き、２種類の音を聞かせた。一方は、７日間聞かせた馴染みのある音だ。ヒヨコは１羽残らず、聞き覚えのある音の方へよちよちと走っていった。音でも刷り込みができたのだ。実に思い出深い実験だった。と言うのも、母が実験結果をタイプするのを手伝ってくれたからだ。

繰り返し学んだことが脳に刻まれる重要なプロセス「長期増強（ＬＴＰ）」

実際のところ、学習はどのような仕組みでなされるのだろう。若い脳と老いた脳の働きは、それほど変わらないはずだ。どちらも知覚情報、すなわち聴覚、視覚、味覚、触覚、嗅覚の情報を処理している。それらの情報は、シナプスを介してニューロンのネットワークを伝わり、一時的に、短期記憶の領域に保持される。この短期記憶の領域は非常に活発に働いていて、生涯を通じて、そこへは感覚器官から情報が休みなく送られてくる。届いた情報は、既存の記憶と比較され、同じなら、重複情報として廃棄される。脳のスペースは限られていて、重複情報を溜めこむ余裕はないからだ。一方、届いた情報が新しければ、長期記憶を蓄積する領域へ送られる。この仕事はほぼ瞬時に完了するが、知覚情報の伝達は完璧ではない。テレビの映像が中断したり乱れたりするように、ニューロンを猛スピードで行き来する情報が混乱することがある。そのせいで、記憶はけっして完璧ではなく、ところどころ欠落したり、途切れたりしており、無意識のうちにそこを偽の情報で埋めることもある。

脳は、とにかく新しい情報を得ることに熱心になるようプログラムされている。この、新しい情報を得ることこそが、学習の核心だ。あるニューロンどうしの間で情報が伝わり、相手を「オン」にする興奮性の信号のやりとりが増えてくると、ニューロンをつないでいるシナプスの結びつきが強くなる。脳が成長してつながりができてゆくのは、この活動の結果だ。成長中の若い脳には、「オフ」情報を伝える抑制性シナプスよりも、興奮性シナプスの方が多い。

ある情報が繰り返されたり、何度も学び直されたりすると、ニューロンの反応は強くなり、ニューロンどうしのつながりは、よく踏みならされた森の中の小道のようにはっきりしていく。これには「頻度」と「新しさ」が重要だ。わたしたちが何かしらを学んで、それを思い出したり、もう一度実行したりする。それがより「頻繁」に、より「最近」に行われるほど、その情報は脳に深く刻まれる。たとえば、毎日の通勤ルートでも、最近買ったスマホに新しい連絡先を登録する方法でも同じだ。

ヘッブが脳の可塑性を主張してから20年以上のちに、こうした学習のカギと考えられる、脳内の実際の現象が見つかった。それが、「長期増強（ＬＴＰ）」（Long-term potentiation）という現象である。

学習の仕組みを支えているものは、シナプスだ。この極めて小さな隙間を、情報は電気的、あるいは化学的なシグナルとして受け渡され、ニューロンからニューロンへと伝わっていく。こうしたニューロンのつながりができるには、その隙間のシナプスの両側のニューロンが、どちらも「オン」状態、すなわち興奮状態になっていなければならない。

そのうえで、送り手側のニューロンからの情報の入力が、一定の頻度を超えて多くなると、受け手側のニューロンは「発火」する。そして、ある分子的なプロセスを経ると、

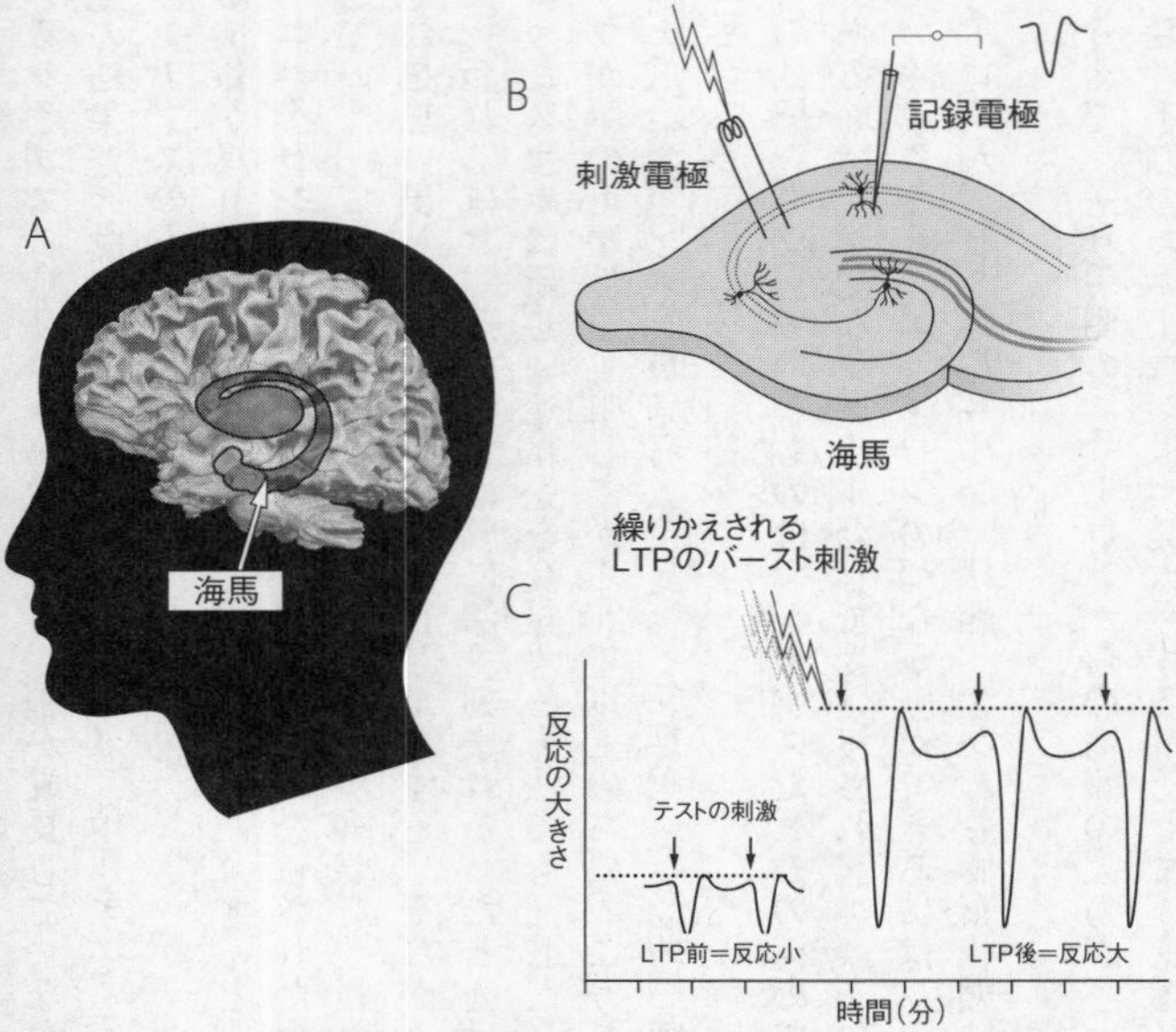

(図9)LTPは学習と記憶の「練習効果」のモデルとして広く用いられている

A　海馬は側頭葉の下にある。

B　ラットの海馬の切片に記録された脳細胞の活動から、バースト刺激(一定のリズムで繰り返す磁気刺激)を流した後、細胞のシグナルに変化が起きたことがわかる。

C　LTPの実験では一般に、バースト刺激(練習に相当する)を受けると、以前と同じ刺激に対して、ニューロンはより強い反応を示すようになる。まるで「記憶された」か「練習された」かのように。

これらのシナプスのつながりの強さとニューロンの反応の大きさは、それまでよりも強くなり、それが何時間、何日と長期的に続くのだ。

この重要な分子的プロセスこそがＬＴＰだ。ＬＴＰは、分子とタンパク質と酵素が関係する複雑かつ連鎖的な反応で、シナプスに始まり、シナプスで終わる。

情報をやりとりするほど、経路が強くなる

ＬＴＰでシナプスとニューロンが強くなるプロセスは、送り手のニューロンの軸索末端から送り出されたグルタミン酸（主要な興奮性の神経伝達物質）が、シナプスを通過し、受け手のニューロンの樹状突起の受容体に受け取られることから始まる。このグルタミン酸が、シナプスを強めるはたらきをする。何が起きるのだろうか？

グルタミン酸は、触媒として連鎖反応を起こすことで、結果的にシナプスを大きく強くする。言いかえれば、脳の情報の経路のつながりを強くするのだ。まずグルタミン酸が、受け手の受容体の「鍵」を開く。するとカルシウムイオンがシナプスの中を動き回るようになる。そのカルシウムイオンは、いろいろな分子や酵素を活性化したり、あるタンパク質の形や動きを変えたりする。すると、図10（次ページ）のように、シナプスとニューロンの構造が変わり、より活性化したり、逆に不活発になったりする。

カルシウムはタンパク質をわずか数秒から数時間で変化させる。また、遺伝子を刺激して新しいタンパク質を作らせることもあり、それには数時間から数日かかる。こうして、シナプスは強く大きくなり、ニューロンの反応が強くなる。これが、脳の学習であ

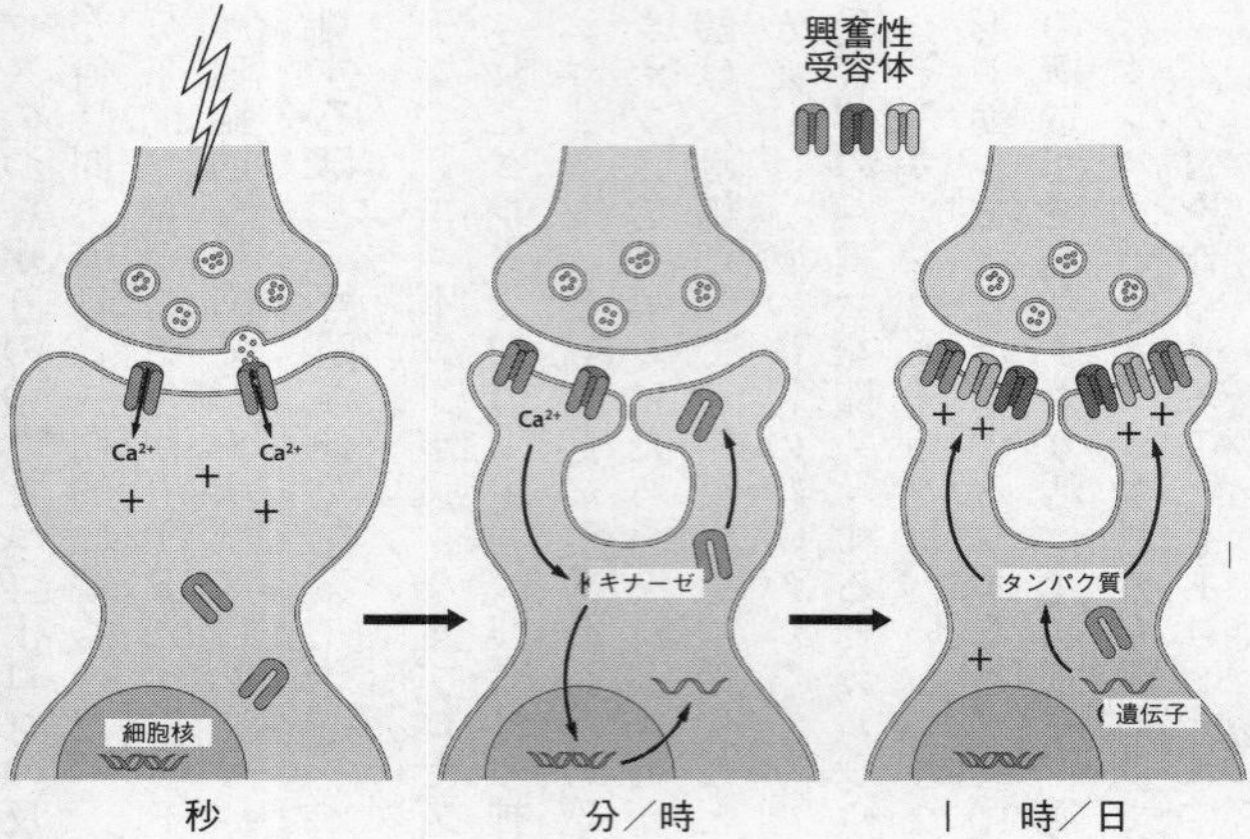

（図10）学習、記憶、LTPを経て、シナプスに新しい受容体が生まれる
初めのうち、軸索が送るシグナルは小さな反応しか引きださないが、LTP後は大きな反応を引きだす。シナプスが発達して大きくなったからだ。

るＬＴＰのプロセスだ。

ＬＴＰで、ニューロンの反応はより強くなる

実験では、この反応の強化は、電子シグナルの強化として計測される。そして、図9に示したように「練習」前に比べて電子シグナルが大きくなっていると、ＬＴＰが起きた証拠と見なされる。実のところ、今、ここに記されていることを読んでいるあなたの脳でも、新たなシナプスが形成されている。新しいことを学んで数分もしないうちに、あなたのシナプスは大きくなり始める。そしてほんの数時間で、シナプスは堅牢になるのだ。

後にシナプスの研究でノーベル賞を受賞するジョン・エックルスは、シナプスが変化するのにどれほどの刺激が必要なのかがわからず、悩んでいた。「学習という現象を説明するのは難しい。なぜなら、検出できるほどシナプスを変化させるには、長期にわたってシナプスを過剰に使うか、あるいは使わずにいる必要があるからだ(7)」と彼は書いている。彼が気づかなかったのは、自分がいらいらしながら観察していた反復――長期にわたる過剰な使用――こそが、脳が働き、学習する過程だったということだ。繰りかえし刺激を受けると、ニューロンはより強く反応するようになる。こうして、脳の回路は「学習」する。そして、深く刻まれた知識ほど、思い出すのも使うのも容易になる。

例えば、スキーヤーがスラロームコースを滑降するとき、最速ルートは最もよく使われるので雪が削られている。最後の選手が滑降する頃には、溝が深くなり、スキー板が

はまりこむほどだ。しかし、スキーヤーは溝から抜け出したいとは思っていないし、抜け出す必要もない。溝のおかげで、最速ルートを探す手間が省けるからだ。

10代で学ぶことは、おとなになって学ぶよりも記憶が深く刻まれ、長く保たれる

幼少時に作られて、その後不要になったニューロンのつながりを整理したり切ったりすることを「刈り込み」と言う。刈り込みは青年期中期から後期にかけて盛んに行われ、不要なシナプスが除去されていく。科学者はこのプロセスを「神経のダーウィニズム」と呼んでいる。刈り込みによって、「適者」、すなわちよく使われるニューロンだけが生き残るからだ。しかし、認知機能や行動機能の多くが未完成な青年期に、早々と灰白質が「刈り込まれ」、減っていくのはなぜだろう。近年の研究により、灰白質の減少は白質の増加と相関していることが明らかになった。おとなになった後も灰白質は減少し、特に60歳以降は急速に減っていくが、青年期における減少は、まったく別のプロセスだと考えられている。老齢期に灰白質が減るのは老化現象で、細胞が萎縮し、死んでいくためだ。一方、青年期に灰白質が減少するのは、脳の可塑性ゆえなのだ（つまり、「使わないものは消える」ということだ）。

カリフォルニア大学ロサンゼルス校（UCLA）の研究者は、ニューロンが幼年期に盛んに成長し、青年期に盛んに刈り込まれると、脳の効率が上がるだけでなく、知能が高くなることを発見した。[8] 脳はニューロンを失いながら、実は多くを得ていたのである。カオスの最中にある10代の脳は、刈り込みによって、無駄のない効率的なおとなの脳を

育てているのだ。おとなの脳は、子どもやティーンの脳より白質が多く、そのため領域間の情報伝達が速い。もちろんその領域には、前頭葉が含まれる。

これらの研究から新たにわかった最も重要なことは、10代の脳は学習能力が非常に高いということだ。これを当たり前と思ってはいけない。10代の脳では、ＬＴＰがきわめて起こりやすい。動物の場合でも、若い個体は、成体より物事を覚えるのが速い。これはシナプスの可塑性が高いためなのだろうか。それを知るために、研究者は、若いラットとおとなのラットの脳の切片でＬＴＰの違いを見た。すると、若いラットの脳の方が、ＬＴＰが「はるかに多く起きている」ことがわかった。バースト刺激（一定のリズムの刺激。「練習」に相当する）の「前」と「後」を比べると、若いラットのシナプスの増加は、成体のそれを１・５倍上回り、しかも、増えたシナプスはより長く保たれたのだ。

つまり、10代で学んだことは、おとなになってから学ぶことより、記憶しやすく、しかもその記憶が長く持続する、ということだ。この事実を見過ごしてはならない！10代とは、得意なことを見出し、伸びる才能に投資する時期なのだ。同時に、学習や感情面の問題に対して、治療や支援の効果がきわめて高い時期でもある。

10代を通じてIQが大幅に上がる子がいる！

これまで、学校の知能テストで測られるＩＱは、持って生まれた知性を宣告する最後通牒と見なされてきたが、それは間違い[9]だった。確かなデータにより、10代を通じてＩＱが変わりつづけることが示されている。それも、誰も想像しなかったほど大幅に変わ

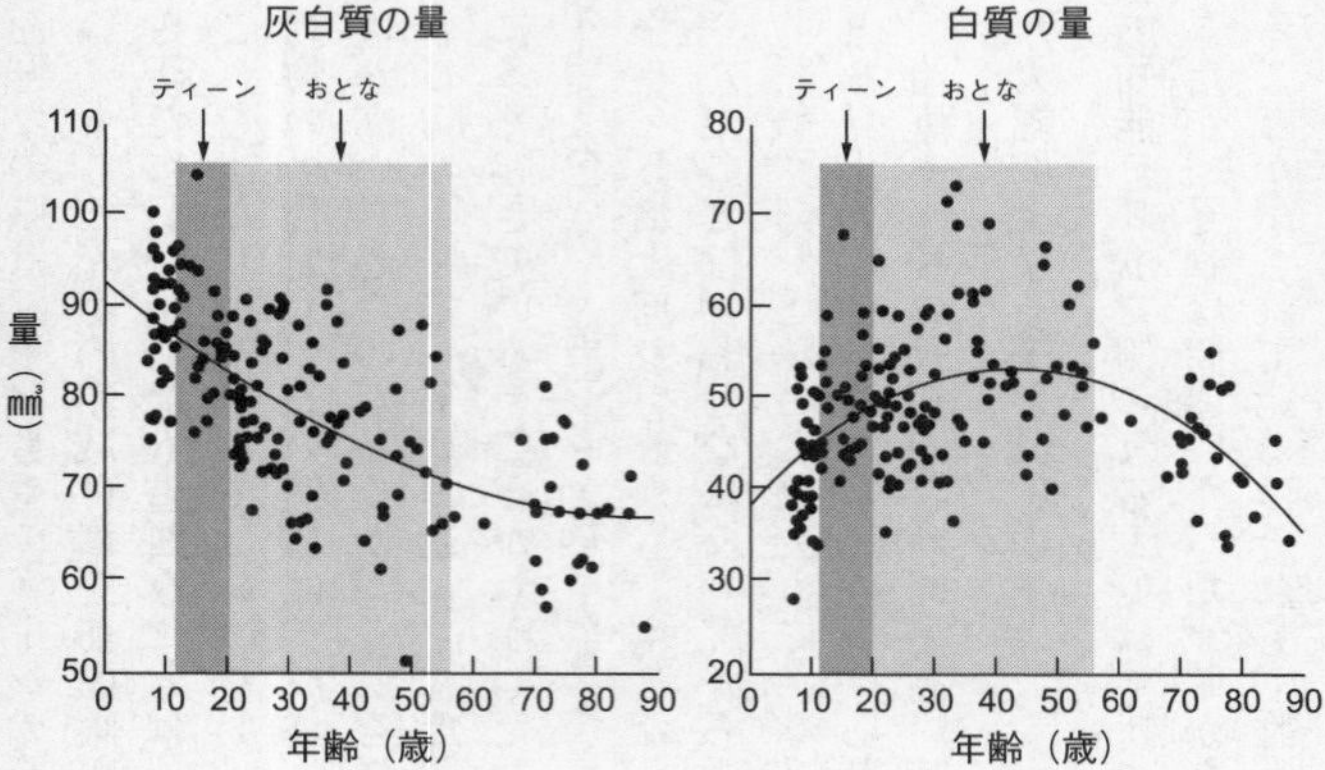

（図11）灰白質と白質の発達は、人生の段階によって異なる
子どもとティーンの脳は、おとなの脳に比べて、灰白質とシナプスが多い。年をとるにつれ、不要な接続が除去され、効率が上がる。しかし、老齢になると白質が減り、物忘れや認知症といった問題が出てくる。

るのだ。ＩＱ値は、13歳から17歳までの間に、被験者の3分の1では変化なし、3分の1では低下、残り3分の1では大きく上昇した。ＩＱが上昇した人の脳をスキャンすると、変化が確認できた。言語性ＩＱが上昇した人は、発話を担う領域の灰白質が増えていた。非言語性ＩＱが上がった人は、手の動きをつかさどる領域の灰白質が増えていた。この研究に不満があるとすれば、その4年間に被験者が何をしたのかを調べなかったことだ。10代でＩＱを上げる秘訣があるのなら、ぜひ教えていただきたい。現在、少なくとも、ある種の行動がＩＱを下げるということだけはわかっている。それについては後で取り上げよう。

コロラド大学の行動遺伝学研究所の研究者が最近、発見したことだが、一般にＩＱの高い子は低い子に比べて、学習に適した青年期が長い傾向がある[10]。この期間は、新たな知識を早く習得することができる学習の黄金期だ。そのような期間が長ければ、必ずＩＱが高くなるわけではないが、長期的に見てプラスに働くのは確かだ。このような情報は広く知られるべきだ。ティーンは自らが脳の黄金期にいることに気づかなければならない。

10代の脳は効率が悪い。やらせることは一度に一つか二つに

もっとも、親にしてみれば、それを知ったからと言って、思春期の不可解きわまりない行動をうまく扱えるようになるわけではない。ティーンは、脳の学習効率がピークにあるとしても、集中力、自制心、根気、感情などの「効率」はきわめて悪いのだ。した

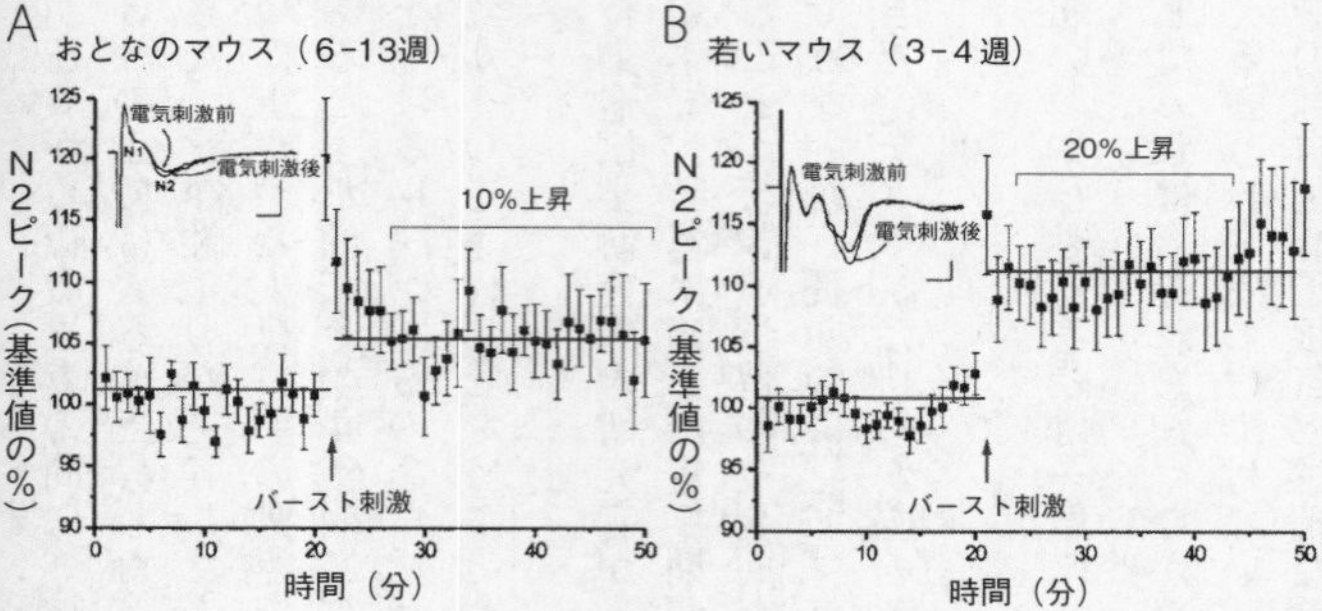

（図12）若者の脳は、おとなの脳より可塑性が「はるかに高い」

10代の学習能力が高いのは、LTPが強く働くためかどうかを調べるために、若いマウスとおとなのマウスの海馬の切片を比較した。バースト刺激（「練習」に相当）後のシグナルは、若いマウス（B）の方が、おとなのマウス（A）のものよりずっと強く、その状態がより長く続いた。

がって、親の助けになるのは、「一度に一つずつ」というマントラを繰り返し唱えることだ。あれもこれもと、ティーンに求めてはいけない。覚えておこう。彼らはマルチタスクが得意なように見えるが、実は苦手なのだ。いったん立ちどまって、いつ、何をしなければならないかを考えるよう促すだけでも、マルチタスクに関わる脳領域に血が流れるようになり、その領域が徐々に強くなっていくだろう。ていねいな指示や説明にも、同じ効果がある。その際には、ただ口で言うだけでなく、紙に書き出すようにしよう。また、一度に四つも五つも指示を出すのではなく、一つか二つに絞ることが肝心だ。カレンダーや手帳を与えて、時間を管理し段取りを組む練習をさせてもいいだろう。常にそうすることで、彼らの脳は鍛えられていく。

中でもいちばん重要なのは、すべてのことに限度を設けることだ。過熱ぎみの彼らの脳は、それが苦手だ。まず、インターネットやメールなど、「バーチャル」な付きあいに費やす時間を制限しよう。望ましいのは、1日に1時間から2時間だ。これが守れなかったら、携帯電話やｉＰｏｄを没収し、パソコンの使用は宿題のためだけに限定しよう。加えて、アカウントのユーザーネームとパスワードをすべて教えるよう、断固として要求しよう。

もっとも、そうすればたちまち、彼らがこちらの思い通りに動き始めるわけではない。その後も彼らはたまに、あるいは頻繁に、ミスを犯すだろう。したがってあなたは子どもたちを監督しつづけなければならない。きちんと宿題をやっているか、コンピュータにどのくらい時間を使っているか、と。こちらが手綱を握っていれば、誘惑は減る。そして誘惑が減れば、彼らの脳は、物事に集中しやすくなるはずだ。

10代の息子や娘が感情を爆発させた時、あなたは何かを言う前に10数えるようにすれば、冷静でいられる。頭ごなしに怒ったり、あるいは彼らをかんしゃくを起こした子どものように扱ったりするのは、よくない。彼らは自分のことをおとなだと思っているので、おとなとして扱ってやれば、それらしく振る舞おうとするはずだ。わたしは医師で科学者なので、息子たちを座らせて、こう諭すことができた。「信じられないでしょうけど、今のあなたたちは生き物として分別がなくて、思いつき任せで、超神経質なの。それがどうしてあなたたちの『脳』のせいなのか説明させて」と。本書を読みおえる頃には、あなたも同じように、子どもを諭せるようになるだろう。信じてほしい。それは確かに効果がある。わたしは自分の息子だけでなく、高校で講演した後に、生徒たちと話して、その効果を実感した。彼らは、自分の人生を襲うわけのわからない大混乱の裏に、神経科学的な理由、もしくは根拠があることを知って、ほっとするようだ。もっとも、こうした「脳のせい」という説明を、逆手にとる若者もいる。

「ぼくの脳がそうさせたんだよ」。勝手に父親の車で出かけて真夜中すぎに帰宅した10代の息子は、そう言い訳するかもしれない。

「それは違う」と言い返そう。「脳はひとつの理由になるかもしれないけれど、けっして言い訳にはならないのよ」と。

ティーンは十分な知識と自意識を持っており、自分がロボットではないことを十二分にわかっているはずだ。つまり、彼らには自分の行動を正す能力があり、その責任があるのだ。それを思い出させよう。何度も、何度でも。脳の科学は、いかれた行為、ばかげた行為、違法行為、不道徳な行為の言い訳にはならない。脳は理由のひとつであり、枠組みであり、彼らはそれについてもっともっと知るべきなのだ。わたしはダンの事故のニュースを聞いてすぐ、息子にそれを語った。あなたも、似たようなニュースを聞いたり読んだりしたら、子どもに語り聞かせ、なぜそんなことが起きたのかを彼らに理解させよう。彼らは、ほのめかしや微妙な表現から真意を汲み取ることができないので、くどいと思われても、当たり前のことをはっきりと、何度でも説明しよう。わたしもそうしたので、息子に「キャプテン・オブヴィアス（当たり前のことを言う人）」と呼ばれていた。

新しいことはどんどん学べるのに、災難からは学べない

幼児期と青年期の脳に可塑性が組み入れられているのには、もっともな理由がある。この世界で生き残っていくために、若い脳は、環境に応じて柔軟に変化し、形成されなければならないのだ。進化的に見れば、新しい考え方にオープンで、新しいことを学びやすければ、生存に必要な経験を積み重ねていくことができる。そういうわけで、シナプスが急増する10代の脳は、刺激を渇望する学習マシンとなっている。だがその一方で、回路が未完成な彼らの脳は、脇道にそれやすい。

おとなの脳ではミエリン形成が完了しているので、シグナルはすばやく前頭葉に届く。そのため、スカイダイビングしたい、時速２００キロで車を飛ばしたいという衝動に、

ブレーキをかけることができる。また、シナプスが十分に刈り込まれているので、脳に小さな窓が開いている。おとなはその窓から世界を見て、何が自分を、より幸せで健康で、(できれば)より賢くしてくれるかを知ることができる。しかし、ミエリン形成も刈り込みも不十分なティーンの脳は、時として彼らに不可解な行動をとらせる。同僚から、ある10代の少年の話を聞いた。彼は裏道を時速180キロ超で走行していて、違反切符を切られた。彼は激怒した。スピード違反で捕まったからではなく、違反の理由が「無謀運転」だったからだ。後で父親に語ったところによると、無謀どころか、彼はしっかりと計画を練っていた。自分が何をするつもりなのか、よくわかっていたし、それにふさわしい場所もわかっていた。だから、交通量が少ないまっすぐな道を、好天の日を選んで走ることにしたのだ。時速180キロ超のスピードで。

この明らかに矛盾した行動には、進化に基づくもうひとつ別の理由がある。最近、ユニヴァーシティ・カレッジ・ロンドンの研究者は、9歳から26歳の被験者59人に、「災難」が起きる確率を推測させた。[11] 災難は、「ノミに刺される」から「事故で重傷を負う」まで、40種類あった。被験者は、それらの災難が起きる確率を推測した後に、実際の確率を教わった。それからもう一度、それぞれの確率を予測させた。被験者の大半は、自分の予測を下回る確率、つまりプラスの情報は、よく覚えていたが、予測を上回る確率、つまりマイナスの情報については、あまり覚えていなかった。脳の中で、プラスの情報を処理する領域は、あちこちに分散しているが、マイナスの情報を処理する領域は前頭葉に集中している。その前頭葉とのつながりが弱いせいで、ティーンはマイナスの情報をうまく処理できない。その結果、危険を避けようとせず、過ちや災難から学びにくいのである。

シナプスが可塑性に富む青年期を過ぎると、学んだことを定着させるのに、それまでより努力が必要になる。若者はやがてお定まりの人生に落ちつくが、脳もそれは同じだ。高校時代にロックバンドでエレキギターを弾いていた男性が、45歳になってまたエレキギターを弾こうとしても、昔のようにはいかない。ギターを弾くためのニューロンは、若い頃には頻繁に使われていたが、その後、長く休眠状態に置かれていたせいで、屋根裏に放置されたギターと同じく、使い物にならなくなったのだ。また、おとなになるとグルタミン酸とドーパミンと受容体が減り、認知機能が若い頃ほど柔軟でなくなる。

だが、わたしの父は例外だ。現在、90代前半だが、かくしゃくとしている。お気に入りのおもちゃはｉＰａｄで、いつも手にしている。そしてしょっちゅう、わたしにメールを送ってくる。自分が読んだ医学記事を、「興味があるだろうから」と送ってくるのだ。父の脳はいつも活発に働いており、また、インターネットのおかげで、最新の問題や出来事に通じている。父が20年早く生まれていたら、この年齢で何をしていただろう。そして何ができただろう。母も90代だが、よくｉＰａｄでソリティア（トランプのゲーム）をやっている。本物のトランプでするより楽だという。イギリスで育った母は、第二次大戦中はイギリスの諜報機関に勤めていた。脳は今も鋭敏なままだ。脳の可塑性に関する良いニュースは、ピークは幼年期と青年期だが、脳はその後も変わりつづけるということだ。自分でそれを止めないかぎり。そして、学べば学ぶほど、新しいことを容易に学べるようになる。

本章で学んだ、親へのアドバイス

●脳内での学習のプロセスが「長期増強」——脳が新しい情報を得ることが、学習の核心。そして、新しい情報がニューロンのつながりを通っていくごとに、そのつながりは強くなり、ニューロンの反応は大きくなる。このようにつながりが強化される現象を「長期増強（ＬＴＰ）」と呼ぶ。

●おとなになっても脳はある程度変化する——発達途上の脳は学習によって変化する。子どもの脳はほぼどんな刺激にも反応し変化するが、おとなの脳も特別な条件では変化する。複雑な道を記憶している、ロンドンのタクシー運転手の海馬が大きくなっていたのが有名な例。

●10代は伸びる才能を見出し、投資する時期——10代の脳では、幼少時に作られて、その後不要になったニューロンが整理される「刈り込み」と、ＬＴＰが盛んに起きている。その結果、10代で学ぶことは、おとなになってから学ぶことより記憶しやすく、記憶が長く持続する。10代は得意なことを見出し、伸びる才能に投資する時期。

●10代を通じてＩＱは上がることがある——ＩＱは変化しないと考えられてきたが、実際は10代を通じて大幅に変わる。13～17歳までを調べた研究で、被験者の３分の１でＩＱが低下、３分の１が変化なし、残り３分の１は大幅に上昇していた。

●子どもへの指示は一度に一つか二つに——10代の脳の学習効率はピークにあるとはいえ、集中力、自制心、根気などは効率が悪い。マルチタスクも、実は苦手だ。親はやるべきことをていねいに説明しよう。一度に四つも五つも指示を出さず、一つか二つに絞ろう。段取りを組む練習をさせれば、次第に脳が鍛えられていく。限度を設けて、パソコンやスマホの誘惑を減らしてやれば、物事に集中しやすくなる。

●怒鳴りつける前に、10数えよう——10代の子が感情を爆発させたときには、親も頭ごなしに怒ったり、かんしゃくを起こしている幼児のように扱ったりしないこと。何かを言う前に10数えて冷静さを保とう。

●具体的な助言を、はっきり何度でも言い聞かせよう——10代の若者が起こした事故などを見聞きしたら、なぜそんなことが起きたのかを、自分の子に聞かせて理解させよう。彼らは微妙な表現から真意をくみとることがまだできないので、くどいと思われても、当たり前のことをはっきりと、何度でも説明しよう。

第五章　寝る脳は育つ

思春期の「宵っ張りの朝寝坊」の科学的理由とは。徹夜勉強より、寝不足解消や、始業時間を遅らす方が成績が上がる？


「息子は朝寝坊がひどくて」

「早く寝て早く起きなさい、と何度言っても、娘は聞く耳持たずなの」

「息子は日がな一日、寝ていたいみたい」

ティーンの親がよく口にする不満に、子どもがまともな時間に寝ようとせず、朝、起こすのが大変、というものがある。なだめても、叱っても、脅しても、だめ。布団をひきはがし、耳のそばでフライパンや鍋を叩いても、一向に起きようとしない。ある母親は、毎朝15分おきに息子に声をかけるのだが、どんなに早くから始めても、息子は必ず学校に遅刻していた。彼女のほうも出勤しなければならないので、いらいらしどおしだった。ある日、息子がまた寝坊したので、学校まで送ろうと車に乗せた。息子は車に乗るとまた眠り込んでしまって、学校についても降りようとしなかった。彼女はほとほとあきれ果て、ついに息子を乗せたまま職場へ向かった。駐車場に車を停め、息子をそのまま寝かせておいた。昼食時に様子を見に行くと、息子は起こされたことを怒ったうえに、おなかが空いたといってまた怒りだしたそうだ。

　これほど睡眠を必要とする若者は、一度病院で調べてもらったほうがいいだろう。なにか生理学的な原因があるのかもしれない。とは言え、この話を紹介したのは、ティーンが夜更かしや朝寝坊をしがちなのには、理由があることをわかっていただきたいからだ。彼らは怠惰なわけでも、鍛錬が足りないわけでもない。また、お願いだから起きて、というあなたの嘆願を聞き入れないのは、反抗しているわけではない。睡眠にまつわるティーンの腹立たしい行動は、実はまったく正常なのだ。

　そのわけをご説明しよう。

　睡眠は日々の生活に欠かせない要素だが、詳しいメカニズムはほとんど解明されていない。わかっているのは、だれにとっても欠かせないということくらいだ。睡眠のパターンは一生のうちに変化するが、これはすべての生物に共通して言えることだ。乳幼児は「ひばり型」で、早寝早起き。[1]若者は「ふくろう型」で遅く寝て遅く起きる。このような睡眠パターンをクロノタイプと呼び、「ひばり型」を「朝型」、「ふくろう型」を「夜型」と言う。睡眠パターンは脳のシグナルとホルモンの複雑な関係によってコントロールされており、シグナルとホルモンはどちらも成長に応じて調整されていく。大半の種では、青年期に夜更かしをしていても、おとなになると「早寝早起き」になる。

　つまり、ティーンは学校へ行くために、おとなのクロノタイプに合わせて、無理矢理、早起きしているのだ。[2]しかし、早く起きたからと言って、早く寝るわけではない。夜になっても彼らの脳は調整されず、本来の夜型のクロノタイプに固執しがちだ。その結果、

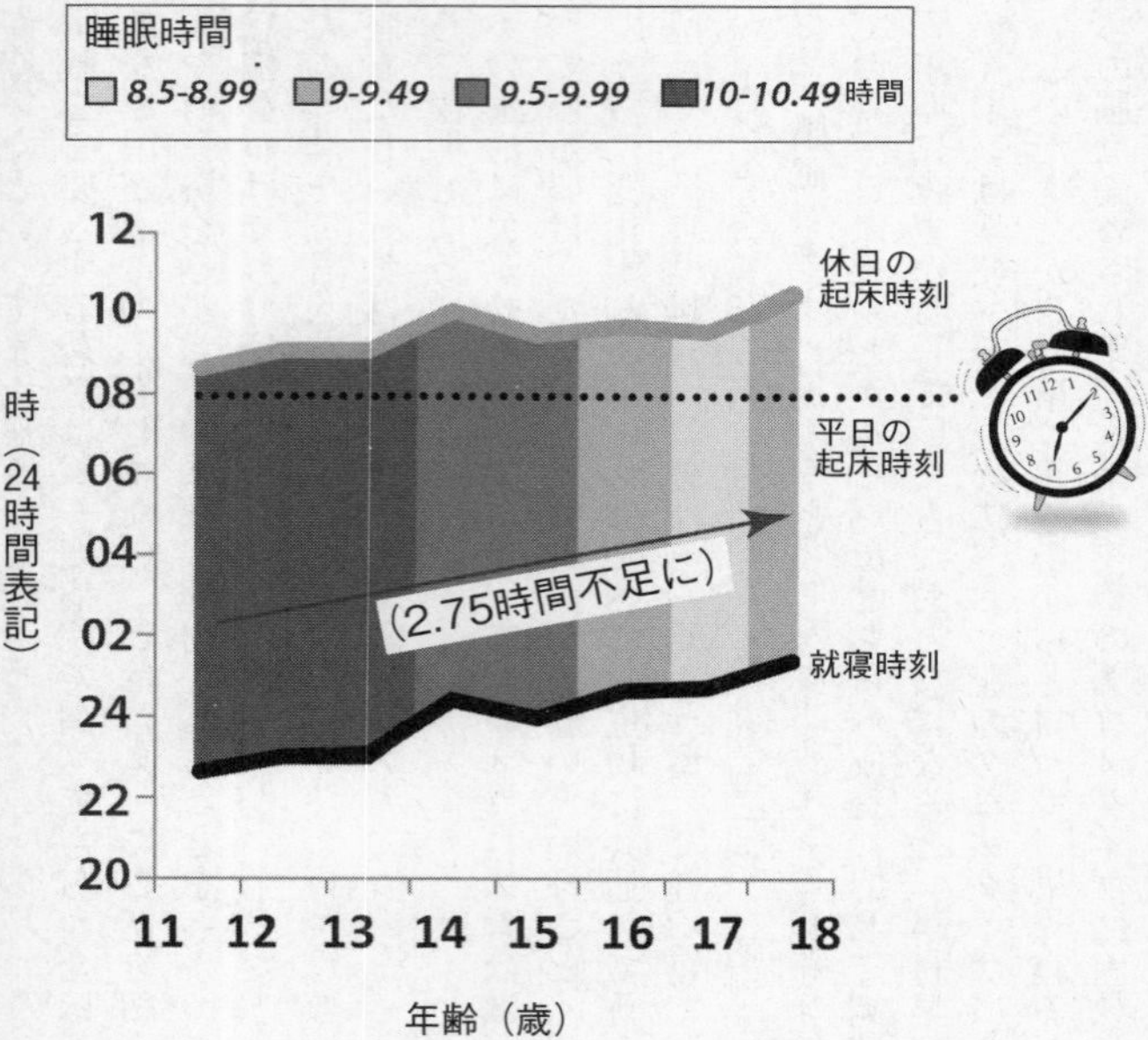

（図13）年齢による体内時計の変化

10代は起きている時間が長く、寝る時間が遅い。この図では、身体が満足するまで寝ている休日の睡眠時間と、学校に行くために目覚まし時計で「人工的に」起こされる平日の睡眠時間を比較している。このずれのために2.75時間睡眠時間が足りない。

睡眠時間は短くなる。そして休日には、体内時計に命じられるまま、朝寝坊に戻る。好きなだけ寝ていていいと言われたら、彼らは一晩に9時間から10時間眠るだろう。しかし、学校へ行くために起きなければならず、18歳では1日2・75時間分の睡眠が足りない（図13）。これが慢性睡眠不足症候群の原因と見なされている。

だが、実のところティーンは、親や弟妹より長い睡眠時間を必要とする。それは脳で多くのことが起こっており、さまざまなことを急速に学習しているからだ。先に、刈り込みについて述べたが、それがいつ起こるかというと、寝ている間なのだ。睡眠は、一日働き、勉強し、遊んだ身体を休ませて回復させるためだけのものではない。その日に学んだすべてを思い出し、脳に定着させる役目も果たしているのだ。睡眠は不必要な贅沢品ではない。眠っている間に、記憶と学習は堅牢なものになる。つまり睡眠は、空気や食べ物と同じく、若者の健康な成長に欠かせないものなのだ。また、10代はしっかり眠ると食が進み、ストレスと上手に付きあえるようにもなる。

早起きを強いることが睡眠不足の原因

平均的な若者に必要な睡眠時間は、9時間15分とされている（アメリカ疾病対策予防センターは若者に、1日8時間半から9時間半の睡眠をとることを推奨している）。だが、アメリカのティーンで、日常的にそれほど長い睡眠をとっているのは、全体の15パーセントにすぎない。それどころか、彼らの大半は、1日の睡眠時間が6時間半にも満たないのだ（訳注：総務省の２０１１年の調査では、日本の15～19歳の平均睡眠時間は

7時間42分)。

なぜそんなことになっているのだろう？　10〜12歳から体内時計の針が進み、午後7〜8時頃がエンジン全開の時間帯、9〜10時頃が「眠くない」時間帯になる。親はそろそろ眠くなる時間だ。このおとなと子どもの違いの一因になっているのは、睡眠を誘うホルモン、メラトニンである。ティーンの脳では、メラトニンの放出がおとなの脳より2時間遅いのだ。またメラトニンはティーンの体内に長く残るので、高校生が朝なかなか起きないのも、当然と言える。一方、おとなは、朝になると体内にメラトニンがほとんど残っていないので、起きるのがつらいということはない。

子どもを早起きさせることが、結果的に彼らを睡眠不足にしているというのは、なんとも皮肉なことだ。さらに、現代では娯楽がいくらでもあるので、ティーンはますます夜更かししたくなる。わたしが若い頃は、夜更かししてできることと言えば、布団にもぐりこんで懐中電灯片手に本を読むことくらいだったが、今の若者は、眠くないのをいいことに、さまざまな電子機器で遊んでいる。おかげでますます目が冴え、眠れなくなる。そういうわけで、10代の子をもつ親の多くは、自分が寝た後、子どもたちは何をするだろうと心配しながらベッドに入り、子どもたちは「野放し」になる。

練習してすぐ寝る方がピアノが上達する

睡眠と同様に、学習のあとの休息によって、学習の効果が上がることがわかっている。ある実験で、ラットを2グループに分け、どちらも迷路を探索させた後、一方は休ませ、もう一方は休ませなかった。すると、休んだグループの方が、より長い時間、迷路の道順を覚えていた。

ボストンで人間を対象として行った実験でも、同様の結果が出た。その実験では被験者を2グループに分けた。一方のグループには、早朝にある課題を練習させた。練習後、課題をこなす腕前は上がった。しかし、翌朝、同じ課題に取りかかると、前日の練習直後に比べて、腕前は少し落ちていた。誰でも覚えがあると思うが、学習には「2歩進んで1歩後退」という現象がつきものだ。例えば、テニスやゴルフのレッスンの直後は、腕がずいぶん上がったように思える。しかし翌日やってみると、昨日できるようになったことが、またできなくなっているのだ。やれやれ、また一からやり直しか！

ボストンの研究者は、睡眠がその助けになるかどうか調べることにした。別のグループに、早朝ではなく、夜寝る前に同じ課題をさせた。すると驚くような結果が出た。翌日の夜、やはり同じ課題をさせたところ、腕前は落ちておらず、前日の晩に到達したレベルから始めることができたのだ！「2歩進んで1歩後退」の現象は起きなかった。

この結果は、動物実験によっても裏づけられている。その実験では、ラットを用いて睡眠不足がLTPに及ぼす影響を調べた。脳の切片を比較したところ、わずか1日でも睡眠を奪われたラットは、十分眠ったラットに比べると、LTPが低下していた。2日にわたって睡眠を奪われると、LTPの低下はますます顕著だった。

最近、ブラウン大学の研究者が、ピアノの上達に睡眠がどう影響するかを調べた。被験者を2グループに分け、一方には、運指練習をしてすぐ寝るように指示し、もう一方には、練習から時間をおいて寝るように指示した。すると、前者の方が、より正確に弾けるようになった。脳画像を調べたところ、前者の脳では、パターン化した動きを調整する運動野の領域が、睡眠中（徐波睡眠という段階の間）に活発に活動していた。この研究に携わった佐々木由香はこう結論を下した。「睡眠は、時間の無駄ではない」。じつに端的な結論だ。

学習の役に立つのは睡眠だけではない。ただ休むだけでも効果はある。ミシガン大学の研究者が、学生に基本的な認知テストを受けさせた。[3] 脳を疲れさせるのが目的だ。その後、一方のグループには植物園を50分間散歩させ、もう一方のグループには、同じく50分間、大学のあるアナーバー市中心部の交通量の多い通りを散歩させた。どちらも散歩を終えると再びテストを受けた。すると、植物園を歩いたグループの方が、騒々しい街路を歩いたグループよりはるかに成績が良かった。1週間後、グループを逆にして同じ実験を行ったところ、やはり植物園を歩いたグループの方が、成績が良かった。この結果から研究者は、都市のせわしない環境は、方向性注意（多くの中から唯一の刺激を選んで注意を向ける能力）への要求が高く、脳に負担をかけている、と結論づけた。一方、植物園の自然は、方向性注意を休ませ、思いを巡らせる余裕をもたらした。夜の睡眠でも、昼寝でも、あるいはひとときリラックスして過ごすだけでも、学習を長期記憶として定着させるのを大いに助けるのだ。

ハーバード・メディカルスクールとカナダのトレント大学の研究者が高校生を対象として行った実験では、徐波睡眠とレム睡眠の2段階を経て、記憶が強化されることがわかった。(4) ティーンの脳は、眠るとすぐ徐波睡眠に入る。それは最も深い眠りだ。思春期の間に、この徐波睡眠は40パーセントも減少する。眠ってしばらくして始まるレム睡眠では、脳は、ショーを上演するかのように、学習した情報を夢の中で再現し、記憶領域に保存していく。したがって、試験を目前にしたティーンは、夜しっかり寝ればそれでいいというわけではない。試験のための勉強をしてから、寝なければならないのだ。

息子のウィルは、わたしの話やアドバイスにはいつも「どうして？」と言い返していたが、この件については、まったくもってわたしの言う通りだと認めている。彼が高校の時、試験前に徹夜しようとしたので、少し勉強して、しっかり寝たほうがいい、とアドバイスした。例によって「どうして？」と尋ねるので、睡眠覚醒サイクルについて説明し、知識を定着させるのにどれほど睡眠が大切かを教えた。ウィルは納得し、勉強をそこそこに切りあげて早く寝た。翌朝は早く起きて、ぎりぎりまで見直していた。試験を終えて戻って来た息子は、とてもご機嫌で、お母さんの言う通りだったよ、と言った。試験の結果には自信があるし、夜より朝のほうがよく理解できているように感じたそうだ。それはすべて、学習したことを記憶に変える時間を、脳に与えてやったからだ。

もっとも、睡眠は、学習と記憶を強化するだけではない。最近、ノートルダム大学とボストンカレッジの研究者が、記憶に関する共同研究を行った。その結果、睡眠は記憶を強化するだけでなく、記憶を要素に分解し、その人が重要だと思う順に並べることがわかった。例えば、寝る前に森にいるトラの写真を見せられた被験者は、背景の木のことよりトラのことをよく覚えていた。進化的に見れば、最も強く感情に訴える要素を深く記憶に刻むのは、筋が通っている。その感情が恐怖であればなおさらだ。アドレナリンを放出し、全速力で逃げなければならないのだから。

ティーンを相手に講演する時、わたしはいつもこう語る。「今あなたたちは、脳にとって素晴らしい時期にいて、新しいことを簡単に覚えることができます。知識を頭に入れてすぐ寝れば、いっそう効果的よ」。すると必ずと言っていいほど、生意気な子がこう返す。「なるほど! じゃあ、寝る直前まで、勉強はしなくていいんですね」。「そういうことじゃないの」とわたしは反論する。「寝る前に初めてその情報を見たのでは、間に合わないわ。脳はそこまで感度がいいわけじゃないから。寝る前は、見直しをするのに最適な時間だと言っているのよ」

始業時間を遅らせると成績が上がった!

過去10年間に行われたいくつもの研究が、思春期の睡眠と学習には深いつながりがあることを語っている⑸。ある実験では、ミネソタ州のミネアポリスとイーダイナの7000人の高校生を対象として、高校の始業時刻を7時30分から8時40分へと、70分遅らせた。すると、成績に、統計的に有意な変化が見られた。始業時刻を変更しなかった高校の生徒に比べて、睡眠時間が長くなり、成績が良くなり、鬱になるケースが減ったのだ。また、ケンタッキー州ジェサミン郡の高校で、始業を1時間遅らせたところ、出席率だけでなく標準テストの点数も上がった。ケンタッキー州ファイエット郡でも同じことを試したところ、交通事故に巻きこまれる生徒の数が大幅に減った。州全体では増えていたのに！　わたしの長男が通っていた高校、コンコード・アカデミーでは、わたしの「ティーン・ブレイン101（10代の脳初級講座）」の内容に納得した上層部が、試験の開始時刻を午前8時から午前10時に変更した。すると、点数が良くなったので、その後も試験開始を遅らせることにしたそうだ。わたしもたまには、息子の困惑の種ではなく、自慢の種になることがあるのだ！

となると、始業時刻を遅らせるのが、当然、進むべき道のように思えるが、全米の学校の大半は、この科学の新発見を知りながら、そうしようとしない。教育委員会に言わせると、始業を遅らせると放課後活動にしわ寄せがいき、教師にとっても親にとっても都合が悪いそうだ。しかし、ミネソタ大学の教育改善応用調査研究センターの調査によれば、先に述べたイーダイナとミネアポリスの高校では、始業時間を遅らせても、放課後の仕事や活動に深刻な影響は出なかったそうだ。スケジュールの調整は少し難しくなったが、大変というほどではなく、放課後活動の出席率はほとんど変わらなかった。睡眠を十分とるようになったおかげで、運動選手の競技成績が上がった学校もあった。

数年前に、セントルイスのワシントン大学の研究者が、睡眠と学習の関係を逆の方向から研究した。(6) つまり、学習が睡眠の必要性にどう影響するかを調べたのだ。被験者はハエで、若いハエを刺激の多い環境で育てるとどうなるかを観察した。ハエは人間と同じような睡眠覚醒サイクルを持っている。照明が明るい広い飼育ケースで若い仲間と一緒に育ったハエは、ニューロンの枝が増え、シナプスも多くなった。そして、狭く孤独な環境で育てたハエよりも、睡眠時間が2、3時間長かった。しかし、研究者をさらに驚かせたのは、刺激の多い環境で1日を過ごしたハエの、大きくなったシナプスが、睡眠後、ほぼ元のサイズに戻ったことだ。2万個あるハエのニューロンのうち、1日に学習したことを記憶するのに必要なニューロンはわずか16個だった。一方、同じ環境で1日過ごした後、眠らせてもらえなかったハエのシナプスは、大きく高密度なままだった。どうやら、学習の定着は、睡眠中に進むシナプスの刈り込みと関係があるようだ。寝ている間に、脳は新しいシナプスが育つスペースを空けているのだろう。睡眠がもたらす時間とエネルギーを使って、脳はその日の活動で最も目立った情報を記憶に書き入れ、残りは捨てているらしい。人間の身体と生活のすべてがそうであるように、脳は大きさも能力も限られている。シナプスが増える一方だと、じきに限界に達し、それ以上の学習はできなくなる。つまり、学べば学ぶほど睡眠は必要なのだ。

睡眠不足は犯罪や自殺につながる？

では、ティーンが十分な睡眠をとら**な**か**っ**たらどうなるだろう。それが良いことでないのは確かだ。睡眠が足りないと、シナプスを刈り込むことも、情報に優先順位をつけることもできない。身体と脳が疲れるだけではない。その影響は甚大で、長く続き、非行、鬱、肥満、高血圧、心疾患の原因にもなりうる。いくつかの研究により、睡眠が足りないティーンは、ソフトドリンク、揚げもの、甘いもの、カフェインの摂取が多いことが示されている。また、彼らは身体をあまり動かさず、テレビやパソコンの前にいる時間が長い。別の研究では、12〜14歳で睡眠の問題を抱えていた子どもは、そうでない子どもに比べて、15〜17歳で自殺を考える割合が、2・5倍も高いという結果が出ている。

日本の研究者の報告によると、「消灯後」も携帯電話を使っていたティーンは、睡眠時間が短いだけでなく、自傷行為や自殺を含む精神疾患になるリスクが高いそうだ[7]。また、アメリカ国立精神衛生研究所のコリーン・カーニィによると、不眠は鬱を悪化させるが、睡眠薬に頼らず、行動療法によって健全な睡眠習慣を身につけさせると、鬱になるリスクが下がるという。

ティーンの睡眠不足と精神の不健康さの結びつきについては、不明な部分がまだ残っているが、ティーンが携帯電話に投じる時間が、大半のおとなより長いのは確かだ。しかも、会話はその利用方法の一つでしかない。アメリカでは、毎日50億件ものメールが送信されている。そして驚くまでもないが、メール人口の大半をティーンが占める。近年行われた調査によると、ティーンは1人当たり、平均で月に3300件のメールを送っているという（女子に限るとさらに多く、4050件）。

ニュージャージー州のジョン・F・ケネディ医療センターの、睡眠障害を専門とする研究者たちは、ティーンの5人に1人はメールに睡眠を邪魔されていると推測する。彼らの調査対象となったティーン（睡眠に問題があってその医療センターを訪れた若者）は、毎晩平均で34件のメッセージを送受信していたそうだ。それもベッドに入った後で、である。その送受信にかかる時間は、トータルで10分から4時間。さらに毎晩1回以上、メッセージの受信によって起こされていた。この調査では、わずかな性差が見つかった。

ベッドに入った後、携帯で女子はメールをしがちで、男子はゲームをしがちだったのだ（現在、メールのしすぎや、メールをしないではいられない状態は、一種の依存症と見なされるようになった）。

また、睡眠習慣の乱れが非行につながる可能性もある。[8] ２０１１年の『Journal of Youth and Adolescence（思春期・青年期ジャーナル）』の記事は、1日の睡眠時間が7時間以下のティーンは、8〜10時間寝ているティーンに比べて、万引き、器物損壊、不法侵入を含む窃盗犯罪に関わる確率が明らかに高いとしている。さらに睡眠時間が5時間以下のティーンは、8〜10時間寝ているティーンに比べて、喧嘩や凶器を使っての脅しなど、凶悪犯罪に走る確率がはるかに高かった。もっとも、その因果関係はまだはっきりしていない。と言うのも、ストレスの多い環境が、行動と睡眠の両方に悪影響を及ぼしているのかもしれないからだ。

２０１１年、アメリカ疾病予防管理センターは大規模な研究を行い、ティーンの睡眠不足と、喫煙、飲酒、大麻吸引など不健康な習慣の増加に、相関が見られることを発見した。イタリアの研究者も同様の結果を報告している。睡眠不足は、ティーンの生活のあらゆる側面に悪影響を及ぼすようだ。

生理学的には、以下のような悪影響が出る。

＊ストレスで肌が荒れ、にきびや乾癬などができる

＊過食したり、不健康なものを食べたりしがちになる

＊スポーツで怪我をする
＊高血圧になる
＊深刻な病気にかかりやすい

感情面には、以下のような悪影響が出る。

＊攻撃的になる
＊いらいらする
＊衝動的で状況をわきまえない
＊自尊心が低い
＊気分のムラが大きい

認知面には、以下のような悪影響が出る。

＊学習能力が低下する
＊創造力が働かない
＊問題解決に時間がかかる
＊物忘れがひどくなる

寝不足からエナジードリンクへの悪循環

睡眠不足がもたらす影響の中でも、ティーンにとってとりわけ有害なのは、日中の眠気を払うために、人工的な刺激物に頼りがちになることだ。中枢神経を刺激するリタリンやアデロールに頼るという極端な例もあるが、それらは注意欠陥多動性障害（ADHD）の治療薬（訳注：日本ではいずれもADHD治療薬としては承認されていない）で、眠気対策に用いるのは違法である。一方、完全に合法で、人気の高い刺激物はエナジードリンクだ。商品名を見ただけで、親は頭を抱えそうだが、その名前がスリルを求めるティーンの気を引くのは確かだ。『レッドブル（赤い雄牛）』、『フルスロットル（パワー全開）』、『チャージ！（燃料補給！）』、『ニューロガズム（神経興奮剤）』、『ハードコア・エナジャイズ・ビュレット（過激エネルギー弾丸）』、『エラプション（爆発）』、『クレイヴ（渇望）』、『クランク（泥酔）』、『ダイナペップ（超元気）』、『レイジ・インフェルノ（激怒地獄）』、『スラップ（平手打ち）』、そしてわたしの一押しの（と言っても、商品そのものではない）名前は、『ヴェノム・デス・アダー（毒蛇）』である。

アメリカ食品医薬品局は、ソフトドリンクに含まれるカフェインを、12オンス（360ミリリットル）あたり最高71ミリグラムに制限しているが、エナジードリンクのカフェイン量は制限していない。それらは健康補助食品に分類されるからだ。その結果、エナジードリンクには80ミリグラムから最高で500ミリグラムのカフェインが含まれている。そして10代から20代の若者は、時として、『レッドブル』のようにカフェインが多いエナジードリンクをアルコールと混ぜて飲み、酔いを軽くしようとする。そうすると、泥酔していても頭がはっきりしているので、実際は無理なのに、車の運転といった複雑な作業も難なくできると思い込んでしまう。

ある調査によると、アメリカでは青年から若いおとなの30〜50パーセントが、エナジードリンクを飲んでいるそうだ。この数字を見れば、カフェインの過剰摂取で救急外来に運ばれる患者が激増している理由がわかる。2013年、薬物乱用・精神衛生サービス局は、エナジードリンクが原因の救急外来件数が、2005年から2011年までの間に、10倍に増えたと発表した。(9) 2000件未満だったのが、2万件以上になったのだ。平均的な高校生は眠気を払うためにエナジードリンクを日に5本も飲むという報告もなされている。

スマホの画面を2時間見ると、睡眠ホルモンが2割減る

ティーンの学習プロセスにおいて重要な役割を果たすのは、睡眠だけではない。親や保護者の存在も大きい。ティーンにしっかり睡眠をとらせるために、あなたがまずすべきことは、彼らの寝室からテレビとコンピュータを撤去することだ。また、宿題の手助けをして、早く寝られるようにしてあげよう。子どもが学校から帰ってきたら、宿題の量を尋ね、やらなければならないことを書き出させ、優先順位をつけさせる。創造性が求められるものがあれば、まずそれから片づけるよう、アドバイスする。それらには複雑な脳の働きと集中力が求められるからだ。宿題の進行状況をチェックする必要があるが、批判的になってはいけない。最も避けたいのは、夜9時半に国語の作文がまだ書けていないことを知って、大声を出したり叱ったりすることだ。次に良くないのは、こどもの目の前でパニックになることだ。彼らのストレスを増やしてはならない。ストレス

もまた、学習の敵なのだから。

睡眠のもうひとつの障害になるのは、コンピュータ画面の明るいＬＥＤだ[10]。寝る１時間前にはコンピュータの電源を切り、刺激を受けすぎた目と脳を休ませよう。２０１２年にニューヨーク州トロイのレンセラー工科大学照明研究センターが行った研究により、スマートフォン、コンピュータなどのディスプレイのＬＥＤバックライトに２時間さらされると、メラトニンが23パーセント減少することが明らかになった。その研究を主導した専門家は、就寝前にこのような形で体内のリズムを乱すと、睡眠、特にティーンの睡眠には、必ず影響があるはずだと指摘する。もっとも、人工照明はどれも同じというわけではない。自然光と同じように、一部の人工照明は体内時計を強化する。例えばＬＥＤの青い光は健康に害を及ぼさず、体内時計を刺激することができる[11]。ＮＡＳＡやロシアの科学者は、体内時計の乱れが予想される何年にもわたる火星への飛行ミッションのシミュレーションで、その効果を試している。

夜になると、親の方も疲れてくる。中には翌日の仕事の支度をしなければならない人もいることだろう。気持ちに余裕がないので、子どもに対して腹を立てやすい。だからこそ、気をつけて感情をコントロールしなければならない。わたしはシングルマザーなので、「もうお手上げよ。あなたがどうにかして」と夫に投げることはできなかった。あなたも、他に頼る人がいない時には、別の角度から子どもにアプローチしよう。わたしの場合、翌朝が締め切りという宿題を息子が手つかずのまま放り出しているのを知った時には、大いに動転したが、それを悟られないよう努めた。そんな時には、「次からは宿題を後回しにしないで。宿題をするのに必要な本や資料を忘れず持ち帰りなさい」としっかりと言いきかせよう。しかし、あなたにできることには限りがある。子どもの代わりに学ぶことはできないのだ。作文のあらすじの準備や、調べものをいくらか手伝ったりするのはいいが、やっていいのはそこまで。やる気のない、依存心の強い子に育てたくないのであれば。

10代の子どもには、就寝前には電子機器を使わないようにとアドバイスしよう。コンピュータやiPad、スマートフォンの人工照明はメラトニンの分泌を抑えるからだ。また、就寝前の数時間は、規則正しい行動をとらせるようにしよう。毎晩同じ行動をとることによって、身体はリラックスし、眠りやすくなる。また、学校から帰ったらすぐ、その晩にするべきことをリストアップさせよう。そうすれば、心配はなくなり、ひいては睡眠不足も解消される。そしてベッドは寝るための場所でなければならない。何かを食べたり、テレビを見たり、ましてや宿題をする場所ではない！　最後に、寝る前に子どもと口論しないようにしよう。彼らは熟睡できなくなるし、たぶんあなたもそうだろう。聖書も説くように、「日が暮れるまで怒ったままでいてはいけません」（エフェソの信徒への手紙4章26節）。

本章で学んだ、親へのアドバイス

●現代の若者は基本的に睡眠不足――平均的な若者に必要な睡眠時間は9時間15分とされる。しかしアメリカの10代の大半は、睡眠時間が6時間半に満たず、日本の10代後半の平均も7時間40分程度。

●10代特有の睡眠ホルモンの働きがある――10代は体内時計の針が進んでいて、おとなより眠くなる時間帯が遅い。それは、睡眠を誘うホルモン、メラトニンの放出がおとなより2時間遅いから。また、10代はメラトニンが体内に残りやすいので、朝もなかなか起きられない。

●寝る直前に復習しよう――夜寝る前に学習や練習をしたほうが、上達しやすい。試験前は、徹夜するより、寝る前に勉強して、しっかり寝たほうがいい。もっとも、寝る直前まで勉強しなくていいわけではなく、それが見直し・復習に最適な時間だということだ。

●始業時間が遅いと成績が上がった――実験で高校の始業時間を遅らせたところ、睡眠時間が長くなり、テストの成績が良くなり、鬱になる生徒が減った。

●寝不足の悪影響——睡眠不足は喫煙、飲酒などの習慣の増加と関係がある。また、ストレス、感情、学習能力などあらゆる面で10代に悪影響を及ぼす。

●電子機器を寝室から撤去しよう——しっかり眠らせるために、まず子どもの寝室からテレビとコンピュータを撤去しよう。コンピュータやiPad、スマホの人工照明はメラトニンの分泌を抑える。こうした事実にもとづいて、就寝前に電子機器を使わないよう、子どもにアドバイスしよう。

●規則正しいリズムが一番——就寝前は規則正しい行動をとらせよう。毎晩同じ行動をすれば、身体がリラックスし、眠りやすくなる。

第六章　反抗期の脳はそれを我慢できない

危険運転、ドラッグ、セックス。なぜ若者は衝動に負けて、無鉄砲なことをするのか。若い脳は快楽中枢が過敏なのだ

２０１０年3月、わたしはナショナル・パブリック・ラジオの番組にゲスト出演し、10代の脳について語った(1)。その後、大量の手紙とメールが届いた。ある女性は、成長を見守ってきた孫について書いていた。その孫は、高校時代に、大麻とアルコールに浸るようになった。スピード違反で罰金を科されたり、無謀運転で出頭を命じられたりするうちに、ついには飲酒運転で逮捕され、起訴されたそうだ。ここ数年、わたしが受け取ってきた、会ったことのない人からのメールや手紙と同じく、その手紙は嘆きで終わっていた。「胸がつぶれそうです。孫は明るくハンサムですてきな若者なのに、自分で自分を殺そうとしているのです」

親や教師がよく知る通り、10代の若者は、子どもや成人より衝動的で、リスクを恐れない。まるで、目新しさと刺激の追求が、あらゆる行動の動機になっているかのようだ。そうでなければ、反抗するのが目的だ。親、教師、そして権威に対して。もっとも、進化の観点から見れば、この種の行動には意味がある。10代とは、親に守られた快適な環

境から外へ出て、世界を探究し、独り立ちする時期である。ティーンはさまざまなことを実験しながら、自立しようとする。しかし、彼らは前頭葉が未発達なので、危険な行動がもたらす結果を予測しにくい。つまり、リスクを恐れず冒険することは、長い目で見れば進化的適応なのだが、短期的には大きな危険が伴うのである。

リスクを伴う行動は、数千年来、10代の若者の特質となってきたが、今日の世界は、かつてない規模のリスクを彼らに突きつける。メディアやインターネットを通じての「リスク」へのアクセスは増える一方で、また、ティーンの行動範囲はきわめて広くなっている。前世紀半ばまで、若者の大半は、田舎でこぢんまりと暮らしていた。活動の範囲も、得られる情報も、限られていた。そして日々の生活は、親や教師をはじめとする地域のおとなに見守られ、あるいは監督されていた。したがって、危険な行動をとっても、たいしたことにはならなかった。だが、今は違う。

パソコンや携帯電話を持つようになると、ティーンは往々にして不適切な情報や危険な情報にアクセスする。ネットには、リストカットや自殺の動画さえ掲載されており、鬱気味の子がそれを見たら、真似をしかねない。また、ティーンは誘惑に弱いが、ネット上には誘惑があふれており、しかも指一本で応じることができる。薬物も、かつてないほど容易に手に入れられるようになった。スマホでメールを送るだけで、売人と接触できるのだ。

激しいドーパミンの放出が10代の脳に興奮を求めさせる

科学者は、リスクに惹かれる傾向を「次善の選択」という言葉で説明してきた。そして、10代が「次善の選択」をしがちなのは、彼らの衝動性、不合理性、若さゆえの自己中心性、あるいは自分は傷つかないという根拠のない自信のせいだと、大半のおとなは考えている。アリストテレスでさえ、2000年以上昔の古代ギリシャの「いかれた」若者が、おとなとは違う考え方をし、行動をするのは、「感情が高ぶりやすく、短気で、衝動に流されやすい」からだと書いている(2)。彼はまた、若者は自らの情熱の奴隷となっており、それは「わずかにあった自制心も野望に押しつぶされ、傲慢であるがゆえに、怪我をするのではないかと想像することさえできないのだ」と記している(3)。つまり、若者はあまりに自己陶酔的で、無分別で、自信満々なので、おとなら決してしないことをしても、自分は怪我をしないと考えがちだ、と言っているのだ。しかし、「自己陶酔」「無分別」「自信満々」というのは、あえて危険な行動に走るおとなのためのレッテルであり、それをそのままティーンに用いることはできない。

ティーンは、奇妙で腹立たしい行動をとりがちだが、理性が働かないわけではない。世間ではよく誤解されているが、理性的に考える能力は、15歳までにほぼできあがる。実際のところ、ある行動が危険かどうかを理性的に判断する能力は、ティーンもおとなも変わらないようだ。だからこそティーンは、SAT（大学進学適性試験）のような論理的で合理的な思考が求められるテストで、高得点を収めることができるのだ。

では、なぜ彼らはクレイジーなことをするのだろう。一般に、ティーンの脳はおとなの脳に比べて、報酬を強く感じやすい。それは、先に学んだように、ドーパミンの放出もそれへの反応も激しいからだ。つまり報酬と興奮をコントロールする脳のシステムが過敏なので、彼らは興奮に満ちた行動を求めがちなのだ。しかも、彼らの脳は、前頭葉と他の領域とのつながりができあがっていないので、危険が潜む状況でも、行動を理性的にコントロールしにくい。一方、おとなの脳は前頭葉とのつながりが堅牢なので、リスクと報酬と結果を正しく評価できる。

ピッツバーグ大学の研究者が、8歳から30歳の245人を対象として、目の動きを抑制する能力を調べた。[4]被験者は、暗室でスクリーン上の光を見つめ、点滅する光が現れたら目をそらすよう指示された。脳は本来、好奇心が強く、新しい情報を追おうとする。禁じられたら、なおさらである。科学者が「反応抑制」と呼ぶこの行動は、幼い子どもは下手だが、ティーンはうまかった。15歳以下のティーンでも、十分な動機があれば、おとなとほぼ同じ成績を挙げることができた。しかし、科学者の目を引いたのは、ティーンとおとなの脳画像に見られる違いだった。成績はほぼ同じだったが、おとなの脳で活性化する領域は、10代の脳よりずっと少なかった。しかし、その領域には前頭葉が含まれるので、おとなは容易に好奇心を抑制できた。これが意味するのは、10代が誘惑に打ち勝つには、おとなより多くの努力が求められるということだ。

もう一つ、脳画像を用いた奇抜な実験が、ダートマス大学で行われた。[5]「サメと一緒に泳ぐ」「自分の髪に火をつける」「屋根から飛び降りる」といった行動が「良い」考えかどうかを被験者に問いかけ、答えるのにかかった時間と、脳の活性化の様子を調べたのだ。すると、ティーンはおとなに比べて、活性化した脳領域が少なく、時間は約6分の1秒、長くかかった。おとなは、イメージを思い浮かべて直感的に答え、一方、ティーンは、より「論理的に考えて」判断を下したようだ。状況をすばやく把握してコストと利益を判断する能力は、前頭葉から生じるが、先に述べたように、10代の脳はそことのつながりがまだ完成していない。

若いニューロンは、おとなより快楽に敏感

また、おとなは失敗から学ぶことにも長《た》けている。それは、前帯状皮質（帯状皮質の前方）を含む前頭葉とその周辺が十分に発達しているからだ。前帯状皮質は、行動を監視し、過ちを検知する部位だ。ｆＭＲＩを用いた実験で、おとなの被験者が失敗すると、帯状皮質が明るく光る。あたかも「おっと、次は失敗しちゃだめだよ」と言っているかのようだ[6]。一方、ティーンの脳は、この部分の配線がまだできあがっていない。そのため彼らは、失敗したという自覚があっても、その失敗から学びにくいのだ。

２０１１年4月、わたしがある女性に説明しようとしたのは、そのことだった。彼女は、ティーンの脳に関するわたしの記事を読んで、18歳の娘についてメールで相談してきた。「素晴らしい娘なのですが、物事をじっくり考えようとしません。友だちにも、コーチや教師にも愛されています。思いやりがあり、正しい行動をとろうとしますが、いつもうまくいくわけではありません。娘がタバコを吸っても、お酒を飲んでも、わた

しはいつも味方になってきました。娘に必要なのは、過ちから学ぶことだと思うのです」と彼女は書いていた。

10代の行動の動機になるのは、リスクへの期待ではなく、リスクがあるにもかかわらず報酬が期待できることだと、いくつかの研究が示している。言い換えれば、ティーンが衝動的な行動をとるのは、報酬を求めているからであり、無謀なことをしても痛い目にあわなければ、さらなる報酬を求めて、無謀な行動を繰り返しやすいのだ。

報酬を求めるこの衝動は、脳深部の二つの領域、側坐核と腹側被《ふくそくひ》蓋野《がいや》（ＶＴＡ）から生じる。この2領域は、脳の快楽中枢に属しており、人が報酬（おいしいものを食べる、お金を得る、薬物を摂取する等）を期待したり予測したりすると、脳内のドーパミン放出を促す。実のところ側坐核は、わたしたちに快楽を期待させるとともに、快楽を得られるよう動機づけてもいるのだ。そして10代の脳のこの領域は、成人のそれに比べて、「嗜癖《しへき》」（特定のものや行動を好む性向）にはまりやすい。若いラットとおとなのラットの、これらの領域のドーパミンニューロンの働きを比較したところ、若いラットのニューロンの方が、より活発で、より敏感に反応した。この敏感さは、ブレーキをかける前頭葉が十分に成熟していない若い個体を、リスクを伴う行動へとさらに駆り立てる。

一般に若者の脳ではニューロンが発火しやすく、そのせいで若者は嗜癖にはまりやすい。では、嗜癖はどのようにして生じるのだろう。嗜癖は記憶の特殊な形であることがわかっている。第四章で学んだように、嗜癖はシナプス可塑性、もしくはＬＴＰ（長期増強）の一形態だが、その変化が起きるのは海馬ではなく、報酬回路の鍵になる側坐核

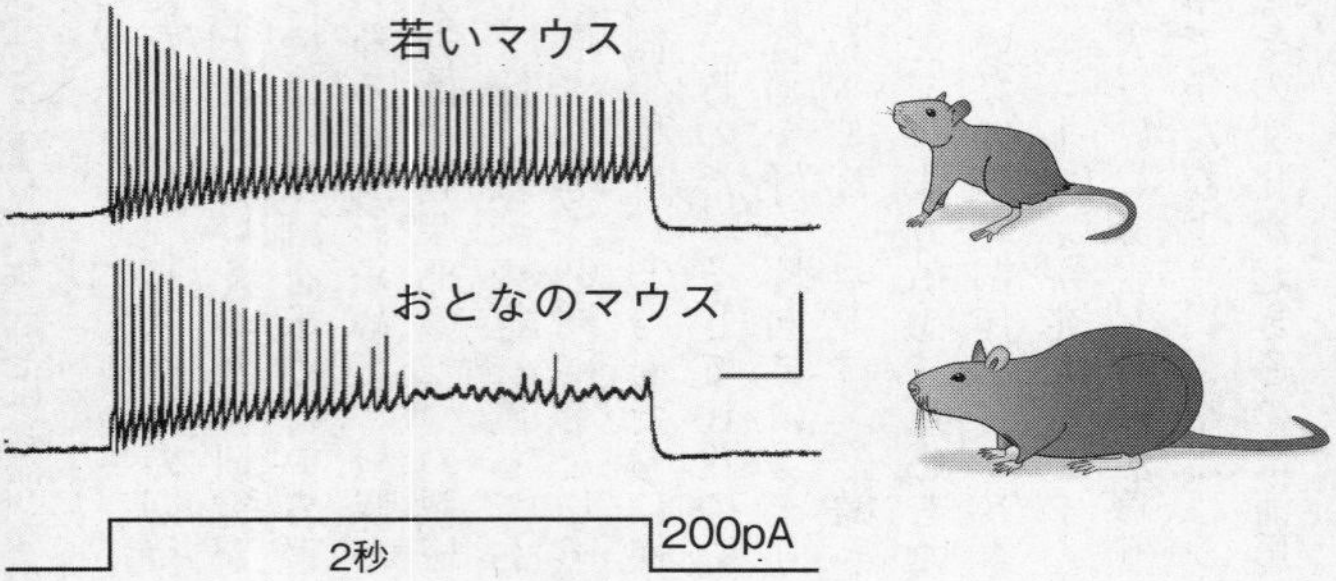

（図14）おとなのマウスに比べて、若いマウスの腹側被蓋野（VTA）ドーパミンニューロンは、刺激を受けた時の活動電位（pA）が長く持続する
腹側被蓋野（VTA）は報酬回路の鍵となる部位で、おとなより10代の方が活発である。結果的に、10代はおとなより報酬を求める傾向が強くなる。

と腹側被蓋野である。ＬＴＰや記憶と同じく、嗜癖はシナプスの接続が強化された結果なのだ。そして可塑性が高く活発なシナプスほど強く結びつき、新たな刺激が加わるたびに、より多くのドーパミンを放出する。

そういうわけで10代の脳では、おとなの脳よりずっと速く、渇望のシステムが構築される。もともとニューロンが活発なので、嗜癖をもたらす刺激に反応しやすいのだ。また、柔軟な10代の脳には嗜癖がより深く「刻み込まれる」ので、リハビリテーション・センターでよく知られるように、10代は排毒（デトックス）が難しく、失敗することも多い。統計によると、入院型リハビリテーション・センターで最も急増している年齢集団は、25歳以下である。

リスクと報酬は密接に結びついており、それほど意外でもないが、脳ではいくつもの領域がその両方に関わっている。側坐核と腹側被蓋野は報酬回路の中心だが、それらの活動は前頭葉に制御されている。おとなの脳はミエリン化が完了しているので、前頭葉が電気信号をコントロールして、これらの領域の活動を制御できる。

この電気信号のコントロールは、人間の脳で実際に測定できる。スタンフォード大学の科学者は、被験者に二つの仮想株式のどちらかを選択させ、脳の活動を観察した。(7) すると、リスクを伴う選択、つまり、ハイリスク・ハイリターンの株を選択する時に、側坐核が活性化した。最も活性化したのは、そのような株を選択する直前、すなわち、報酬を期待している時だった。つまり、側坐核をざわつかせるのは、報酬を得ることではなく、報酬への期待なのだ。気分の高揚や興奮は、リスクを伴う行動の前兆になる、と研究者は結論づけた。カジノで無料のアルコールや食べ物に囲まれて気分が高揚すると、ルーレットに賭けたりスロットマシーンのレバーを引いたりしやすくなるのは、そのせいかもしれない。

ワイル・コーネル医科大学サックラー研究所のBJ・ケーシーと同僚も、すぐれた実験を行った。その実験では、6歳から29歳までの62名の被験者に、笑顔が描かれたカードと無表情な顔が描かれたカードを次々に見せ、無表情なカードを見せられた時だけボタンを押すように指示した(8)（笑顔は、50ドル札やおいしいデザートと同じく、報酬回路を刺激することがわかっている）。するとティーンは、笑顔のカードでうっかりボタンを押すことがおとなより多かった。10代の側坐核はおとなのものよりドーパミンを多く放出するため、ティーンはおとなよりも、笑顔という「報酬」に抵抗しにくかったのだろう。もう一つの要因は言うまでもなく、報酬回路にブレーキをかける前頭葉との結びつきが未熟なことだ。

驚くまでもないが、これら10代の被験者は、「勝てる」状況にあると、「ポジティブな感情が強くなる」と報告された。期待する見返りが大きいほど、肯定的な感情は強くなり、肯定的な感情が強いほど、側坐核によるドーパミン放出が増える。また、10代はドーパミンに対して過敏に反応するので、少なくてもすぐ得られる報酬の方が、後で得られる大きな報酬よりも、側坐核を活性化しやすい。つまり、10代は目先の報酬と感情に動かされやすいので、欲求をがまんしにくく、リスクを伴う決断をしがちなのだ。

がまんできない脳が生んだセックス・スキャンダル

ティーンが目先の報酬に惹かれたり感情に流されたりするのを防ぐために、親として、保護者として、あるいは教育者として、あなたにできるのは、リスクを伴うさまざまな行動について彼らに語りきかせることだ。ドラッグを試すことであれ、自動車でのレースであれ、彼らがコストと利益をありありと想像できるような具体的なケースを語ろう。そして、どれほどの利益も、死には値しないことを理解させ、こう尋ねよう。「たとえ1回で100万ドルもらえるとしても、あなたはロシアンルーレットをするかしら？」

ティーンが、感情に訴える目先の報酬に惹かれやすいことは、彼らの性的な行動に最も影響しているようだ。10年ほど前にボストン郊外の名門校で起きた不名誉な事件は、それをはっきり物語っている。2005年2月20日、日曜の『ボストン・グローブ』の1面に、「退学に揺らぐミルトン・アカデミー」なる大見出しが躍った。[9] その1ヶ月前に、偉大な詩人T・S・エリオットの母校にして200年の歴史を誇るその名門校のロッカールームで、15歳の少女が、16歳から18歳までの、ホッケーの代表チームの選手5名を相手に、オーラルセックスをしたのだ。3日にわたる事情聴取の後、5人の少年は全員、退学処分となり、少女は停学を命じられた後に転校した。ミルトン・アカデミーは、数ヶ月にわたってメディアの注目の的になった。学校の広報担当者のキャサリーン・エヴェレットは記者たちに、少年たちの行動は「予想外」だと述べ、「残念ながら、10代は大きな過ちを犯しがちです」と嘆いた。

ミルトン・アカデミーの出来事は私立のエリート校で起きた最初の事件ではない。ミルトン・アカデミーで起きた最初の事件でさえなかった。しかし、その顚末を追ったノンフィクションは、ベストセラーになった。ふたりの卒業生が書いた『レストレス・ヴァージンズ』（ブックマン社）である。著者アビゲイル・ジョーンズとマリサ・マイリーは、今日のティーンにとってオーラルセックスは、「世間に認められたパートナー同士の親密な行為」ではなく、「セックスと、少女が少年に服従することが当たり前になっている高校文化の一部」だと書いている(10)。

疾病予防管理センターによると、アメリカの高校生の3分の2近くが、在学中にセックスを経験するそうだ。ティーンは性的行動を受け入れ、期待もしているが、セックスに伴うリスクに注意を払わないので、それは危険な冒険となる。ティーンの80〜90パーセントが避妊を講じているものの、ピルに頼る15歳から19歳の少女の3分の1は、それを毎日飲んでいないことを認めている。同じ年齢層の少年で、毎回コンドームを使うのは半分にすぎない。

となると、当然ながらティーンが性感染症にかかる可能性は高い。実のところ、毎年、約300万人のティーンが感染している。10代から24歳までの若者によく見られる性感染症は、ヒトパピロマウィルス（HPV）、トリコモナス症、クラミジアである。10代から24歳までの人口は、性的に活発な人口の4分の1にすぎないのに、新たに性感染症にかかる人の半数近くを占めている。2004年、その数字は900万人を超えた（訳注：日本では、厚労省の感染症発生動向調査で、性感染症は1000ヶ所ほどの病院から定点報告されている。全国での実数はわからないが、最も多いクラミジアの場合、感染者は2020年で2万8000人程度。うち、15歳から24歳は1万9000人ほどで、全体の4割弱を占めている)。

『レストレス・ヴァージンズ』は、10代はセックスに伴うリスクを気にとめない、もしくは意図的に否定する、と指摘する。「彼らのようなティーン、つまり、上流階級の出身で、頭がよく、成功が約束されているティーンは、自分はヒトパピロマウィルス、ヘルペス、クラミジア、あるいはHIVには罹《かか》らないと思っている(11)」

友だちづきあいや部活は、子どもを危険な行動から遠ざける

ティーンのリスクを伴う行動を防ごうとする時、仲間の存在は無視できない。辺縁系の報酬回路は、感情と社会的情報を処理する近くの領域と密接につながっている。テンプル大学で教育心理学を研究していたキャスリン・スタモーリスは、2009年の博士論文で、ティーンがオンラインで負うリスクについて研究した。土台となったのは、ピュー・インターネット・アンド・アメリカン・ライフ・プロジェクトがアメリカの10代の若者、935名を対象として行った調査だ。スタモーリスは、少女では友だちがおらず孤立していること、少年では部活など学業以外の活動をしていないことが、危険なリスクをおかす行動につながりやすいことを発見した。言い換えれば、友だちづきあいやチームスポーツには、ティーンをトラブルから遠ざける働きがあるらしいのだ。これまで意思決定、とりわけ経済的意思決定に関する研究では、感情の役割は無視されがちだ

った。しかし感情は、リスクを伴う行動に確かに影響しているようだ。もっとも、感情的であればあるほど、危険な行動に走りやすいというわけではない。気分、心理的高揚、怒り・恐れ・悲しみといった感情は、意思決定に強く影響することもあれば、それほど影響しないこともある。肝心なのは、リスクと報酬を評価する脳の領域が、行動や感情を調整する領域と密接につながっていることだ。

ここにパラドックスが生じる。10代はシナプスの可塑性が高いので、認知・学習・記憶に優れている。その点ではおとなに勝っているが、そうした学習能力の高さゆえに、悪いことも無防備に学習してしまう。どのような仕組みでそうなるのだろう。すべては脳が報酬を渇望することに原因がある。脳は良い事も悪い事も、ドーパミン生成を促すものはすべて報酬と見なすのだ。これが意味するのは、ところかまわずシナプスが発火しているティーンの脳では、わずかな刺激がさらなる刺激への渇望をもたらし、場合によっては、一種の「学習しすぎ」を招くということだ。この過剰な学習を一般に「嗜癖」と呼ぶのである。

本章で学んだ、親へのアドバイス

●10代の脳は報酬に敏感——10代の脳は、ドーパミンの放出と反応が激しいので、報酬をおとなより強く感じやすい。しかも前頭葉へのつながりが未完成なので、危険があっても行動を理性的にコントロールしにくい。そのため、クレイジーなことをしてしまう。

●無謀行動を繰り返す理由は――ティーンはリスクそのものを求めているわけではない。危険があるにもかかわらず報酬が得られそうだという期待から、衝動的に行動するのだ。したがって、危険なことをしても痛い目にあわなければ、さらなる満足を求めて無謀な行動を繰り返してしまう。

●若い脳は嗜癖にはまりやすい――ラットの実験によると、若い脳のほうが、ドーパミンニューロンが活発かつ敏感に反応する。つまり、10代の脳は成人よりも、ドラッグやアルコール、ゲームなど特定のものや行動を好む「嗜癖」にはまりやすいということ。

●具体的な危険を語って聞かせよう――10代が目先の報酬に惹かれてリスクのある危険な行動をとるのを防ぐために、おとなができることは？　危険な運転、アルコール、ドラッグなどについて、具体的にコストと利益を想像できるように語り聞かせよう。

●仲間の存在が大事――友だちがいない少女、部活をしていない少年はリスク行動をとりやすいことを知っておこう。

●無軌道なセックスに走りやすい――リスクを計算する前頭葉が発達していないため、性感染症などのリスクを考えず、コンドームをつかわないセックスや不特定多数とのセックスをしてしまうことがある。学校や親が性感染症のリスクをはっきり伝えることが大切。

第七章　タバコ1本、中毒のもと

10代の喫煙の害は肺がんだけではない。若く過敏な脳はタバコ1本で中毒が始まり、IQ低下やアルコール依存にもつながる

わたしたちおとなは、タバコの主な害は肺がんや肺気腫をもたらすことで、それはティーンについても同じだと考えがちだ。けれども、これまで見てきた通り、おとなの脳とティーンの脳は大いに異なるため、タバコはティーンの脳に、はるかに複雑で破壊的な影響を及ぼす。ティーンの睡眠不足に関して、わたしが学んだ驚くべきことのひとつは、それが喫煙につながりやすいということだ。さらに驚くべき発見は、喫煙は、注意欠陥多動性障害（ＡＤＨＤ）や記憶障害を含む認識や行動の問題を引き起こす恐れがあり、また、ＩＱの低下にもつながることだ。

近年、あちこちで目にするようになった健康警告のおかげか、この10年、ティーンの喫煙率は下がりつつあるが、過去のティーンにタバコが及ぼした悪影響から、多くを学ぶことができる。

実のところ、ティーンはどの薬物についても、おとなより早く中毒になり、ひとたび中毒になると、その習慣から脱するのはおとなよりずっと難しい。その難しさは、10代

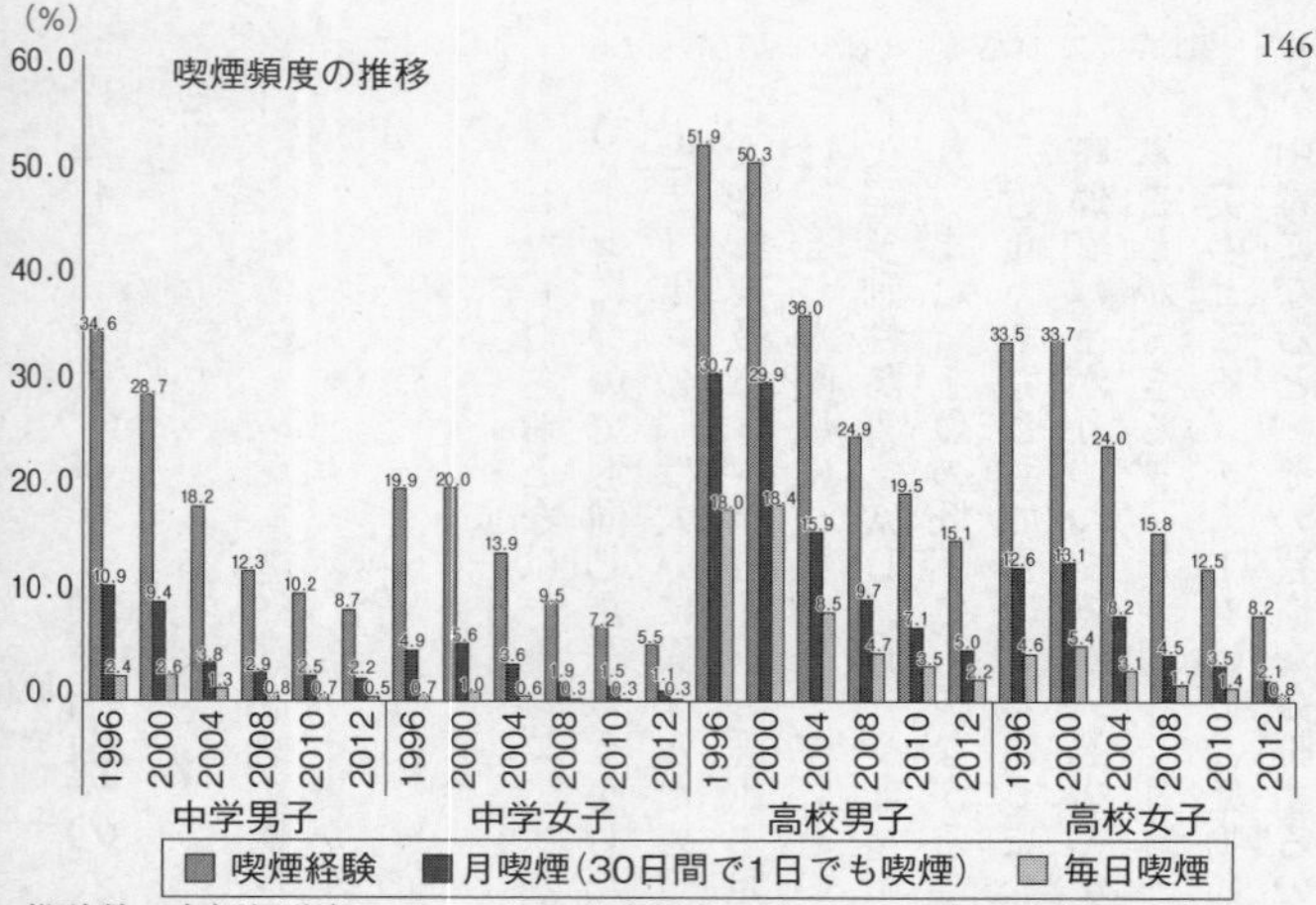

推計数：喫煙経験者63万4000人、月喫煙者17万5000人、毎日喫煙者6万3000人

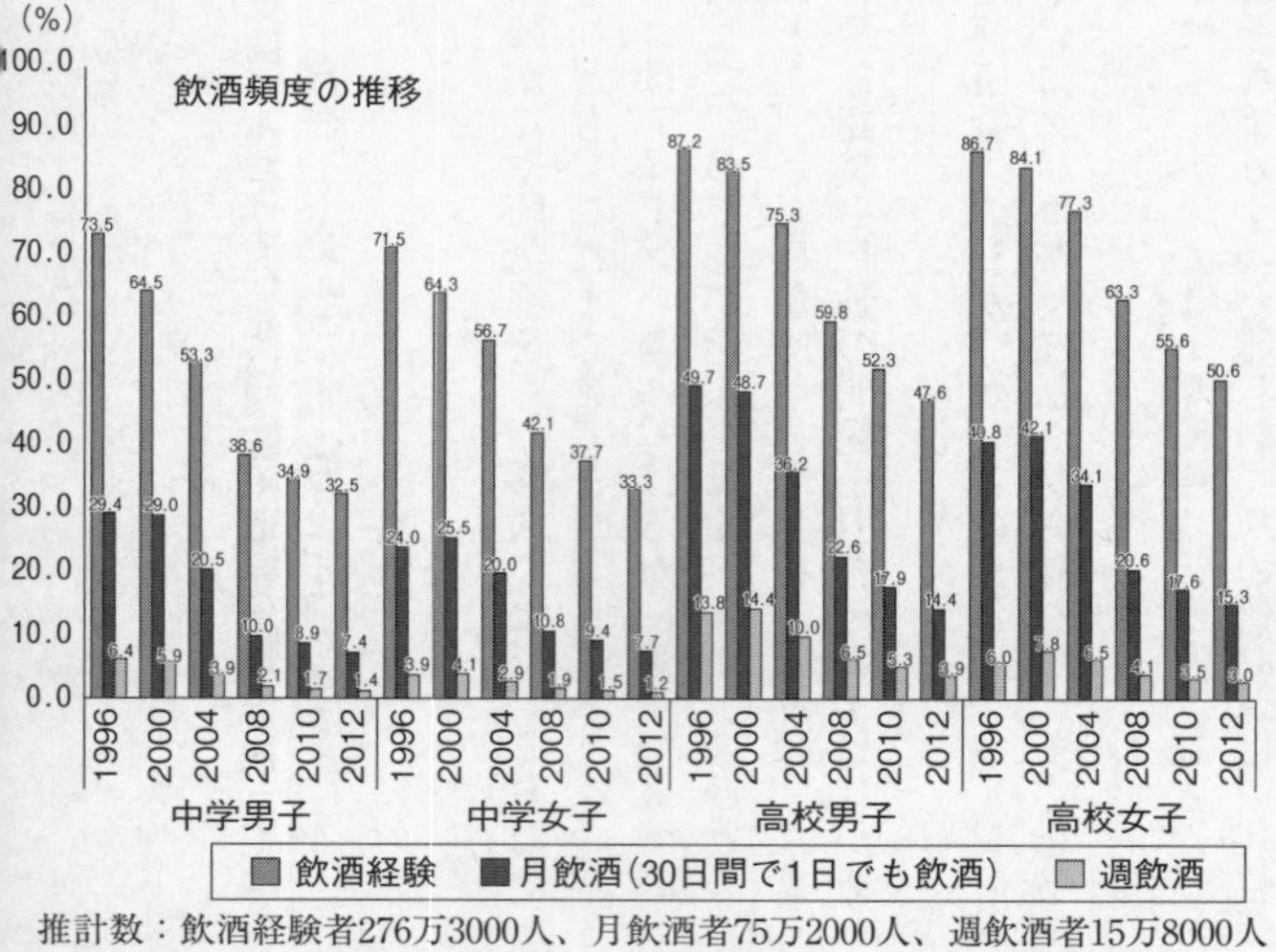

推計数：飲酒経験者276万3000人、月飲酒者75万2000人、週飲酒者15万8000人

（図15）日本の中高生の喫煙、飲酒頻度の推移。厚生労働省調査より

だけでなく、人生を通じて続く。まるで10代で薬物にさらされると、嗜癖がその脳に刻み込まれるかのようだ。タバコはその一例に過ぎず、残念ながら、過去の世代が負った健康被害がそれを裏づけている。詳しくは後の章で説明するが、重要なポイントは、ティーンの脳はおとなの脳より可塑性に富み、学習の準備ができているがゆえに、不幸にも嗜癖が生じやすいということだ。

図16（次ページ）は、ティーンの脳で起きる学習と嗜癖のプロセスがどれほど似ているかを示している。どちらの変化も脳が繰り返し刺激にさらされることによって生じ、時とともに強化される。その結果、学習は有用な記憶をもたらし、嗜癖は薬物へのさらに強い欲求をもたらす。

10代でタバコを始めるとIQが低下する

１本のタバコには４０００種を超す化学物質が含まれ、ヒ素、カドミウム、アンモニア、一酸化炭素など、その多くは有毒である。過去15年間でアメリカのティーンの喫煙率は27パーセントから19パーセントに減少したが、近年、その減少にブレーキがかかった。アメリカ公衆衛生局長官事務局の新しい報告によると、今日、タバコを吸い始める人の90パーセントは18歳未満で、10代の喫煙者の少なくとも４分の３は、おとなになってからも喫煙を続けている[1]。３００万人超の高校生と、50万人超の中学生がタバコを吸っている（訳注：２０１２年の厚生労働省の調査によると、日本の中高生の喫煙経験者は推計63万人超、月に一度でも習慣的に喫煙するのは17万５０００人）。喫煙は肺がん

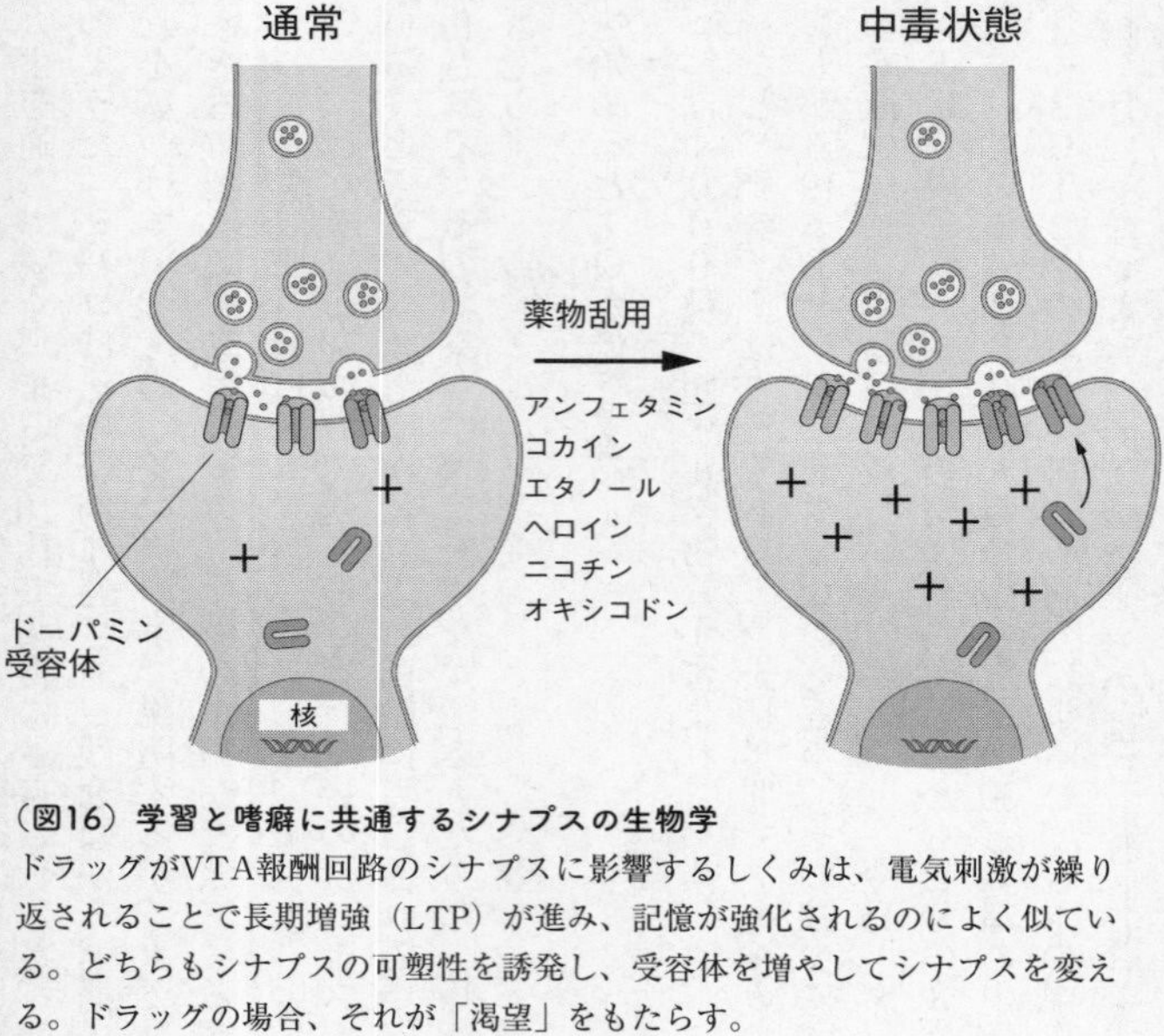

（図16） 学習と嗜癖に共通するシナプスの生物学

ドラッグがVTA報酬回路のシナプスに影響するしくみは、電気刺激が繰り返されることで長期増強（LTP）が進み、記憶が強化されるのによく似ている。どちらもシナプスの可塑性を誘発し、受容体を増やしてシナプスを変える。ドラッグの場合、それが「渇望」をもたらす。

の原因となり、アメリカにおいて肺がんが予防可能な死因のトップであることを思い出す必要があるだろう。

イスラエルで行われた、軍に所属する2万人の若者を対象とする喫煙習慣に関する調査では、喫煙とＩＱの低さにつながりが見つかった。(2) 若い男性でタバコを吸う人は、吸わない人より、ＩＱ値が低かったのだ。１日１箱以上吸う若者は特に低く、ＩＱは90前後だった（平均的なＩＱは、84～１１６）。18歳から21歳までの間に喫煙を始めた人のＩＱもまた、同年齢層の非喫煙者のＩＱより低かった。３人に１人は10代にＩＱが低下するが、これらの若者はそれに含まれるようだ。

興味深いことに、ある調査によると、タバコや葉巻の副流煙に常にさらされている子どもは、喘息、コリック（疝痛《せんつう》）、中耳疾患といった医療的な問題だけでなく、神経システムにもダメージを受け、それが知的能力や推論能力に影響するらしい。(3) そしてアメリカの全児童の３分の１以上が、自宅で恒常的に副流煙にさらされている。

シンシナティ子ども環境衛生センターが行った研究は、ニコチンの代謝物質であるコチニンを指標とした。６歳から16歳までの４３９９人の子どものうち、コチニンレベルが最も高いグループは、読解、計算、視空間能力のテストの成績が最も悪く、副流煙にさらされずコチニンが検出されない対照群の子どもに比べてＩＱが2から5ポイント低かった。さらされた副流煙が低レベルでも、ＩＱの低下が認められた。

タバコの問題、特に吸ったことのないティーンにとって問題なのは、それがわくわくする体験であることだ。タバコはストレスからの気晴らしを提供するが、後の章で見ていくように、10代はストレスを感じやすい。また、ティーンは友だちに勧められてタバコを覚えることが多い。それがもたらす結果は、人生の道のりのはるか先にあるが、ティーンにそんな先は見通せない。先に述べたように、ティーンの脳では、リスクを伴う行為にブレーキをかける前頭葉とのつながりがまだできあがっていないからだ。そしていくつもの脳画像研究が一貫して示すのは、10代では喫煙量が増えるほど、前頭前皮質が不活発になることだ。前頭前皮質の発達が遅れたり損なわれたりすると、合理的な判断がしにくくなる。

喫煙するティーンは、自分にとってプラスになる決断をしにくいことが、対照実験により、繰り返し示されている。その決断には、タバコをやめるという決断も含まれるはずだ。若く、前頭葉のはたらきが悪い時期に、好ましくない経験をしたり、タバコや薬物を常用したりすると、脳の正常な発達が損なわれ、その悪影響は生涯を通じて残る。また、若者は仲間といる時に喫煙することが多いが、それも問題を複雑にしている。仲間からの同調圧力が、間違いなく要因のひとつだからだ。

10代ではタバコ1本でニコチン中毒が始まる

10代の脳の可塑性の高さが、タバコと中毒の問題をさらに大きくしているようだ。10代ではタバコをほんの数本吸っただけで、脳が自らを改造してニコチン受容体を作るので、禁煙が難しくなることが、いくつかの研究によりわかっている。マサチューセッツ大学メディカルスクールの研究者は、ティーンは1ヶ月にたった1

本タバコを吸うだけで、中毒になりうることを発見した[4]。その研究の共著者であるジョセフ・ディフランザ博士は、1200人超の中学生におけるニコチン中毒の状況を、4年にわたって追跡調査した。彼は、1年生の自己申告による喫煙量と中毒の度合いとの間に、明らかなパターンを見いだした。たとえ月に1度でもタバコを吸っていた若者の3分の1は、2年後の調査で、禁煙が難しいと答えた。3年以上後の調査では、禁煙を試みた生徒の4分の1が、集中できない、怒りっぽい、眠りにくいといった禁断症状を訴えた。「吸い始めた当初は月に1本、あるいは週に1本のタバコで満足できますが、その時点ですでにニコチン中毒は始まっています[5]」。ナショナル・パブリック・ラジオの番組で、ディフランザは語った。「そして時がたつにつれて、頻繁にタバコを吸わずにいられなくなります。つまり、毎日吸わずにいられなくなる1年以上前から、すでに中毒になっているのです」

この研究に合わせて行われた動物実験は、若い脳がニコチンに敏感に反応することを裏づけた。ラットをニコチンにさらし、脳の活性の度合いを調べると、おとなのラットの脳はほとんど反応しなかったが、若いラットでは多くの領域が光ったのだ。

数々の研究により、気分障害の人はニコチン依存症になりやすいことがわかっている。最近の研究では、喫煙とニコチン依存は、気分障害、とりわけ鬱病を悪化させることが示された。フロリダ州立大学の研究者はラットで実験を行い、若い時期にニコチンにさらしたラット（おとなになってからはさらさなかった）には、おとなになってから鬱に似た行動、報酬に対する反応の鈍化、ストレスの多い状況への強い反応が見られた。驚

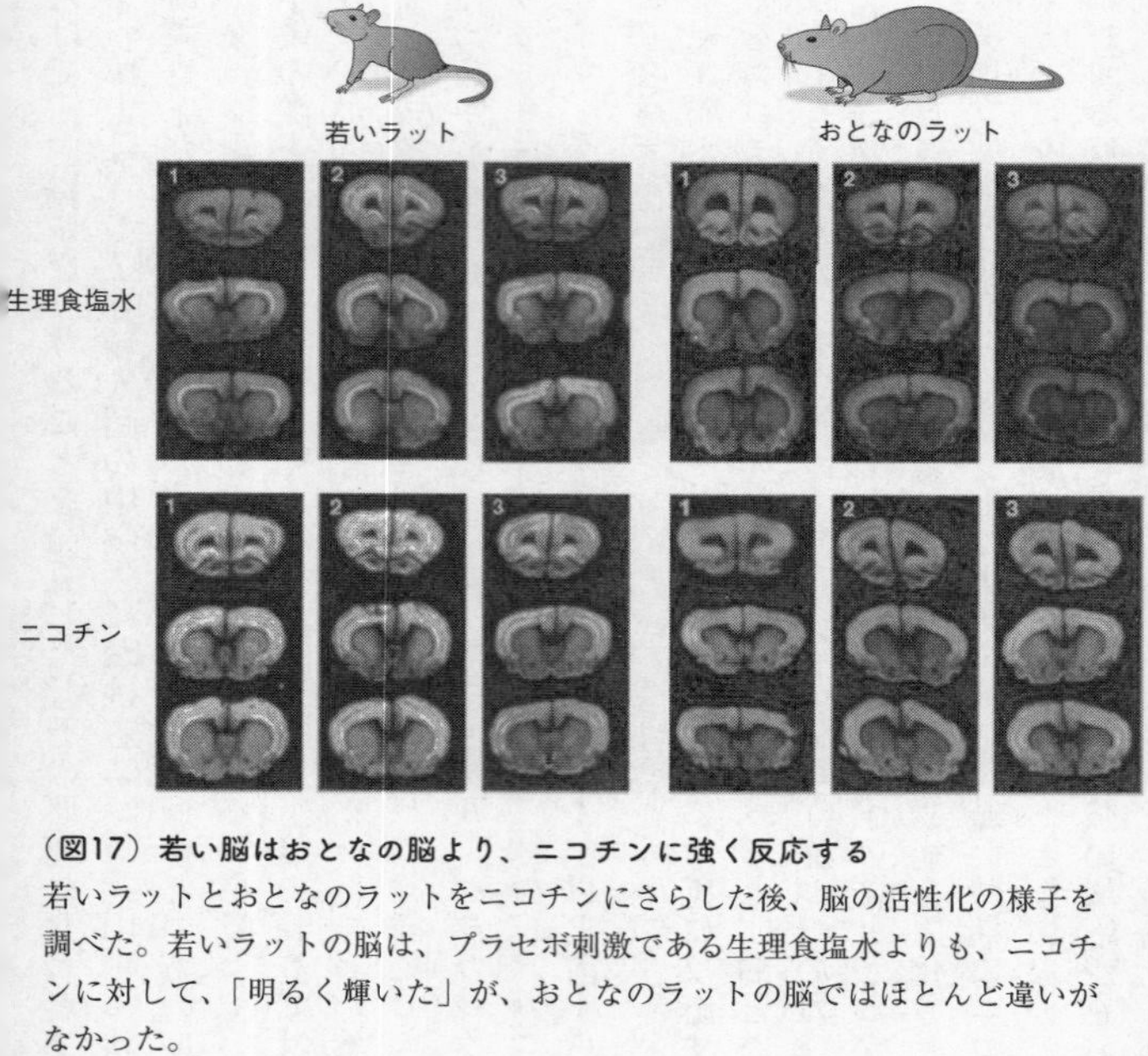

（図17）若い脳はおとなの脳より、ニコチンに強く反応する

若いラットとおとなのラットをニコチンにさらした後、脳の活性化の様子を調べた。若いラットの脳は、プラセボ刺激である生理食塩水よりも、ニコチンに対して、「明るく輝いた」が、おとなのラットの脳ではほとんど違いがなかった。

いたことに、若い時期にわずか1日、ニコチンにさらしただけで、おとなになってから鬱に似た行動が見られるようになった。[6]

なぜこのようなことが起きるのだろう。一つの手がかりは、若く、脳が成長途上にある時期に化学物質にさらされると、神経伝達物質やシナプスの成長が影響を受けやすいことだ。デューク大学の研究者グループは、ラットを用いた実験で、若い時期にニコチンにさらされると、脳のセロトニンを生成する経路が傷つくことを明らかにした。結果として、セロトニンが少なくなる。セロトニンの欠乏は鬱の主な原因なので、それが10代でヘビースモーカーだった人が鬱になりやすい原因かもしれない。

10代でタバコを始めた人はそうでない人より、10代でアルコールを飲み始める割合が3倍高い。さらに、ニコチンの長期摂取はアルコールへの耐性を高めるため、喫煙者は酒をより多く飲まないと酔った気分にならない。となると、当然の結果かもしれないが、喫煙者は非喫煙者よりアルコール依存症になる危険性が10倍も高い。つまりタバコを吸うティーンは、おとなになってからタバコを吸い始めた人より飲酒の影響を受けやすく、酒を飲みたいという衝動もはるかに強くなるのだ。そして残念なことに、その衝動がティーンの未熟な皮質と結びつくと、悲惨な結果を招きがちだ。

彼らをタバコから遠ざける処方箋

では、どうすればティーンの息子や娘をタバコから遠ざけることができるだろう。何より重要なのは、タバコには10代を引きつける魅力があることを知ることだ。おそらくあなた自身もかつてそれを試し、(願わくは)そこそこでやめたことだろう。1950年代以降、ティーンにとってタバコは、親への反抗の表現であり、特別な友人たちとの絆を築く手段になった。単純な話、タバコは、新しく、珍しく、そして何より魅力的なのだ。

10代の息子や娘がタバコを吸い始めたのではと疑う前に、タバコについて彼らと話そう。友だちの誰かが喫煙していないか穏やかに尋ねよう。タバコが成長しつつある脳に及ぼす影響を教えて、吸わない方が賢明だということを納得させよう。1本のタバコが脳にどのように働きかけ、次から次へとタバコを求めさせるかを説明しよう。

大切なのは、彼らが事実に学べることを信じて、敬意をもって接することだ。喫煙などの話題について話すことは、彼らとのコミュニケーションを増やすだけでなく、おとなとしての責任感の芽生えを後押しすることにもなる。また、何世代にもわたるティーンが、タバコ会社に操られ、雑誌広告、コマーシャル、映画などを通じて、タバコを吸うのは格好いいと思わされていることについて語るいい機会でもある。現実的なこととして、タバコを吸うと、ひと月、あるいは週に、いくらかかるかを計算させよう。友人にタバコを差し出されたときに断る方法を示唆することもできる。彼らの虚栄心に訴えるのも一手だ。タバコを吸うと、歯が黄ばんだり、髪や服や息が臭くなったり、慢性的に咳き込んだり、スポーツをするときに息切れしたりすることを教えよう。さらには、タバコが原因で深刻な病気になった親戚や友人、あるいは有名人のことも思い出させよう。

ティーンは脳の配線が不十分で、遠い未来にどんな結果が待っているかを考えるのは苦手だが、それでも、そうした結果を考えさせたり、あなたが10代だった頃の経験を伝えたりすることには意味がある。彼らはあなたの助言を拒み、耳をふさぎ、背を向けて行ってしまうかもしれないが、あなたの助言は彼らの心に刻まれるはずだ。なにしろ、すべてに敏感な年頃なのだから。

もし手遅れで、息子や娘がすでにタバコを吸うようになっていた場合は、せめて無煙タバコ、電子タバコ、あるいはクローブシガレット（スパイスのクローブが入ったインドネシア製のタバコ）を検討させよう。もちろんそれらも無害ではないが、タバコよりはましだ。何より大切なのは、言うまでもなく、あなたが良いお手本になることだ。あなたがまだタバコを吸っているのなら、彼らに自制を説く資格はない。

本章で学んだ、親へのアドバイス

●喫煙するとＩＱに影響する——喫煙の害は肺がんだけではない。喫煙習慣についての調査では、タバコを吸う若い男性は吸わない人よりＩＱが低かった。１日１箱以上吸う若者は特に低かった。

●タバコ1本で10代の脳は中毒に——ティーンはタバコを月に1本吸うだけで、中毒が始まっている。動物実験は、若い脳はおとなの脳よりもニコチンに強く反応することを示している。

●喫煙は飲酒にもつながる——10代でタバコを始めた人は、そうでない人より、10代でアルコールを飲み始める割合が3倍高い。

●タバコの害を教えつづけよう——タバコが魅力的なものだと知った上で、10代の子どもには、それが成長途中の脳に及ぼす影響、次々に求めたくなる仕組みを伝えよう。彼らが事実に学べることを信じて、喫煙をやめるよう助言するのだ。

第八章　10代の酒は百害の長

全米の10代の1000万人以上が飲酒経験。若い脳は二日酔いに強くはない。少しの酒でもダメージを受け、記憶力が低下する

ティーンの親としてわたしが学んだことの一つは、自宅では自分のルールを通せても、外ではそうはいかないということだ。子育てには、子どもの友だちの親全員が関わってくる。中には、あえて子どものお手本にはしたくない人もいることだろう。そして、実際に問題が起きることもある。例えば、息子の友人の父親（の一人）は、離婚歴があり、調子が良すぎる人物だった。彼は子どもたちの人気を得ようとしてパーティを開き、何ケースものビールを提供した（おそらく彼の前頭葉は、ミエリン化が不十分だったのだろう）。パーティがどんな様子だったたか、子どもを迎えにきた親にはすぐ察しがついた（親が迎えに行ったのは、パーティ参加者の多くがまだ運転免許を持たず、また、マサチューセッツ州では18歳以下は深夜の運転を禁止されているからだ）。子どもの息は酒臭く、何が起きたかをはっきり物語っていた。

幸い、そのパーティでは騒動や災難は起きなかったが、この出来事は親に、自分は他の親たちと共に子育てしていることを改めて悟らせた。問題は、他の親の行動をコント

ロールできないところにある。この件を理由として、以後、わたしは、息子が夜遅くや泊まりがけのパーティで友だちの家にいるときには、その子の親、特に、会ったことのない親には必ず、電話をかけることにした。息子にばつの悪い思いをさせることもあったが、断固として探偵の真似を続けた。

これまでわたしは幸運だった。だが、そうではない親も多い。例えばその同じ年、ボストン南西部の歴史ある町ミルフォードの地方紙『ミルフォード・デイリー・ニュース』にこんな話が載った[1]。大見出しは簡潔だった。「テイラー・マイヤー、酔って死ぬ」。

そのいきさつはありきたりではなかったが、残念ながら原因はありきたりだった。テイラーは17歳になる金髪の可愛い女子高生で、成績も優秀だったが、2009年10月17日の夜は、友人たちと楽しむことしか考えていなかった。レンサム近郊のキング・フィリップ・リージョナル高校のホームカミングの夜、高校3年生のテイラーは早々とパーティに出かけ、友人の家の地下室でバカルディ（ラム酒のカクテル）を瓶から飲んだ。少し経ってから別の友人の家に立ち寄り、ビールを5缶飲んだ。ホームカミングを記念するフットボールの試合がハーフタイムを迎えた頃、競技場に現れた彼女は、冷たい夜風の中、上はキャミソールしか着ていなかった。試合が終わると、テイラーを含む少なくとも24〜25人の生徒が、近くの閉鎖された飛行場でパーティを続けた。そこは以前からティーンのたまり場になっていた。ベンチと炉、それに、屋根や囲いのある場所がいくつもあり、近所の人や警察に見られずにアルコールを飲むことができたからだ。

テイラーは滑走路でさらにビールを5缶飲んでから、いとこに会いにいくことにした。

千鳥足で間違った方向に歩き出したので、友人に向きを直され、ふらふらとひとりでそちらへ向かった。3日後、酒盛りをした飛行場から90メートルほどのところにあるぬかるみで、あざと擦り傷だらけになってうつぶせに倒れているテイラーが発見された。溺死していた。検視の結果、血中アルコール濃度は0・13パーセントで、法律で運転をゆるされる上限（マサチューセッツ州では0・08パーセント未満）の2倍近かった。

全米で100万人の高校生が大量飲酒している

「快楽を得る薬物の破壊力を工具に例えるとしたら、アルコールは特大のハンマーだ」と、精神科医のアーロン・ホワイトは2004年に、国立アルコール乱用と依存症研究所の論文に書いた(2)。アメリカでは毎日、16歳以下の若者4750人がアルコールを飲み始めている。国立衛生研究所は未成年の若者の飲酒はすべてアルコール乱用と見なしているが、2009年には若者の4分の1以上、すなわち1050万人近くのティーンが、過去30日間に飲酒したことを認めている（訳注：2012年の厚生労働省の調査によると、日本の中高生の飲酒経験者は推計276万3000人。過去30日間に飲酒したのは推計75万2000人）。『Journal of Substance Abuse（薬物乱用ジャーナル）』の報告によると、飲酒経験のある1050万人の若者のうち、700万人近くが大量に飲んだことを認めており、13歳になる前にアルコールを飲み始めた人の40パーセント以上が、その後の人生でアルコール乱用の問題を起こすそうだ。

それを知ると意外ではないが、毎年、約5000人の21歳以下の若者が、飲酒が原因で死亡している。1965年には、初めて酒を飲む年齢は平均で17・5歳だった。それが今では14歳だ。酒浸りがアメリカの文化であるらしい。

飲酒しないときでも、10代はアルコールにさらされている。ニューハンプシャー州ハノーバーにあるダートマス・ガイセル医科大学の調査では、飲酒場面のあるPG指定の映画（子どもが観るには保護者の同意が必要とされる）を観るティーンは、こうした映画を観ない、あるいはG指定（全年齢向け）の映画しか観ないティーンよりも、飲酒や大量飲酒をする可能性が2倍高いという結果が出た③。ティーンが酒浸りになっているのは、アメリカだけではない。飲酒は18歳からとされているフランスでは、ティーンがフェイスブックでウォッカパーティの参加者を募っている④。2011年、リヨン市は、ティーンのパーティをやめさせるために、夜間のアルコール販売（バーやレストランを除く）を禁止した。

アメリカであれ、フランスあるいはフィンランドであれ、ティーンが飲酒する時には、4、5杯からそれ以上飲むのが常だ。2時間ほどのパーティや集会で4、5杯以上飲むと、「大量飲酒」と見なされる。研究によると、大量飲酒は一般に13歳頃から始まり、18歳から22歳でピークを迎える。その数は高校生で急増する。高校3年生の半数以上が少なくとも1度は飲酒したことがあり、全米で100万人近くの高校生が、しばしば大量飲酒すると認めている。

ティーンの稚拙な判断力と、新しさやリスクを求めがちであることが大量飲酒を招いていると言えるが、そこには社会的要素も絡んでいる。研究によると、大学生は、仲間の飲酒量を真似しやすいそうだ[5]。ルームメイトが毎晩ビールを6缶飲んでいれば、じきにあなたの息子も同じ量を飲むようになるだろう。さらに憂慮すべき発見は、大学生は他者の飲酒量を過大評価しやすいということだ。つまり、ルームメイトが実際には3缶しか飲んでいなくても、見ている方は、彼が6缶飲んでいると思い込む可能性があるのだ。

　アメリカ社会は、法律で禁じられている21歳以下の飲酒を防ごうとしているが、言うまでもなくそれは不可能だ。等しくナンセンスなのは、21歳になればいくら飲んでもいいとされていることだ。確かに法や規則は必要だが、飲酒できる年齢を定めても、その年齢に達したらいきなり脳の配線が完了してGOサインが出るわけではない。またティーンにとってタバコや酒は、禁じられているからなおさら魅力的なのだ。ティーンの脳は新奇さとリスクを好むことを思い出そう。

「10代は飲んだ後の回復が早い」のは本当か

　だが、そうしたことがティーンの飲酒がよくないという唯一の理由ではない。確かに、大量に酒を飲み、無謀運転をして悲劇的な結末を迎えたティーンの話を、わたしたちはいやというほど知っている。だが、ティーンにとっては、むしろ適度なアルコール摂取の影響の方が深刻で、それは生涯に及ぶのだ。未成年の飲酒に関して、大きな誤解が二つある。ひとつは、10代の身体と脳はおとなほど成熟していないので、飲酒がもたらす即時的影響に対処できない、というものだ。もうひとつは、若さと未熟さゆえに、ティーンは飲んだ後の回復がおとなより早いというものだ。ティーンは体力がピークにあるので、回復が早い。果たしてそうだろうか？

答えはノーだ。まず10代の脳は、飲酒による眠気、二日酔い、ふらつきなどに対処するのがおとなの脳よりはるかにうまい。それは次のような理由からだ――抑制性の神経伝達物質GABA（ガンマアミノ酪酸）は、アルコールを飲むと働きが強くなる。10代を通じて脳のいくつもの領域でGABA受容体の数は増えるが、それでもおとなに比べると少ないので、ティーン、とりわけローティーンの脳では、GABAの働きが弱い。そのせいで、酒を飲んでも小脳（運動協調性をコントロールする）などの活動が抑制されず、運動機能や協調が損なわれにくいのだ。それはアルコールへの耐性が強いことを意味し、結果としてアルコールを飲みつづけることになる。加えてティーンは仲間とすごす時間が長く、また、アルコールを集団で飲むことが多いため、同調圧力がかかりやすい。つまり、アルコール乱用の条件がすべて揃っているのだ。

だが、このようにアルコールの即時的影響に耐性があることは、アルコールの長期的で破壊的な影響を見えにくくする。アルコールが認知、行動、情緒機能にダメージをもたらすことを示す研究結果は増える一方だ。ティーンの注意欠陥、抑鬱、記憶障害、それに目的のある行動がしにくくなることはすべて、アルコール乱用と関係がある。ダメージは女子の方が大きいようだが、おそらくそれは、女子の方が男子より脳の成長が早いせいだろう。飲酒は、学習と記憶に不可欠な海馬や、行動の計画や決定をつかさどる前頭前皮質の大きさと効率に影響することがわかっている。実際、海馬の大きさとアルコールを飲み始めた年齢には、相関が見られるそうだ。飲み始めた年齢が早く、飲酒歴が長いほど、海馬は小さくなる。それは、新たなシナプスを作るグルタミン酸受容体の働きを、アルコールが妨害するからだ。このことは、酒を大量に飲むと記憶をなくしやすい理由も説明する。

若い方が酔って記憶をなくしやすい

アルコールは、シナプス、とりわけ記憶に用いられるシナプスの機能に影響する。シナプスと学習、長期増強（ＬＴＰ——第四章参照）の説明に戻ると、その仕組みが理解できるだろう。

研究者はラットの海馬の切片を用いて、バースト刺激（一定のリズムで繰り返す磁気刺激）後のシナプスのＬＴＰを測定した。通常、バースト刺激は、シナプスの反応を強める。研究者は、切片をアルコール、正確にはエタノールに浸し、バースト刺激を加えた（次ページ図18）。すると、エタノールに浸した切片は、反応がほとんどなかった。しかし、エタノールを洗い流して、同じ場所を刺激すると、シナプスは正常に反応し、ＬＴＰが起きた。

これは、泥酔した時にしばしば記憶が消える理由を説明するが、それほど飲まなくても、アルコールは記憶に影響する。少量から適量の飲酒でも、「カクテルパーティ記憶障害」を起こし、人の名前や会話の一部を忘れたりするのだ。研究の場では、アルコールによる物忘れを、単語リストや見慣れない人の顔を覚えるテストで調べる。一気飲み

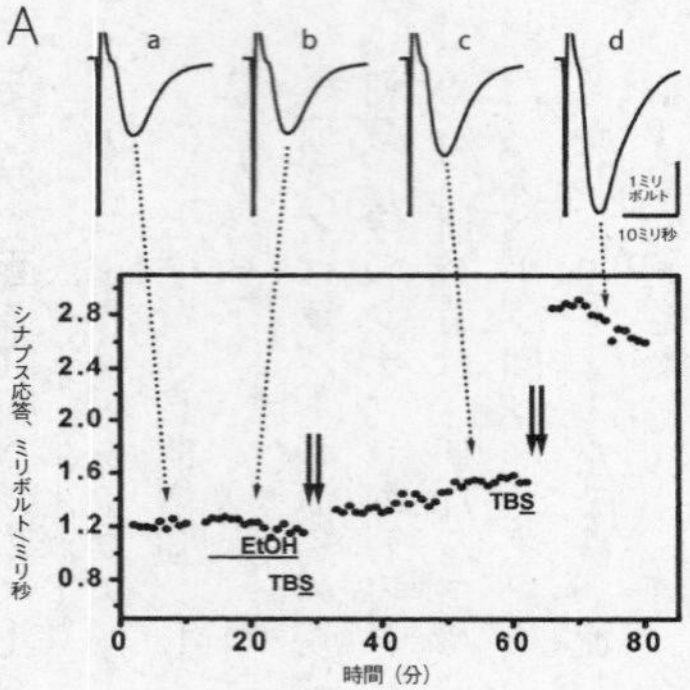

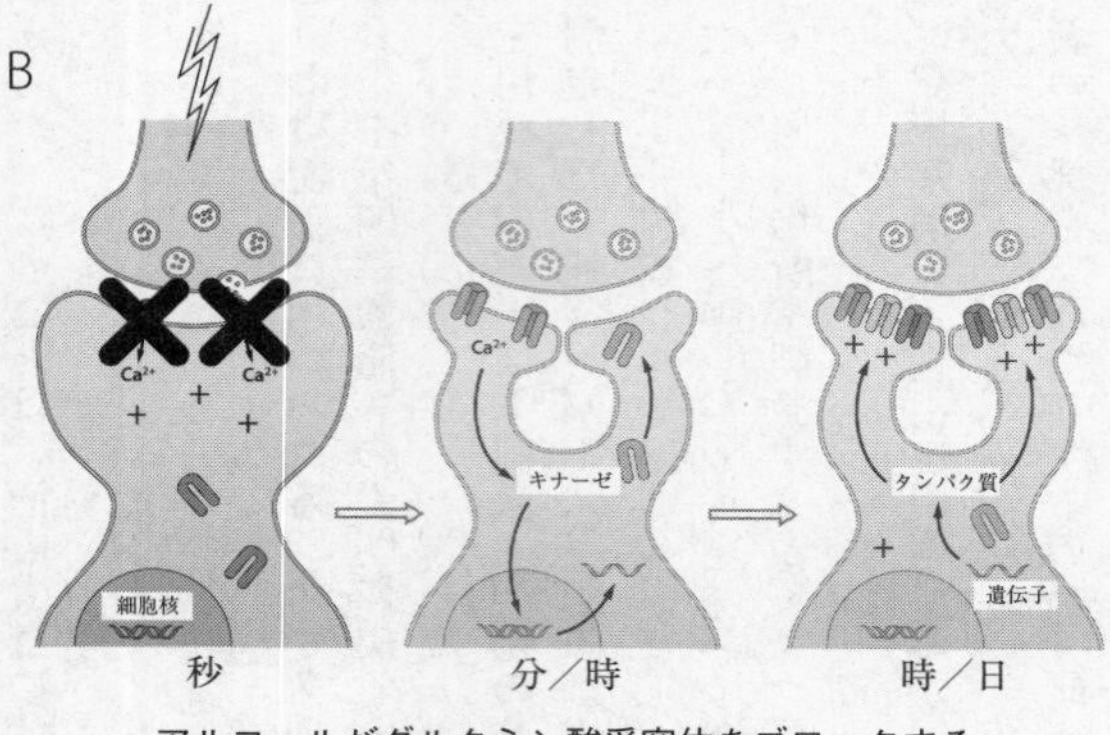

アルコールがグルタミン酸受容体をブロックする

（図18）アルコールは長期増強（LTP）を減少させる

A　おとなのラットの脳でLTPを観察した。アルコール（エタノール EtOH）にひたす前（a）とひたした後（b）でバースト刺激を加えた。エタノールのせいでLTPは起きなかった。エタノールを洗い流して再びバースト刺激を加えると（c）、LTPが起きた（d）。

B　アルコールはグルタミン酸受容体の働きを抑制するので、シナプスの結合が強化されず、LTPが起きない。

や大量飲酒をして一時的な記憶喪失、すなわち、重要な情報や起きたことをすべて思い出せない状態になった時には、海馬の損傷は深刻で、新しい長期記憶を作る能力がかなり損なわれているおそれがある[6]。

最近の研究で、アルコールによる記憶障害は、おとなより10代で起きやすいことが明らかになった。ＬＴＰ実験に戻ると、先に述べた通り、おとなのマウスの脳の切片は、アルコールの影響を受けても、それを洗い流すと回復するが、若いラットの切片は、容易には回復しないのだ（次ページ図19）。

海馬は、幼少期から成人期を通じて新しいニューロンを作りつづけるわずか二つの脳構造の一つである。海馬でニューロンが生まれることは学習にとって重要であり、学習はアルコールに影響される。スクリップス研究所のマイケル・タッフェは、霊長類を用いた実験で、青年期の大量飲酒が海馬に及ぼす影響を調べ、アルコールは海馬のニューロンを殺すだけでなく、海馬の、新しいニューロンを作る能力を損なうことを明らかにした。実験の対象としたのは4匹の若いアカゲザルで、11ヶ月以上にわたって毎日1時間、強いカクテルに相当するアルコールを摂取させた。するとそれらの脳では、海馬のニューロンだけでなく、神経系幹細胞も減少した。

ご存じの通り、幹細胞は新しい細胞、この場合は新しいニューロンの生成を担う細胞だ。しかし、これらのサルの脳の幹細胞は、アルコールのせいで、分裂して成熟した細胞になることができなかった。2ヶ月間飲酒させただけで、神経系幹細胞は少なくなった。そして11ヶ月にわたって飲酒させると、海馬で新たに生まれるニューロンは半分以

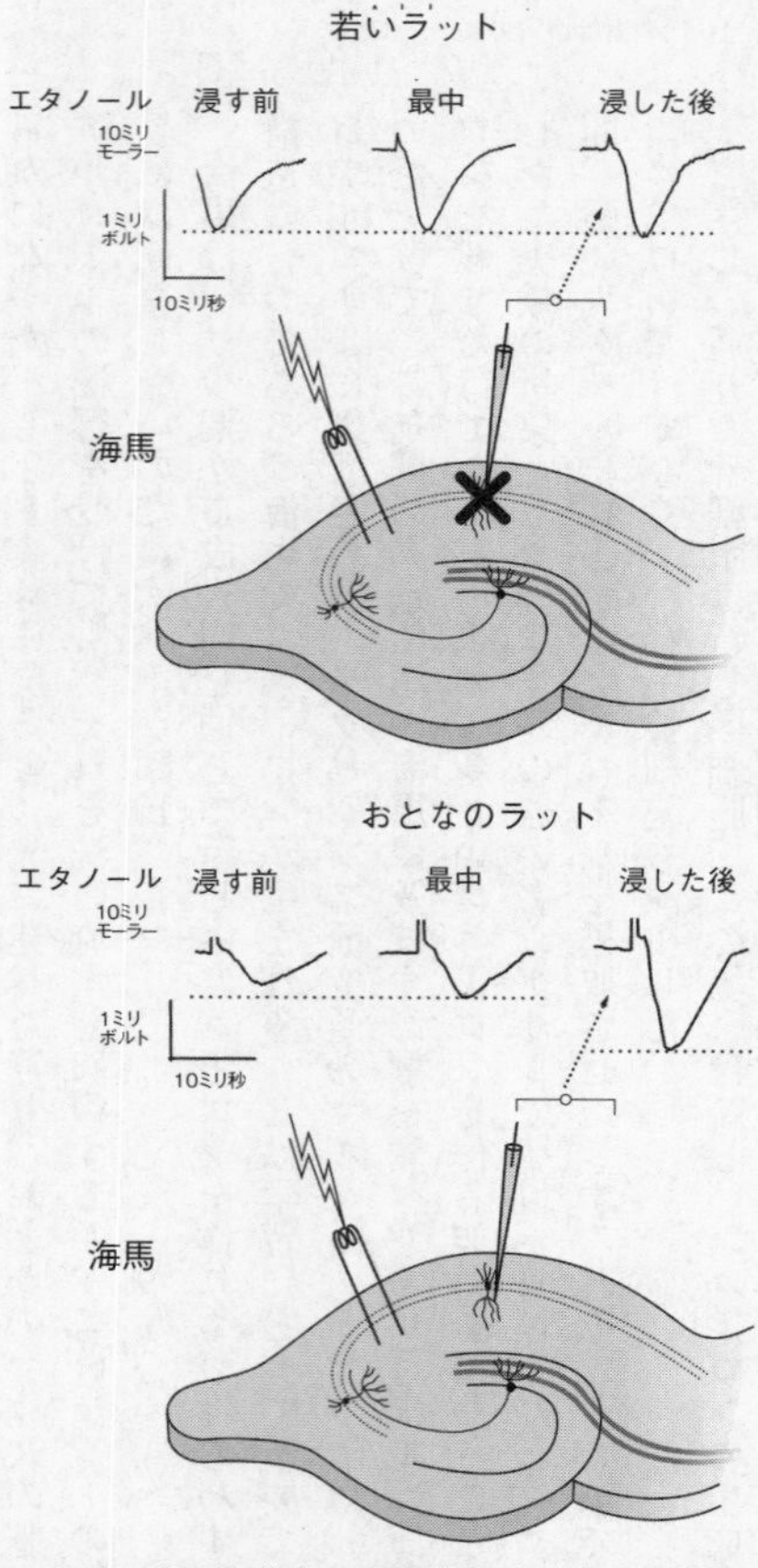

(図19）アルコールはおとなより若者の長期増強（LTP）に影響する

おとなのラットと若いラットの海馬の切片をエタノールに浸した後、バースト刺激を加えて、LTPの発生を観察した。どちらにおいてもアルコールはLTPを妨害したが、おとなのラットの脳は若いラットの脳より早く回復した。

下になり、既存のニューロンも損傷を受けているように見えた。

興味深いことに、ラットを用いた別の研究によると、アルコールにさらしたラットの皮質では、興奮性グルタミン酸受容体の一種であるＮＭＤＡ型受容体が増加した。ＮＭＤＡ型受容体の過活動は、脳細胞の死につながる。この作用をグルタミン酸興奮毒性と呼ぶ。長時間《(1ミリボルト》発作や脳卒中時に脳細胞が死ぬのも、グルタミン酸興奮毒性のせいだ。

科学者は、アルコールが記憶に及ぼす影響を、「容量依存性（量が変わると影響も変わる）」という物差しで語る。物差しの一方の端では、飲酒は少量で、ダメージは軽い。もう一方の端では、重度のアルコール中毒となり、ダメージは深刻である。しかし、物差しのどの場所でも、アルコールは、短期記憶を長期記憶に変える海馬の能力を損なう。

大学生の半数に、酔って記憶をなくした経験がある

アルコールのせいで一時的に記憶喪失になったことがあると報告する大学生は、驚くほど多い[7]。２００２年の研究で「飲酒した日の翌朝、目が覚めて、自分がどこで何をしたか、思い出せなかったことがありますか」と大学生に尋ねたところ、51パーセントがイエスと答えた。彼らは、前の晩に起きたことやしたことを覚えていなかったが、その中には、蛮行、けんか、避妊しないセックス、運転、浪費も含まれた。飲酒で記憶を失った人の割合は、男性も女性も同じだったが、女性はかなり少ない量でも記憶を失った。これは一般に女性の方が体重が軽いことに関係がある。しかし、いくつかの研究は、それを差し引いても、女性の方がアルコールによる記憶障害を起こしやすいことを示唆し

ている。

大学当局と保健センターにとって学生の飲酒は深刻な問題だ。大学生の多くは未成年なので、大学は「親代わり」となって、学生のめんどうを見ようとする。未成年の飲酒に対処する方法は、教育機関によって千差万別だ。その方法が優れているところもあれば、下手なところもあり、厳しい懲罰でのぞむ場合は、往々にして益より害が多い。今日でも多くの大学では、学生が寮の自室に酔った友人を連れ込んだ場合、本人は酔っていなくても、飲酒した未成年者として学内警察に召喚される。

大量飲酒した若者についての研究は、アルコールがいかに有害かを語る。(8) 反抗、破壊的な行動、抑鬱、不安は、飲酒がもたらす若者の行動や情緒への悪影響の一部にすぎない。さらに、12歳になる前に飲酒し始めた子どもには、多動や攻撃性といった特徴が共通して見られ、将来、アルコールに起因する問題を抱えるリスクが高いことを示唆している。大量飲酒がもたらす害は、二日酔いが治ればそれで帳消しになるわけではない。アルコールは、海馬CA1領域と呼ばれる特定の部位を傷つける。そこにはピラミッド型ニューロン（三角形の形からそう呼ばれる）が含まれる。このニューロンは特に、海馬がエピソード記憶、すなわち自分が経験したことの記憶を、長期記憶に刻むのを助ける。しかしアルコールはこのニューロンの働きを阻害し、脳がエピソード記憶を形成するのを妨げる。動物実験により、記憶障害は一貫して、おとなより若い個体において深刻であることがわかっている。

飲酒する10代は記憶力・集中力が低下する

時々でも大量に酒を飲む若者は、言語的記憶でも非言語的記憶でもテストの成績が悪い。とりわけ10代の女子は、飲酒によって視空間認知機能が低下する。その低下は、計算から運転、スポーツ、道順を覚えることにまで影響する。飲酒する10代男子は集中力が大きく低下し、少しでも退屈なことには、長く注意を向けられなくなる。カリフォルニア大学サンディエゴ校の精神科医で、この領域を専門とするスーザン・タパートは、飲酒する10代と飲酒しない10代の能力には10パーセントほどの差があり、学校のテストの評定で言えばAとBほど違う、と言う。

アルコールでダメージを負うのは灰白質だけではない。飲酒にふけるティーンの脳では、白質も「酔っぱらっている」。先の章で述べた通り、白質を構成するミエリンは、脳内の情報伝達のスピードと効率をあげる働きをしており、10代はもとより、20歳をすぎても、成長しつづける。アルコール使用障害（飲酒に起因する精神および行動の障害）を負うティーンの脳では、脳梁（左右の大脳半球をつなぎ、情報をやりとりする神経の束）の白質が損傷しており、とりわけ脳梁膨大部と呼ばれる領域が傷ついている。脳梁膨大部は、脳梁後方の厚みのある部分で、丸くなって中脳を半ば覆っている。中脳は、聴覚、視覚、運動制御、睡眠覚醒サイクルに関わる領域だ。ある研究で大量飲酒をする28名のティーンの脳を調べたところ、飲酒しない同年代の若者に比べて、白質の異常が多く見つかった。簡単な問題を解かせると、前頭前皮質の活動が弱いため、頭頂皮質など他の領域の助けを必要とした。「一つの結論として、ティーンが飲酒すると、何かを決める際にさまざまな情報を考慮できなくなり、また、新しいことを学びにくくなり、さらには情報管理もへたになると言える」と研究者は述べた。別の研究では、ティーンの飲酒歴が長くなるほど、また、禁断症状が多くなるほど、白質の損傷が増すことが示された。

一般に、アルコール依存になると二つの現象が起きる。前頭前皮質の反応の鈍さと、ドーパミン受容体の減少である。ドーパミン受容体の減少はアルコールへの耐性につながり、酔うためには、より多くアルコールを飲まなければならなくなる。さらに、専門家によると、ティーンは前頭前皮質が未成熟なため、おとな以上にアルコール乱用がアルコールへの欲求を募らせるそうだ。実際、15歳までに飲酒を始めた人がアルコール依存になる率は、法律で許されている21歳から飲酒を始めた人の4倍も高い。

10代の飲酒を防ぐには正しい情報を教えていくしかない

アメリカ小児科学会はおよそ10年にわたって、アルコールがティーンの脳に及ぼす影響について、基礎科学と臨床の両方向から研究を重ねてきた。そして2010年、ついにこの問題について公式の声明を出した。その声明において専門家たちは、特にこの年齢層がアルコールに対して脆弱であることを社会に知らせるために、学校、小児科医、メディアは努力する必要がある、と述べた[9]。だが実際問題として、その実現は非常に難しく、公的資源だけでなく民間による多大な投資を必要とするだろう。

ティーンの飲酒を導く、最も危険な要因のひとつは、家族のアルコール乱用である。アルコール依存症の親をもつ18歳以下の若者は、約700万人もいる。そして、アルコール依存になるリスクの約50パーセントは遺伝的要因であることがわかっている。もっとも、残り50パーセントの大半を環境が占めることも、注目に値する。社会的学習の専門家によると、子ども、とりわけティーンは、自分にとって最も重要で、最も身近なおとなの行動を模倣するそうだ。親や後見人に監督され、厳格なルールのもとで暮らすティーンは、アルコールを乱用する可能性が低い[10]。ペンシルベニア州立大学のケイトリン・エイバーは、400人のティーンとその親について調査し、親が未成年の飲酒を絶対に認めないと、子どもは大学に入った後も大量飲酒しにくいことを明かした。逆に、親があまり厳格でなく、10代の飲酒を認めがちだと、子どもは、大学入学後、危険な飲酒行動をとりがちだった。後者は、アルコールを乱用する友人と付き合う確率も高かった。

親の中には、自宅で友人と飲酒させれば責任のある飲み方をするだろうと、思い込んでいる人もいるが、それは大きな間違いだと研究者は言う。オランダの研究者、ハスケ・ヴァン・デル・ヴォルストは、「自宅でよく飲酒するティーンは、外でもよく飲むようになり、3年後には問題のある飲酒行動をとるようになるリスクが高い」と言う[11]。

その一方で、親がティーンと飲酒について語り合うことは良い影響を及ぼすという報告もなされている。また、エイバーは、少なくともティーンが親元で暮らしている間、彼らの行動を親が形作っていることに気づいた。わたしの息子たちが高校生だったとき、世間では、親の留守中に未成年者が酒を飲むという事例がとても多かった。わたしはシングルマザーで、法的意味もよく心得ていたので、自宅の酒棚に鍵を取りつけた。それにはお金では買えない価値があり、おかげでわたしは、自分の留守中に息子の友人たちが遊びにくる時も、彼らが地下室で夜更かしして遊ぶ時も、何も心配せずにいられた。

逆にうちの息子が友人の家に行く場合は、その家の人々を信頼するほかなかった。できることと言えば、でしゃばりの親になって、その家に電話をかけ、子どもたちがパーティをしている時間に、親が家にいるかどうか確かめることくらいだった。もっとも、子どもたちには気づかれないよう、親と話すだけにとどめておいたが。断っておかなければならないが、よその親がわたしに電話をかけてきて、同じ質問をした場合は、いつも感謝した。特にわたしを疑ってかけてきたとは思わなかったし、だれであれ、そのようにとらえるべきではないだろう。

飲酒のリスクと報酬について、子どもたちに時間をかけて教えていかなければならない。子どもたちは感受性が強く、あらゆる種類の情報を熱心に求めているので、飲酒のプラスとマイナスについて必要な情報を与えれば、正しい判断を下せるようになり、その情報は彼らの胸に深く刻まれるだろう。

毎週末、全米で数千人のティーンがアルコールを飲む。その多くは飲み過ぎ、命を落とす者さえいる。全員がおそらく脳に何らかのダメージを負い、そのダメージは永続するかもしれない。そうしたティーンの多くは、酔ったティーンが運転する車に乗り込むだろう。ほぼ全員が無事、家に戻るが、閉鎖された飛行場の脇のぬかるみで溺死した17

歳のテイラー・マイヤーのように、永遠に家に戻らない子もわずかながらいる。テイラーの死の1ヶ月後、あの飛行場からそれほど遠くない場所で、酩酊していた20人のティーンが逮捕された。(12) 彼らはテイラーが亡くなる前に飛行場で一緒に飲んでいた仲間で、その日は彼女を偲んで、ピンクのブレスレットをつけていた。そして彼女の思い出にひたりながら、酒を飲んでいたのだった。

本章で学んだ、親へのアドバイス

●「適度」な飲酒の隠れたダメージ——酒を飲んでの無謀運転などの事故はもちろん恐ろしい。しかし、10代はアルコールを飲んですぐの影響にはむしろ強いため、「ほどほど」の飲酒の長期的なダメージが見えにくい。長くアルコールを飲みつづけるほど、海馬が小さくなり、前頭前皮質の機能にも影響する。

●10代の脳は飲酒で記憶障害になりやすい——アルコールは記憶に使うシナプスの反応を弱める。これは泥酔して記憶をなくす一因である。アルコールによる記憶障害は、おとなより10代で起きやすい。

●少量でも重度でも、飲酒で記憶力が損なわれる——少量の飲酒と重度のアルコール中毒でダメージは異なるが、どちらも長期記憶をつくる海馬の能力を損なう。

●大量飲酒の悪影響はその場限りではない——時々でも大量に飲酒する若者は、記憶力テストの成績が悪化する。10代の女子は計算、運転、スポーツなどの能力が低下する。男子では集中力が大きく下がり、少しでも退屈だと注意を向けられなくなる。

●親が模範となり、子どもに飲ませないように——10代の子どもは、自分にとって最も重要で身近なおとなの行動を模倣する。親が子どもの飲酒を大目に見ていると、子どもは大学入学後に危険なほど飲みすぎることが多い。アルコールのリスクと利益を、時間をかけて教えていこう。

第九章　大麻「ダメ、ゼッタイ」の科学的理由

大麻の影響に関する間違いが証明されつつある。特に10代の使用者の脳には、記憶障害、IQ低下、精神疾患の危険まであるという

大麻（マリファナ）に関して、アメリカの世論は二つに分かれ、激しく対立している。一方には、大麻はビールをちょっとひっかけるようなものだと考える人がいる。大麻は鎮痛剤として用いられており、いくつかの州では娯楽用としても合法化された。しかし、もう一方には、大麻はさらに強い薬物の使用につながり、それ自体、知的能力を損なうという研究結果がある。このような状況では、わたしたちが混乱するのも無理はない。だが近年、化学物質が脳に作用する仕組みがわかるようになり、大麻が、とりわけティーンにとっていかに危険であるかが、再確認された。ともかく皆の意見が一致しているのは、大麻が、スラムでその日暮らしの生活を送る人々から、高級住宅地の裕福な人々まで、あらゆる社会層と年齢層が好む、嗜好性の薬物であることだ。２０２２年現在、娯楽用の大麻使用は、18州とワシントンＤＣで合法とされており、比較的安全な薬物として大麻を受け入れる動きが加速している。

毎年世界で2億人が大麻を吸っている

手軽な大麻喫煙を認めても、この国の社会的道徳観が今以上に歪むことはないだろう。しかし、神経科学は、大麻の影響が、どの年齢に対しても、これまで考えられていたような些細なものではないことを明かし始めている。現在、多くの専門家が大麻を、さらに危険な薬物使用につながる入門薬物《ゲートウエイ・ドラッグ》と見なしている。(1) 大麻は精神の機能と調整を損なうだけでなく、例えば、ハイになった人がハンドルを握った場合などは、公衆の安全にとって脅威となる。

13歳で大麻を始め、20代まで定期的に吸いつづけたある若者は、ここ数年は大麻をやめているのに、ぼんやりした感じが消えないと言っているそうだ。自分の注意力と集中力が信用できないので、車は運転していない。会話を続けるのも大変で、さらには、不安、抑鬱、パラノイアに苦しんでいるという。また彼は、中年の母が、彼の幼かった頃のことをよく覚えていることに驚いている。彼自身は、断片的にぽつぽつとしか思い出せない。

12歳以上のアメリカ人の1億人以上が、これまでに少なくとも1度は大麻を試したことを認めている。70年にわたって違法とされてきたのに、現在、大麻は世界で最もポピュラーな違法ドラッグになり、国連薬物犯罪事務局によると毎年、2億人もの人が大麻を使っている。(2) 最も多く使用するのは若者で、始める年齢は低くなる一方だ（訳注：2019年の厚生労働省の調査によると、日本の15〜64歳で大麻を経験したことがあるの

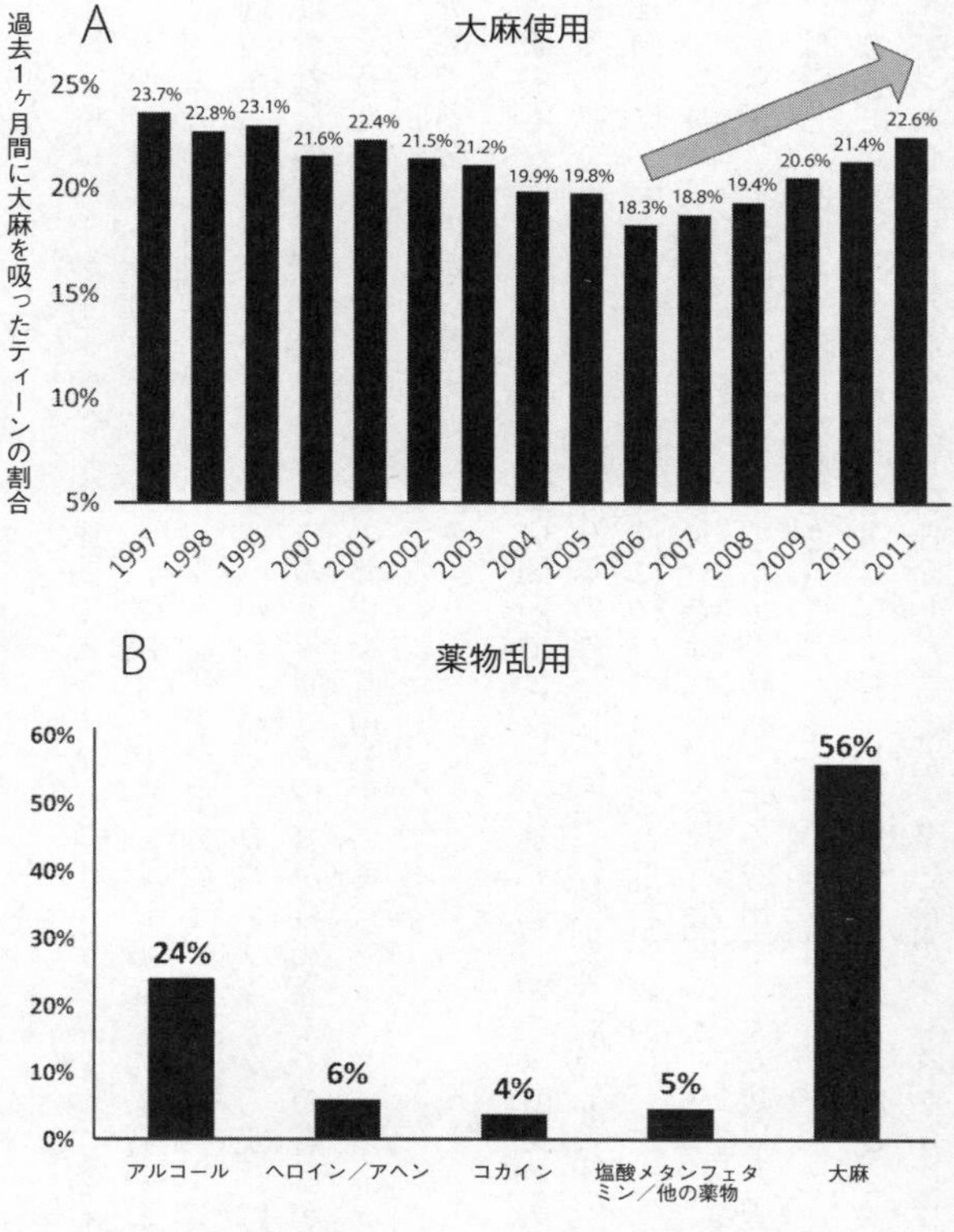

（図20）過去10年間の、ティーンの大麻等薬物乱用の増加

は1・8%。また2019年の大麻事犯の検挙者は4570人で、うち2622人が20代か未成年だった)。

事実、大麻は、ティーンの公衆衛生問題としてアルコールを凌駕しつつある。この5年間、リハビリテーション・センターに入院する15歳から19歳までの若者のおよそ3分の2は、大麻の乱用者で、片やアルコール乱用者は3分の1以下だ。ニューヨーク市とその周辺からの患者が多いコネチカット州のリハビリ専門クリニックの院長によると、以前はおとなの患者が主だったが、この5年間で、17歳から25歳までの若者が主になってきたそうだ。彼らの大半は、複数の薬物を乱用している。

大麻をめぐる闘いの短い歴史

言うまでもなく、大麻乱用は新しい問題ではない。連邦議会がアメリカ初の薬物を取り締まる法律を可決したのは1906年のことだった。「純正食品及び薬品法」である。それと同時に、大麻と潜在的な中毒性についての懸念と批判が表面化したが、その問題に注目したのは、医学界や科学界の人々ではなく、法執行機関の人々だった。1913年から1937年の間に、カリフォルニアを始めとする27州で、大麻栽培と販売を禁止、あるいは厳しく制限する法律が制定された。

重要な分岐点となったのは、1930年7月1日、財務省が連邦薬物局を設立し、ハリー・アンスリンガーをその長官に任命したことだ。7年後の1937年、フランクリン・ルーズベルト大統領は大麻課税法に署名し、アンスリンガーは連邦議会で「大麻は精神疾患、犯罪、そして死をもたらす中毒性薬物である」と証言した[3]。ルーズベルトの税法は大麻をヘロインやコカインと同じ厳格な制限下に置き、事実上、非合法化しようとした。もっとも、当時、大麻についての科学的研究はまだ行われていなかった。同年開かれた公聴会で、アメリカ医学会の医師、ウィリアム・ウッドワードは、アンスリンガーの見解に反論し、「アメリカ医学会は、大麻が危険な薬物だという証拠を見つけていない」と述べた（わたしたちもよく知るように、大麻に関する主張の対立は、目新しいものではないのだ！）。

5年後、ニューヨーク科学アカデミーの大麻委員会は大麻に関する最初の科学的研究を発表し、大麻喫煙は、犯罪と精神病のどちらとも無関係だと結論づけた[4]。当然ながら、アンスリンガーは激怒した。報復として、彼はその後の数年間、科学者が研究用の大麻を入手できないようにした。こうして大麻をめぐる闘いが始まった。

大麻は、カンナビノイドと呼ばれる特別な化学物質を含む唯一の植物だ。カンナビノイドにはテトラヒドロカンナビノール（ＴＨＣ）が含まれ、主にそれが、大麻特有の生理学的・精神病理学的影響をもたらす。大麻の成分として、４００を超す化学物質が特定されており、その内の少なくとも60がカンナビノイドである。ＴＨＣが人間の脳に強く影響するのは、わたしたち自身が体内でカンナビノイドを作るからだ（この内因性のカンナビノイドをエンドカンナビノイドと呼ぶ）。ゆえに、わたしたちのシナプスには生来、カンナビノイド受容体が備わっている。大麻を吸うと、ＴＨＣが肺から血液に吸収され、全身の組織に送られる。そして、体温、血圧、心拍、呼吸数に影響を及ぼす。

精神面の変化としては、大麻を吸うと、リラックス、快楽、陶酔感が得られる。そして、食べる、音楽を聴く、映画を見るといったありきたりの経験がもたらす感覚が、より深く鋭敏なものになる。不安は往々にして減少するが、時には強くなり、抑鬱やパラノイアが起きることもある。多く吸引すると、意欲や自発行動が減退し、一般に無気力になる。時として、混乱、幻覚、吐き気を催すこともある。大麻の影響は、通常、吸ってから15分ほどで始まり、そうした変化の中には3、4時間続くものもある。

また、大麻には食欲増進作用があり、それは通常、「マンチ」と呼ばれる。マンチには神経学的理由があり、最近、イタリアの科学者がそれを明らかにした。大麻は脳の視床下部に影響を及ぼすが、そこは食物摂取を制御する部位なのだ。

大麻で「ハイ」になるのは、THCの作用による。ハイになっている人がよろめいたり、動きがぎこちなくなったりするのは、THCが小脳に働きかけたからだ。不明瞭な発語、音に過敏になる等の聴覚の異常、視覚のゆがみ、時間が速くなったり遅くなったりするように感じるのは、THCが脳の感覚領域に影響した結果である。

今日の子どもたちが吸う大麻は、親世代が大学で吸ったかもしれない大麻ではない。1985年頃、大麻のTHC濃度は平均で4パーセント以下だった。しかし、2009年の大麻のTHC濃度は平均で10パーセントに近い。

ティーンにとって最も深刻な問題は、THCが神経経路の発達を妨げることだ。まだ白質を増やしつつ配線をつなげているティーンの脳でそれが起きると、おとなの脳で起きた場合よりはるかに害が大きい。

１９８８年、画期的な研究結果が発表された。アリン・ハウレットとウィリアム・デベインが、ラットの脳内でＴＨＣがニューロンの受容体部位に結合する様子を確認したのだ。[5] １９９０年には、アメリカ国立精神衛生研究所の研究者が、人間の脳内でそれらの受容体がどこにあるかを特定した。体内で自然に生じるエンドカンナビノイドのひとつは、神経伝達物質のアナンダミドで、その名前はサンスクリット語の至福を意味する言葉、「アナンダ」に由来する。アナンダミドは脳の全域、特に気分、記憶、食欲、痛み、認知、情緒に関わる領域で見つかっている。

また、研究者らは、このカンナビノイドが、身体が作り出す理想的な鎮痛剤、エンドルフィンにとてもよく似ていることも発見した。エンドルフィンは１９７０年代半ばに発見された。脳にアヘン様物質の受容体があることを不思議に思った科学者たちが、探し当てた物質である。当時、広く知られていたアヘン様物質はケシの抽出物で、陶酔感や快楽をもたらす。この物質こそが「アヘン」で、天然のモルヒネとコデインを含む。

若い脳をより強く侵す大麻の化学物質

わたしは時々ティーンの親から、なぜ自分の子どもはリラックスするのに大麻が必要だと言うのか、と訊かれる。理由のひとつとして、ティーンの脳はおとなの脳より頻繁に激しく発火しているせいでストレスが多く、そのため息抜きを強く欲しているのかもしれない。ＴＨＣには鎮痛作用がある。２０１１年、アイルランド国立大学の科学者は、自然な鎮痛作用の鍵となるのが、海馬によるエンドカンナビノイド生成であることに気づいた。[6]また彼らは、海馬は、ストレスが強い時に痛みを抑えるはたらきをすることも知った。かねてより進化的観点に立つ科学者たちは、鎮痛あるいは無痛覚は生命を脅かす状況から逃げるのに役立つ生物学的機能だと説明してきた。

一時期、エンドルフィンはランナーズハイの原因と見なされていた。現在では一般に、激しい運動が恍惚と陶酔をもたらすメカニズムはもっと複雑だと考えられている。だが実のところ、エンドカンナビノイドの生成を担う遺伝子を除去、あるいは不活性化したマウスは、普通のマウスに比べて走る量が40パーセント少なかった。走ったり激しい運動をしたりするのが、ランナーズハイを感じるためだとしたら、エンドカンナビノイドはその主な動因のひとつであるらしい。これは進化的に見て筋が通っている。原始社会では、長距離走に長けた者の方が、獲物を追って捕まえる可能性や、危険から逃げ切る可能性が高いからだ。

ひとたびエンドカンナビノイドが発見されると、研究者はいたるところにそれを見出すようになった。特に、認知、記憶、情緒、運動協調性、動機づけに関わる重要な脳領域に、エンドカンナビノイドは高濃度で見つかった。大麻の吸引で体内に入ったＴＨＣは、脳を浸すだけでなく、海馬、扁桃体、大脳基底核、小脳、側坐核に豊富にあるカンナビノイド受容体と結合し、脳の化学作用を阻害したり強めたりする。ＴＨＣ分子は、エンドカンナビノイドの4倍も強くカンナビノイド受容体と結合するので、受容体部位を占領し、脳の働きに干渉する。例えば小脳でそれが起きると、運動皮質がスムーズに働かなくなる。大麻を吸った人の動きが緩慢でぎこちなく、危険な状況でもうまく対処できないのはそのためだ。しかし、大麻を常用して反応が鈍くなると、こうした機能障害を自覚できなくなる。何より重要なのは、こうした悪影響は、大麻を始める年齢が低いほど深刻になることだ。大麻を吸うローティーンは、吸わない子どもに比べて、脳の総量と灰白質が少なく、白質の損傷が多い。脳スキャンで見ると、その損傷はおとなになっても残っている。

カンナビノイド受容体が特に多い扁桃体の一部は、恐れを抱かせる働きをしている。この部分はまた、脳が新しい情報と古い情報を識別するのを助け、新しい情報に注意を払うように仕向けている。大麻喫煙者が、ハイになると色はより美しく、音楽はより深遠に感じられ、味覚はより鋭くなる、と言うのは、ほとばしるＴＨＣが、扁桃体のこの部分の過剰反応を引き起こすからだ。脳がＴＨＣに浸されると、感情中枢には全てが新しく感じられる。もとよりティーンの脳は高揚した状態にあるため、過剰な刺激はいっそう強く影響する。そのせいで、ティーンは、大麻の常習を断つのがおとなより難しいのだ。

大麻を吸った翌日、扁桃体はさらに大きな問題を抱える。ＴＨＣによって過剰に刺激された扁桃体では、カンナビノイド受容体が少なくなっている。そのため、脳に新たな情報への興味を抱かせるには、より多い刺激が必要となる。どうすればいいだろう。もちろん、もっと大麻を吸えばいいのだ。ティーンでは、脳が大麻に「浸る」ことは、急速に中毒につながる。

「医療用大麻と自然ヒーリングマガジン」を自称する「４２０タイムズ」が運営するブ

ログに、大麻を吸う娘に手を焼く父親が、メッセージを投稿した(7)。

「わたしは上流中産階級の、30代半ばの父親です。タバコは何度か吸いましたが好きではなかったし、アルコールも飲みません。ドラッグの合法化と使用を支持していますが、周囲の目が行き届く健康的な環境で、責任ある形での使用に限るべきだと考えています。15歳になるわたしの娘は、非常に優秀で、信頼できる子どもです。成績はオールAで、とてもしっかりしています。

束縛せず自由に育ててきたのですが、ずいぶん前から友人といっしょに大麻を吸ったり、酒を飲んだりしていたことがわかりました。この2ヶ月間、娘はわたしと妻に嘘をついていたのです。今は、学校から通知があるまで、自宅謹慎しています。けれども、問題は大麻を吸っていたことでも、嘘をついていたことでもありません。

通知があるまで、大麻を吸ってはいけないと告げると、娘は泣き崩れ、大麻が必要なのだと言い、やめようとしないのです。わたしから見れば、これは、娘は大麻を吸うべきではないという、確かな証拠です」

記憶障害、IQ低下、精神疾患

大麻の乱用と脳のダメージに関して、最も重要な要素は年齢である。ローティーンの使用者はおとなの2倍、中毒になりやすい。16歳になる前に大麻にふけった人は、集中力と注意力に問題があり、計画性、柔軟さ、抽象思考を測るテストで、そうでない人の

2倍ミスを犯す。また、若い大麻喫煙者ほど、吸う量が多い。結論。早く始めるほど、乱用は激しくなるのだ。

物忘れは、大麻を吸う人に最もよく見られる認知障害だ。THCはLTPに影響する。グルタミン酸受容体の働きを抑えて、記憶プロセスにおけるシナプスの構築を阻むのだ。さらに、カンナビノイドの影響は、おとなではそれほど長く続かないが、10代では数日続くことがある。研究者はLTPに着目し、ラットの脳の切片を2-AG（カンナビノイド）に浸して、その影響を調べた。すると、2-AGに浸さない切片は良好なLTPを示したが、2-AGに浸した切片はLTPが皆無かそれに近かった。カンナビノイドは、シナプス構築の2段階に働きかけて、LTPを阻害することがわかっている。まず、軸索が信号を送るのを妨害し、次に、シナプスを強めるのに必要なタンパク質の合成を妨害するのだ。

カンナビノイドのせいで記憶障害になるのは、おとなもティーンも同じだが、ティーンはより長い期間、その影響に苦しめられる。大麻を常用するおとな（30歳から55歳）の認知機能を調べたところ、大麻を摂取した後、数日から数週間、記憶と学習スキルが低下したが、28日目までに元に戻った。一方ティーンは、大麻をほんの少し摂取しただけで、おとなと同等の認知機能の衰えを示し、さらに使用を続けると、その衰えは完全には元に戻らず、場合によっては数ヶ月から数年も続いた。

さらに心配なのは、大麻の常用とIQ低下との関連だ[8]。この5年間に行われた複数の研究で、17歳になる前に大麻の常用を始めた人は、言語IQの低下が目立つことが確認された。さらに重要なこととして、fMRIで調べたところ、常用者とそうでない人では、意思決定に関わる脳領域の活性化のパターンが異なっていた。

また、大麻は、エラーの検知、とりわけ自分の考えや行動についての洞察に関わる皮質領域のはたらきを阻害することがわかっている。神経学者によると、エラーを検知する能力の欠如と、統合失調症による妄想を含むいくつかの精神病理には関連があるそうだ。統合失調症患者は健常者に比べて、脳の白質が少ないが、10代で大麻を常用していた人の脳でも同じことが確認されている。(9)

統合失調症になるリスクも、10代で大麻を常用していた人は、そうでない人の2倍から5倍高い。

以下は2010年にカナダの日刊紙『トロント・スター』に掲載された、ナンシー・J・ホワイトによる記事だ。(10)

17歳のドン・コルベールは、地下室で座って友人たちと大麻を吸っていた。ふいに、全てのカメラが自分を監視していると感じた。その後、放射性のマイクロチップが脳に埋め込まれていると確信するようになった。「実験室のラットみたいに監視されていると思った」と彼は言う。

大麻のせいで脳がおかしくなっているとは、思いもしなかった。コルベールは14歳から大麻を吸うようになり、17歳当時は日に10本吸っていた。

声が聞こえ始め、やがて自分は救世主だと思うようになった。ある日、警官が、つ

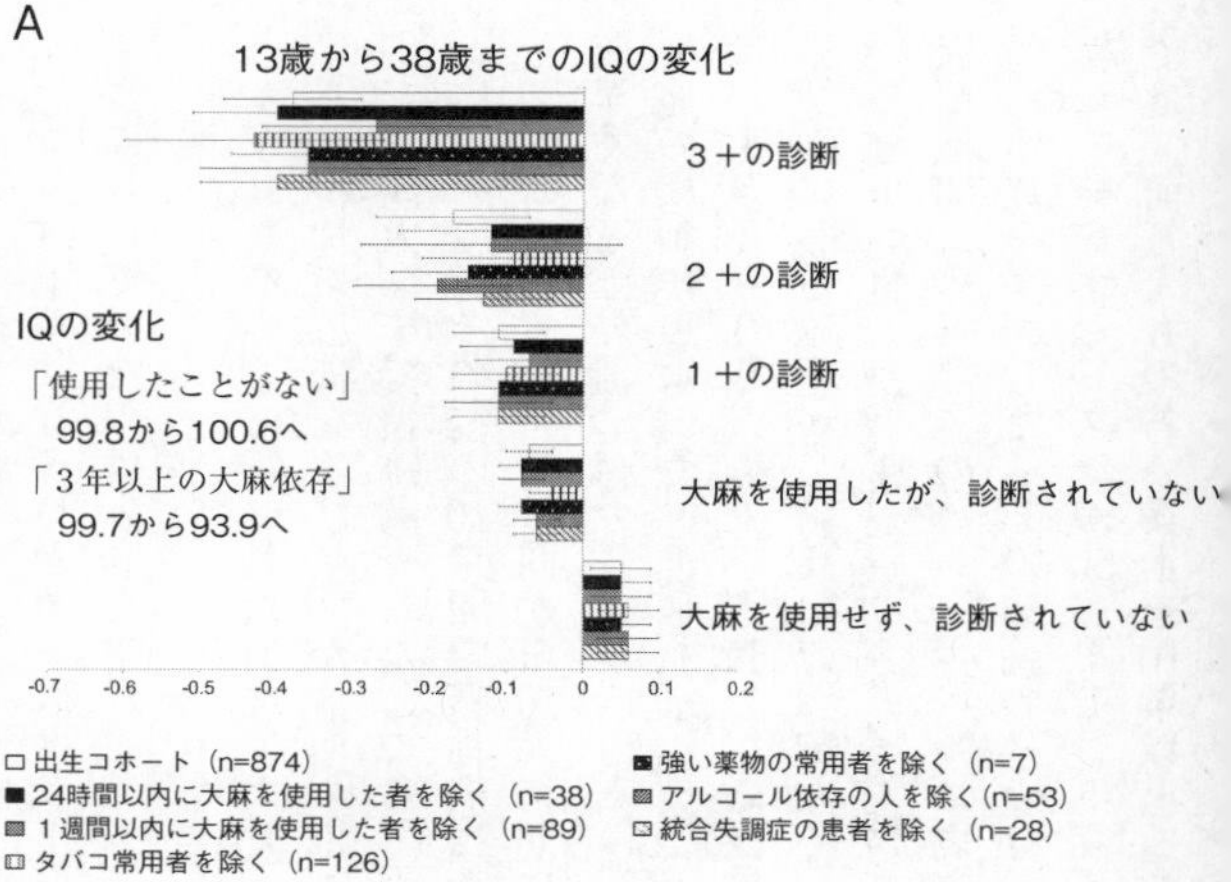

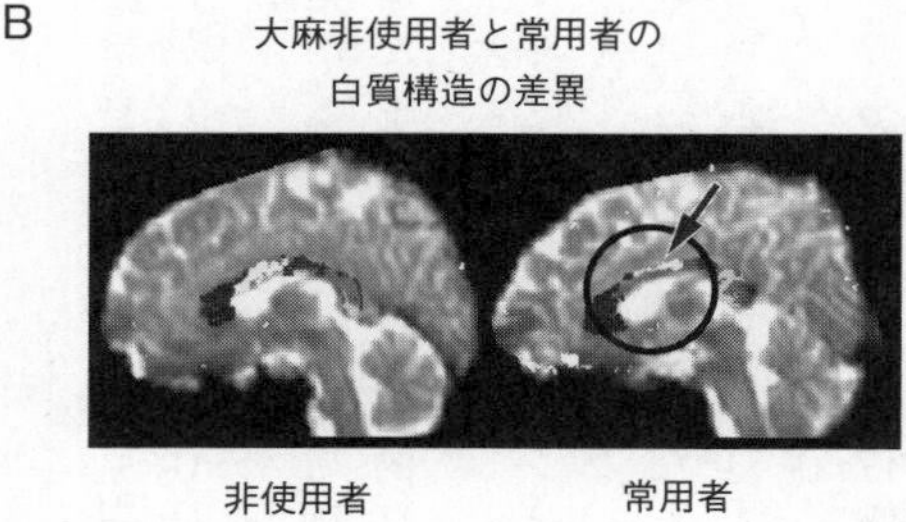

（図21）ティーンの脳の灰白質と白質に大麻が及ぼす長期的影響

A　17歳未満の大麻常用はIQ低下という結果をもたらし得る（常用歴が長いほど、低下が著しい）。

B　10代に大麻を常用した人は、脳梁（脳の二つの半球をつなぐ領域）が薄く、ミエリン化が進んでいないことを脳画像は示している。

じつまの合わないことを話す彼を病院へ連れて行き、そこでようやく、薬物による精神障害と診断された。

コルベールはLSDやエクスタシーといった他の薬物にも手を出していた。だが、主に吸っていたのは大麻だった。

イギリスを中心に行われた研究により、大麻は統合失調症の重要な原因因子で、常用すると精神疾患になるリスクが倍増することがわかった。[11] さらに、2000人近いティーンを成人期まで追跡調査したところ、大麻を吸ったティーンは、吸わなかったティーンに比べて、その後の10年間で精神病になる確率が2倍高いことが明らかになった。また別の研究は、小児期後期から10代初期に大麻を使用すると、精神病的行動の出現が3年早くなると結論づけた。

他の精神疾患も大麻と関連している。「カナダ依存症と精神衛生センター」の科学者は、1万4000人以上を調査し、ほぼ毎日大麻を吸う人は、そうでない人に比べて、精神病になる確率が2倍高いだけでなく、不安や気分障害、特に鬱になる確率が2倍高いことを発見した。また、「オランダ精神衛生と依存症研究所」は2010年に、世界保健機関(WHO)のメンタルヘルス調査が集めた17ヶ国8万5000人のデータに基づく研究を発表した。その結論の一つは、低年齢で大麻を用いると、17歳以降に臨床的鬱病を発症するリスクが50パーセント高まるというものだった。[12] さらに、スウェーデンでは、何万人もの若い兵士を10年以上追跡するという最大規模の研究が行われた。そして、最も使用量が多い人――自己申告で大麻を50回以上使用した人――は、大麻を全く吸わない人に比べて、統合失調症になる確率が6倍高い、という結論に至った。

なぜ、このようなことが起きるのだろう？　またしても基礎研究がその答えを教えてくれる。10代という成長期に脳が大麻にさらされると、多くの領域で受容体が変化する。そして海馬や皮質の受容体が変化すると、認知に影響するのだ。また、側坐核の受容体も変化し、その結果、脳は他の物質に対しても、より渇望するようになる。これは逆の方向でも起きる。例えば、タバコのニコチンは、カンナビノイド受容体の数を増やし、脳を大麻に対してより敏感にするのだ。

危険性を具体的、現実的に語ろう

大麻が公の場で語られるようになって以来、それがゲートウェイ・ドラッグかどうか、つまり、さらに強い薬物の使用につながるかどうかが議論されてきた。ティーンの薬物使用を専門とする研究者のひとりは、わたしにこう言った。「大麻は実際、ゲートウェイ・ドラッグですが、それはおそらく、あなたが予想するような形ではありません。仲間から圧力がかかるのではなく、仲間が強い薬物を使うのを見て、自分も使うようになるのです」

「13歳で大麻を始めたとしましょう。大麻を吸っていると、周囲にいる仲間は、他の薬物を試している。その子はまだ前頭葉が未成熟だから、他の薬物を拒むことができません。もとよりハイになっているから、大麻と他の薬物を混ぜても害はなさそうに思えるのです」

あまり知られていないもうひとつの事実は、大麻を吸うことで体内に入るタールと一酸化炭素は、タバコの3倍から5倍多いということだ。アメリカ肺協会によると、大麻タバコを5本吸うのは、紙巻きタバコを1箱吸うのに等しいそうだ。また、大麻を吸う人ができるだけ長く肺にとどめようとするその煙に含まれる発がん性物質は、タバコの煙より50～70パーセントも多い（水をフィルター代わりにする水パイプを使う人もいるが、大麻に含まれる主な発がん性物質のベンゾピレンは水に溶けないので、除去できない）。

大麻がティーンの脳に及ぼす影響を調べたこれらの調査の結果はすべて、世界中の親に告知されるべきであり、そのメッセージは極めて明快だ。大麻に対して、ティーンの脳は、おとなの脳ほど耐性がない。なぜなら、ティーンの脳は、最も精緻な領域――前頭前皮質――が成長する重要な段階にあり、大麻はまさにその領域に働きかけるからだ。これは小さな問題でも付随的な問題でもない。と言うのも、これらの領域は、日々の基本的な認知作業、すなわち、抽象的思考から、環境の変化に応じて行動を変えることや、不適切な反応の抑制までをも、つかさどっているからだ。

あなたが1960年代から70年代のアメリカに育ったのであれば、大麻を試したことがあるかもしれないが、ご存じの通り、今日の大麻はかつてのメリー・ジェーン（大麻の俗称）ではない。大麻は急激に効力を増し、ゆえに魅力と危険も急増している。そこで、どうやって子どもを大麻から遠ざけ、どのように子どもたちにその危険性を伝えるかについて語る前に、まず、あなたが何をすべきで、ないかについて、語らせてほしい。それは、問題を軽く捉えてはいけないということだ。自分にとって大麻はたいして害にならなかったという経験からであれ、息子や娘が大麻にふけっているのを知るのが怖いからであれ。また、自分や配偶者、あるいは友人が昔は大麻を吸ったなどと軽々しく口にしてはいけない。子どもはそうした話題に敏感で、けっして聞き逃さず、しっかり記憶に刻む。

最近の調査によると、ティーンが薬物乱用を思いとどまる最大の動機になるのは、親からの信頼や敬意を失うことへの恐れだという[13]。もちろん彼らはそんなことは口にしないが、研究者が大麻を試さなかったティーンに理由を尋ねると、大半の子は、「吸わないことを、親は望んでいるし、吸ったら、きっとがっかりするからだ」と答えたそうだ。この抑止力を活用しよう。ただし、息子や娘に気づかれないように。

薬物の乱用について語る時には、常に具体的かつ現実的に語ろう。子どもたちの人生の目標は何だろう？　彼らは何にいちばん価値を置いているだろう？　大麻を吸ったら、大学への進学、奨学金の獲得、代表チームへの選抜、自動車免許の取得、といったあらゆることが難しくなると、繰り返し語ろう。自分の言葉に説得力を持たせるには、もちろん、大麻が脳に何をするかをよく知っておかなければならない。本書はその役に立つだろう。息子や娘が、大麻は無害だ、いい気分にしてくれる、悪い影響はない、と言い張った時に、どう返せばいいか、知っておく必要がある。例えば息子が、大麻を吸うとリラックスして不安が和らぐ、と言ったら、「人生に不安はつきもので、それをいつも大麻で解消することはできない、不安を感じたらその原因を突き止めることが肝心で、薬に頼って逃げてはいけない」と語りきかせよう。

また、子どもに嘘をつくのもいけない。「パパやママはティーンだった頃に大麻を吸ったりハイになったりしたことはないの？」と子どもに訊かれたら、正直に答えるべきだ。けれどもそれはある文脈においてであり、今日の大麻は当時のものより強力で、何よりソーシャルネットワークのおかげで手に入れやすくなったということを、彼らに理解させよう。また、昔は、大麻が脳に及ぼす科学的影響について、今ほどわかっていなかったということも教え、それが明らかになった今は、その知識に基づいて判断するよう促そう。

そして、ティーンにとっては反復が重要なので（彼らは認めようとしないかもしれないが）、大麻について一度だけ語ったり、吸っていないかと尋ねたりしただけでよしとしてはならない。なぜなら、それでは足りないからだ。そういうわけでわたしは、ニュースや近所のティーンの話、もしくは新たな科学研究の結果を仕入れたら、必ずそれを好機として、大麻、タバコ、アルコール、ハードドラッグが他の人に何をしたか、あなたに何をするかを、息子と話すようにしている。聞いていないと思っても、子どもたちに語ることを避けてはいけない。子どもたちは聞いているからだ。

ティーンを対象とする近年の大麻研究が示唆することは深刻だ。成長の重要な段階にある脳を、大麻でいじったり阻害したりすると、成長の軌道を大きく変えることになる。しかもその弊害のいくつかは、ずいぶん後になるまで表面化しない。親として教師として後見人として、科学から目を背けると、わが子の危機からも目を背けることになるのだ。

本章で学んだ、親へのアドバイス

●若い方が中毒になりやすい――10代前半だとおとなの2倍中毒になりやすい。

●若い方が中毒が続きやすい――大麻の化学成分は脳の記憶シナプスの成長を妨げる。10代だと少しの大麻を吸っただけで、記憶力が低下し、その影響がおとなよりずっと長く続く。

●大麻は脳の成長過程の領域を狙う――大麻に対して10代の脳はおとなの脳に比べて影響を受けやすい。

●軽く見ないよう伝えること――日本では大麻はアメリカほど広く使われてはいないが、大麻で検挙される人の半数以上（２０１９年では57％）が20代以下。就職、スポーツの成績、運転免許の取得などのあらゆることにトラブルが起きる、と具体的にその害を伝えよう。

第一〇章　危険ドラッグが危険なゆえん

MDMA、コカイン、スピードなどの流行する危険ドラッグ。若い脳はおとなよりも速く強く中毒になり、死に至ることさえある

カリフォルニアに住む14歳の少女、イルマ・ペレスの場合、たった一度の過ちが、悲劇的な結末を招いた。[1] 姉のイメルダによると、2004年4月23日、イルマはパーティへ行って、MDMA（3、4‐メチレンジオキシメタンフェタミン）、通称エクスタシーを1錠もらった。ゆるやかな幻覚作用をもつ合成麻薬だ。飲んだとたん、気分が悪くなり、「吐いて、すごく痛そうにして、もがき苦しんでいた」。しかし、友人たちは面倒に巻き込まれるのを恐れて、救急車を呼んだりER（緊急治療室）に運んだりしようとしなかった。それどころか彼らは状況をますます悪化させた。イメルダがその詳細を、自ら設立を支援したウェブサイトwww.nationalparentvigil.comに書いている。

友人たちは妹に大麻を吸わせようとしました。薬効があると聞いていたので、吸えば落ちついて楽になると思ったそうです。妹は何時間も苦しんで、翌朝ようやく病院に運び込まれた時には手の施しようのない状態でした。5日後、生命維持装置は外さ

れ、妹は死にました……。結局のところ、何が原因だったのでしょう。法医学者のレスリー・エイブリー先生とピーター・ベンソン先生によると、妹の脳は酸素欠乏のせいで膨張していたそうです。『サン・マテオ・デイリー・ジャーナル』の記事では、「脳が頭蓋内から逃れようとしたせいで、彼女の小脳は溶けていた」とベンソン先生は言っていました。

麻薬に代わって跋扈《ばっこ》するMDMA

２００６年以来、年に一度、ヴァージニア州アーリントンの麻薬取締局前に数百人のアメリカ市民が集い、キャンドルを捧げて厳粛なセレモニーを開いている。８組のカップルが始めたこの催しは、「失われた未来への祈り：ドラッグによる死者を悼む」と呼ばれる。出席者の大半は、ドラッグで死んだ人の両親、兄弟姉妹、おじやおば、甥や姪といった血縁者だが、友人を追悼するために来る人も少なくない。追悼される人々の多くは、10代から20代の若者で、ヘロインやコカイン、あるいは処方薬で命を落とした。「失われた未来への祈り」のウェブサイトの壁紙には、１５０人以上の名前が刻まれている。すべてドラッグの犠牲となって、命を落とした人々だ。

２０１１年、Partnership at Drugfree.orgとメットライフ財団による全国的な調査が行われた。それまでの10年間、麻薬の乱用は着実に減少していたが、その調査により、エクスタシーを使用するティーンが67パーセント増えたことが明らかになった。エクスタシーは、元々は食欲抑制剤として特許を取得した薬で、一般にタブレットの形で摂取されるが、現在では医療目的での使用は認められていない。エクスタシーの主成分はMDMAで、最近流行のモーリーはその純度を高めたものだ。性欲を高め、気分を高揚させ、連帯感を強めるドラッグとして、若者の間で人気だ。アメリカ政府はモーリーを、スケジュールI薬物に指定した(訳注：日本ではMDMAは麻薬及び向精神薬取締法によって規制。不法所持は最高7年の懲役)。スケジュールIとは、乱用の危険性が高く、医療的な用途のない薬物で、不法所持により最高15年の刑期が科される。しかし、モーリーはEDM(エレクトロニック・ダンス・ミュージック)が流れる野外音楽パーティ「レイブ」では人気で、特にヨーロッパで普及している。レイブの参加者はモーリーがもたらす高揚感を、「ローリング(rolling)」と呼ぶ。それは陶酔が長引く状態で、電子音楽と、その絶え間ない催眠性のパルスビートと切り離すことはできない。このドラッグの強力なものは死を招きかねないが、買う側には中身がわからないので、レイブにテスト・キット(危険な偽薬を識別するキット)を持ちこむ人もいる。

エクスタシーの副作用は非常に強い。混乱、動揺、心拍の乱れ、発作、睡眠障害、肝臓の損傷、脳障害を招き、死に至ることもある。2013年9月にニューヨークで開催された世界最大級のEDMフェス、エレクトリック・ズー・ダンス・ミュージック・フェスティバルでは、MDMAを使用した若者2人が死亡し、4人が入院した(2)。3日間のコンサートの入場券は1日につき179ドルだったが、主催者は、若者の死を理由として最終日を中止し、料金を払い戻した。20歳のオリヴィア・ロトンドは、救急隊員の目の前で、「モーリーをたった6個飲んだだけよ」と言って崩れ落ち、数時間後、息を引き取った。

これらの思いがけない致命的な副作用は論外としても、ＭＤＭＡを使用すると、短期記憶と学習が妨げられ、また、気分の調節に欠かせないセロトニンの生産が阻害される。２００８年にオランダで行われた研究では、エクスタシーを服用すると海馬と白質の発達が永続的に阻害されることが、人間と動物の両方で確認された。少し摂取しただけで、そのような影響が見られた。青年期の脳は白質が形成されている途中なので、おとなの脳よりエクスタシーの破壊的な影響を受けやすい。とりわけ、エクスタシーがセロトニン細胞に影響することが、記憶機能と気分の混乱を招く。「ティーン」の頃にアンフェタミンにさらされたラットを、おとなになってから調べると、ワーキングメモリ（作業記憶＝情報を一時的に保存する記憶能力）の能力が著しく低下しており、前頭前野の機能が落ちていた。このような影響は、おとなになってからアンフェタミンを投与されたラットには見られなかった。ティーンにとって問題を大きくしているのは、彼らのニューロンがコカインやメタンフェタミンに対して、おとなのニューロンより敏感に反応する一方で、身体への副作用は弱く、特に、運動協調性があまり損なわれないことだ。当然かもしれないが、薬物を摂取しても、身体に不快な影響がでないと、中毒になりやすい、という研究結果が出ている。初めてドラッグを試して不快な思いをしなかった少年少女は、もう一度、そのドラッグを使用する可能性が高い。そして、繰り返し使用するようになるのだ。

ＭＤＭＡが及ぼす悪影響は、即時的なものだけではない。成長期の脳がＭＤＭＡにさらされると、ほぼすべてのシステムのシナプスが変化することが研究により明かされた。それには、セロトニンを作るシステムも含まれる。セロトニンが少なくなると、鬱病や鬱状態になりやすい。連鎖的に、グルタミン酸受容体の働きも阻害され、学習と記憶の機能に影響が出る。

若い脳はより速く、強くドラッグ中毒になる

エクスタシーやコカインのようなドラッグが、ティーンにとって、なぜ、どのように、危険かを調べる研究により、日々新たな発見がもたらされている。そうした発見はいずれも、成長期の脳、特にティーンの脳は、脳の化学的な仕組みに働きかけるドラッグに対して脆弱であることを語っている。ラットを用いた最近の研究では、若い脳はおとなの脳より低量のコカインに反応し、より深刻な症状を起こすことがわかった。また、若いラットはおとなのラットより簡単に、コカインという報酬を欲するように動機づけることができた。つまり、若いラットはコカインを断つのが難しく、おとなのラットより速く、より強度の中毒になるのだ。加えて、若いラットは、いったんドラッグを断っても、容易に中毒状態に戻った。人間についても同じことが言える。中毒患者10人のうち9人は、初めてドラッグを使用したのが18歳より前だったそうだ。

ティーンとおとなでは、コカインに対する反応も異なる。とりわけ重要なのは、コカインは脳を刺激してドーパミンを放出させるが、その量は、ティーンの脳の方が、おとなの脳よりはるかに多いということだ。ティーンの脳では特に二つの領域が、コカイン

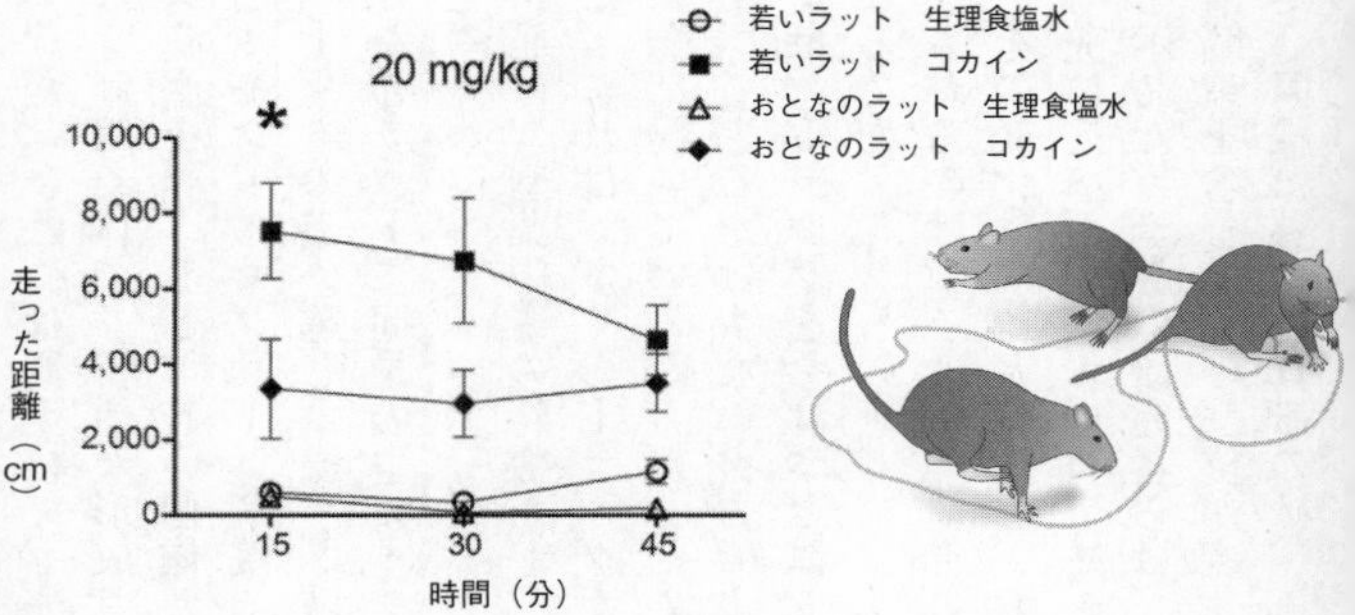

（図22）若いラットの行動に見られる、コカインによる増強作用

コカインを摂取すると、若いラットもおとなのラットもより速く走るようになるが、走る距離は、若いラットの方が、おとなのラットより長い。

の影響に敏感なようだ。ひとつは側坐核で、先に述べた通り、報酬システムの中枢である。もうひとつは背側線条体で、習慣が形成される部位だ。コカインを投与してこの2領域のドーパミン濃度を調べると、若い個体の方が、その濃度は高くなっている。(3) マサチューセッツ州ベルモントのマクリーン病院でラットによる研究を行ったある研究者は、これらの領域を「生化学の追い越し車線」と呼んだ。カナダで行われた同様の研究で、若いラットとおとなのラットに同量のコカインを投与したところ、若いラットの方がより速く駆け回った。

渇望と依存の再発は、麻薬中毒の特徴だが、ティーンはおとなより強く、早く、ドラッグに夢中になる。これは、多くのドラッグがターゲットとする報酬システムが、彼らの脳できわめて活発に働いているからだ。その中心となる側坐核は、思春期にはまだ成長途上にあるため、できるだけ少ない努力でより多くの興奮を得ようとする。そういうわけで、ティーンは、ドラッグをちょっと試してから3ヶ月もたたないうちに、毎週、使用するようになるのだ。

もうひとつ懸念されるのは、ラットの研究により、思春期の脳でドーパミンシステムが強められると、その変化はずっと持続し、おとなになってからも中毒になりやすいと示されたことだ。先に述べた、同量のコカインを投与すると若いラットの方がより激しく反応したことを示したカナダの研究者らは、ラットの側坐核、線条体、島皮質、眼窩《がんか》前頭皮質、内側前脳束を含む多くの部位が変化していることを発見した。いずれも中毒に関与する部位だ。同様に懸念されるのは、これらの変化が、1ヶ月ドラッグを断った後でも見られたことで、それはコカインの影響の永続性を示唆している。

脳内のドーパミンを狂わせる薬物の数々

コカインは脳を虜《とりこ》にする化学物質だが、その他、人気のある興奮剤として、アンフェタミンとメタンフェタミンを挙げることができる（訳注：日本ではいずれも覚せい剤取締法で規制。メタンフェタミンはヒロポンとして製造されているが、限定的な医療・研究用途に厳しく制限されている）。アメリカの高校の最上級生の4人に1人は、スピード（アンフェタミンやメタンフェタミンの俗称）のような興奮剤を使ったことがあると認めており、特に南西部と中西部の田園地帯では、ティーンがアンフェタミンを使う比率が、全国平均の2倍にのぼる。

コカインと同様、アンフェタミンとメタンフェタミンは、脳内のドーパミン濃度を高めて、陶酔をもたらす。注意欠陥多動性障害（ＡＤＨＤ）の治療薬であるリタリン、アデロール、コンサータなども、ティーンによる乱用が増えている。一般にティーンはそれらの薬を、ＡＤＨＤ治療とは別の目的で使用する。例えば、夜遅くまで勉強する時に眠気を払ったり、宿題をしたり論文を書いたりする時に、やる気や集中力を高めたりするのだ。しかし、それらの薬は興奮剤なので、思春期の若者を常習と中毒のサイクルに取り込むおそれがある。

全米の高校で急速に広まっているドラッグはヘロインだ（訳注：日本ではヘロインは麻薬及び向精神薬取締法で規制。不法所持は最高10年の懲役）。イアン・イーカリーノは高校時代に大麻や他のドラッグに夢中になり、そこから抜け出そうとして、2年近く苦悶した。(4) 母親のジンジャー・カッツは、「カレッジ・トゥ・スピーク」(子どもの薬物依存からの回復を援助する非営利団体)のウェブサイトで、20歳の息子がいかにやすやすとヘロインの虜になったかを書いている。

イアンが初めてヘロインを吸ったのは、亡くなる9ヶ月前のことでした。イアンは大学の2年生でした。友人ふたりが一緒で、ひとりは恐怖心に駆られ、もうひとりは吐き気をもよおしましたが、イアンはヘロインが気に入ったのです。そして中毒になりました。ついにリハビリ施設に行く気になった時、息子はわたしにこう言いました。「母さん、大学にはドラッグのビュッフェ(食べ放題)があるんだよ。お金がなくても、ただでくれる。だから夢中になってしまうんだ」

イアンはヘロインを過剰摂取し、ベッドで息絶えた。翌朝、その亡骸を発見したのは母親だった。

死の前夜、わたしはイアンの中毒が再発したことを知りました。わたしがとても動揺し、傷ついていることを、息子は知っていました。「母さん、明日の朝、お医者さんに診てもらいたい。友だちのところへ行くつもりはないよ」。息子はそう約束したのです。その後、息子はわたしがいた2階に上がって来て、こう言いました。「ごめんね、母さん」。その言葉は今も耳に響いています。まさか、階下に降りてまたヘロインをやるなんて、思いもしませんでした。あれほど悔いていたのに、ヘロインの力は、あの子より強かったのです。

一方、この10年間、ほぼ毎年増えつづけているのは、処方薬の乱用である。アメリカの高校の最上級生の15パーセントが、処方薬を医療目的以外で使用している。特に目立つのは、バリアム、アチバン、クロノピン、ザナックスなどの鎮静剤だ。オキシコンチン（麻薬系の鎮痛剤オキシコドンの商品名）を使用したティーンは、脳の報酬システムが変化し、生涯にわたって苦しむ可能性があることを、ロックフェラー大学の研究者が発見した。[5] 成長期の脳は余分なシナプスを刈り込んでいくが、オキシコンチンは脳をだまして、必要以上のドーパミン受容体を保持させるらしい。また、オキシコンチンなどの鎮痛剤はオピオイド受容体を活性化して、報酬中枢により多くのドーパミンを放出させる。

前章で言及したコネチカット州のリハビリ専門クリニックの管理者は、わずか13歳でアルコール依存症になったそうだ。中年になった今、彼は、子どもがスポーツで怪我をして鎮痛剤を飲み、そこからドラッグ中毒になる例を数多く見てきたと言う。この社会は痛みに対して軟弱すぎる、と彼はわたしに言った。親は子どもが痛がっているのを見たくないので、鎮痛剤の処方を求める。それで子どもは、パーコセット（処方箋が必要な鎮痛剤）などを飲むようになり、痛みが消えた後も飲みつづける。それは精神的に少々中毒になっているからだ。やがて、処方されていたパーコセットを飲みきってしまうが、薬局へ行けばほぼ同じ成分のオキシコドンを買うことができる。しかし、オキシコドンは高価なので、それより安いヘロインを差し出されると、断るのが難しい。しかも本人に中毒になっているという自覚は無く、注射を打つわけでもないので、安易にヘロインを吸引する。

だがヘロインは、価格はオキシコドンの10分の1だが、ドラッグとしての強さは10倍なのだ。こうしてあなたが知らないうちに、子どもは、スポーツで負った怪我のせいで鎮痛剤に魅了され、病みつきになり、やがて、ヘロインをやれば、より安価ではるかにハイになれることを知り、逃れようのない底に落ち込むのだ。ぞっとするような話だが、このリハビリテーション施設の管理者は、その実例をいくつも見てきた。「この種の危険を、どうやってティーンに教えればいいでしょう」とわたしは訊いた。すると彼はこう言った。「まず彼らが話を聞く気になっているというのが大前提です。その上で、そんな目にあった子どもの話を、自分にも起こりうることとして捉えさせ、どういう状況でそうなるかを想像させるのです。そうすれば、彼らはメッセージを深く理解できるでしょう」

若く敏感な脳はドーパミン過剰にすぐ慣れてしまう

思春期のドラッグ中毒がとりわけ危険なのは、長くドラッグに浸るうちに、ドーパミンが過剰な状態に脳が慣れて、ドーパミン受容体を減らすからだ。受容体が少ないと、得られる刺激が少なくなる。これが、ドラッグに耐性が生じた状況だ。そのため、最初に経験したような高揚感を得るには、より多くのドラッグが必要になる。また、彼らの報酬回路は若く敏感なので、早々と離脱症状（＝禁断症状）が生じるようになり、その程度もおとなより重い。不安、いらだち、鬱に苦しむようになり、それらから逃れようとしてまたドラッグに手を出すことになる。

また、思春期のドラッグの使用に関してぞっとするのは、10代を生きにくくしている脳の仕組みが、10代を薬物乱用に走らせることだ。彼らは前頭前皮質が未熟なために、衝動的な行動を抑制しにくい。結果を考慮するのも苦手で、行動を止める手段もほとんど持っていない。加えて、側坐核も未熟だが、それはおとなのものより活発に働き、最小の努力で最大の報酬を得ようとして、ハイリスク、ハイリターンの行動をティーンに取らせる。

ドラッグには即時的な危険が伴い、悪くすれば命に関わることは、今ではよく知られている。けれども、ドラッグがもたらす危険はそれだけではない。その影響は乱用した若者の家族だけでなく周囲のあらゆる人、特にほかのティーンに及ぶ。たった1錠、エクスタシーを飲んで死に至った、カリフォルニアの女子中学生、イルマ・ペレスが埋葬された後、ティーン4人と20歳の若者ひとりが、イルマにエクスタシーを与え、なおかつ必要な医療を受けさせなかったことの結果に直面させられた。

イルマの同級生の少女2人は、規制薬物を未成年に与え、傷害または死に至る可能性のある残忍な行為に及んだとして告訴され、その罪状を認めた。(6) 彼女らはほかの3人の起訴に関して地区の弁護士に協力し、少女のための8ヶ月のドラッグ・リハビリテーションのプログラムに参加した。20歳の若者、アンソニー・リヴェラは、エクスタシーを17歳のカリン・フィンツィに売ったという理由で5年の実刑判決を受けた。フィンツィはそれを、イルマの同級生2人に転売したのだった。またリヴェラは、エクスタシーを飲んで苦しそうにしているイルマに、楽になるかと思って大麻を吸わせた。そして5人目となる18歳のアンジェリク・マラビーは、イルマの死後、ドラッグを隠そうとしたリヴェラに手を貸したとして、6ヶ月の実刑判決を受けた。

わかっていただきたいのは、生物学的に見て、ドラッグは、おとなよりもティーンにとって、いっそう抗しがたい魅力があることだ。薬物を乱用するティーンに、わたしたちは積極的に関わっていかなければならない。それも、おとなの中毒者に対する時より、もっと心に寄り添う必要がある。ティーンには変化し回復する力があるが、その力を発揮させるには、きわめて積極的な介入が欠かせないのだ。「良い子」も、「悪い子」と交わって、薬物乱用の罠にやすやすとはまることがある。

だから親も教師も、ティーンの仲間も、その兆候に目を光らせていなければならない。引きこもり、食欲や睡眠習慣の大きな変化、過度のいらだち、身辺の不潔さなどが兆候となる。そうした兆候に気づいていないか、周囲の他のおとなにも尋ねよう。こんなことは言いたくないが、親はどうしても子どもをひいき目で見がちなので、疑いの閾値《いきち》は低くもつべきだ。そして怪しいと思ったら、子どもが学校に行っている間に、部屋を探るといい……子どものためにぜひそうしてほしい。何か証拠があれば、小児科の医師を訪ねて、見たことを説明しよう。ドラッグ中毒はただ非行というだけでなく、病気であり、治療が可能なのだ。無料のケアを受けられる場所や、何から始めればいいかを教えてくれるウェブサイトは多い。まずはNational Institute on Drug Abuse（www.drugabuse.gov）がお勧めだ。また、町や地域コミュニティにも、利用できる施設やサービスがあるはずだ。わが子に何かが起きていると感じたら、連絡をとるべきだ。それがわが子の命を救うことにつながる。

本章で学んだ、親へのアドバイス

●危険ドラッグの害を知ろう——「エクスタシー」は少し飲んだだけで、脳の海馬と白質の発達が妨げられる。青年期の脳は白質が発達している最中なので、その影響は特に大きい。

●成長途中の脳は速く、強く中毒になる——多くのドラッグが作用する、脳の報酬システムの中心「側坐核」は思春期ではまだ成長途上。それが活発に働いて、少ない努力で多くの興奮を得ようとするため、10代はおとなより速く、強く中毒になる。

●生活に現れる兆候を確かめよう――子どもがドラッグの罠にはまってはいないか、兆候に目を光らせよう。引きこもり、食欲や睡眠習慣の変化、いらいらした態度、不潔さなどがサインになる。

●何かを感じたら、すぐに相談を――ドラッグ中毒はただの非行ではなく、病気であり、治療も可能。子どもに何かが起きていると感じたら、ためらうことなくケアを受けられる窓口に連絡をとろう。

第一一章　脳をかき乱すストレスに要注意

子どもの感情の爆発はどこから問題か？　脳の記憶を担う海馬や感情を担う扁桃体には、ストレスやトラウマが大きく影響する

ティーンの親や教師は、彼らの気分がころころ変わり、怒ったり、泣いたり、不機嫌になったり、引きこもったりするのを毎日のように目の当たりにしている。敵意を向けられることとさえある。とりわけ思春期の子どもは、過度に興奮し、感情を爆発させがちだ。そこで問題となるのが、どこまでが正常で、どこからが異常か、ということだ。ありきたりなティーンの不安と、もっと深刻で厄介な不機嫌さをどうやって見分ければいいだろう。親は、子どもが学校でランチに何を食べているかさえ知ることができないのだから、彼らに自分が鬱であるとか、不安に囚われているとか認めさせるのは難しい。ましてや、彼らの方からそう打ち明けることなどとても期待できない。

感情は、幸福のバロメーターだ。わたしはハイスクールでボーイフレンドと別れた時や、大学で単位を落とした時にどれほどつらかったか、すぐに思い出せるし、医学部に合格した時の喜びも忘れることはできない。感情のない世界など、想像もつかない。そして青年期は、人生の他のどの時期よりも、感情に支配されやすい。ティーンはたいて

い、気分が高揚しているか落ち込んでいるかのどちらかで、その中間でいることはめったにない。親であるわたしたちは、彼らの気分の浮き沈みの激しさに途方に暮れることもある。だが、彼らは前頭葉で問題をスムーズに解決することができないのだから、代わりにフィルターや調整弁となって、心を落ち着かせてやるのは、親の役目だ。

では、彼らの感情の爆発、気分の揺れ、衝動的な行動、さらには、ひどい落ち込みについて、それがティーンとしては正常な振る舞いなのか、それとも、心配すべき鬱や不安障害などの兆候なのか、どうやって見分ければいいのだろう？　これらを区別する手がかり、目安、方法はあるが、そちらへ進む前に、青年期の成長において、感情とは何であり、何でないかを理解する必要がある。

ティーンの扱いが難しいのは、彼らの反応が理性ではなく感情に動かされがちだからだ。それを知っているのは、おとなだけではない。彼ら自身、よく知っている。時に彼らは、自分たちの生活は「ドラマみたい」で、状況によって「サイテー」にも、「サイコー」にもなると言う。

脳内の扁桃体とストレスホルモンが感情を不安定にする

感情は、扁桃体と密接に関わっている。扁桃体は、恐れ、怒り、嫌悪、パニック、悲嘆といった根源的な感情と反応の源なのだ。そして感情に関して、おとなとティーンの大きな違いは、ティーンは前頭葉の働きが悪いので、とりわけ危機的状況において、感情をうまくコントロールできないことだ。

第一章では、ティーンはストレスホルモン（THP）の働きが弱く、おそらくそのせいでおとなに比べてストレスに弱いことを学んだ。このストレスホルモンは、ティーンの脳では、不安を鎮静するどころか、さらなる不安をかきたてる。ストレスは思考や感情といった内的な要因からも、環境などの外的な要因からも、もたらされる。ストレスに関して、ティーンとおとなの脳の違いはそれだけではない。ティーンの脳は、前頭葉と他の部分とのつながりが不十分なので、抑制がききにくく、外からの脅威に対して過剰に反応しやすい。

恐怖のような根源的な感情は、視床下部・下垂体・副腎軸（HPA軸）によってもたらされる。ストレスの多い状況に直面すると、まず視床下部が反応し、THPとは別のストレスホルモン（CRH）を放出する。それを受けて、下垂体が副腎皮質刺激ホルモンを放出する。さらにそれを受けて、副腎が活性化し、アドレナリン（別名エピネフリン）を放出する。副腎は腎臓のすぐ上にあり、ストレスがかかると活性化し、心拍を上げ、血管を拡張し、酸素を増やし、消化管の血液を筋肉と四肢に送り、素早く逃げられるようにする。一方、本能が「逃げたりせず、止まって防衛せよ」と命じるのであれば、瞳孔が開き、視覚が鋭くなり、痛みを感じにくくなる。

これらはすべて、起こりうる「戦い」にそなえての準備なのだ。非常事態において、あらゆる刺激には危険が潜んでいるので、身体はそれに対して準備する。これが「闘争・逃走反応《ファイト・オア・フライト》（戦うか逃げるか反応）」である。原始の地球を歩き回っていた祖先たちに比べると、現代を生きるわたしたちは、生きるか死ぬかという脅威にさらされることははるかに少ないが、闘争・逃走反応は、わたしたちの遺伝子に組み込まれている。そして、前頭葉が扁桃体をうまくコントロールできないティーンは、ストレスに対して、過剰に反応してしまうのだ。

24時間サイクルで変動するストレスホルモン

アドレナリンに次ぐ、もうひとつのストレスホルモンであるコルチゾールも、青年期の感情を不安定にしている。通常、コルチゾールは24時間サイクルで変動する。ピークに達するのは朝（午前6時から8時頃）で、その後、午前中は急速に、午後から夕方にかけてはゆっくりと低下し、真夜中頃、最低レベルになる。複数の研究により、青年期中期から後期の、特に女子は、コルチゾールレベルが平均的なおとなよりやや高いことがわかっている。ストレス、悩み、心配、怒りといった否定的な感情はすべて、コルチゾールの分泌を増やす。孤独感もそれは同じで、青年期の孤立は、不安とストレスを招く。

感情の高揚とストレスは密接につながっている。そして青年期は、教室で皆の前で発表することから、仲間はずれになったり、いじめられたりすることまで、ストレス要因に満ちている。青年期に経験したストレスとトラウマは、その後の人生における心身の健康に、強く影響する可能性が高い。青年期のストレスは、おとなが経験するストレスとは異なる形で働き、この時期のストレスが強いと、学習や記憶に影響するだけでなく、後々、鬱やＰＴＳＤ（心的外傷後ストレス障害）といった心の病気になりやすい[1]。

ストレスを受けた子どもは、親の薬箱から興奮剤や抗不安薬を盗んで使うことがあり、薬物乱用にもつながりやすい。今日、不安を抱えているティーンは非常に多い。それは、さまざまな社会問題、不安定な家庭環境、インターネットが持ち込むあらゆる刺激、それに、携帯やスマホに絡む予測不能な事柄にさらされているからだ。問題なく育ってきた子でも、ストレスのせいでさまざまな問題にうまく対処できなくなることがある。

ストレスが記憶力、思考力を低下させる

ストレスは学習の大敵だ。あなたもそれをよくご存じのはずだ。多少のプレッシャーはプラスになるかもしれないが、限度を超えたストレスは、不注意や学習力の低下をもたらす。だれでも、スペリング・ビー（英単語のつづりコンテスト）の最中に固まっている子どもを見たことがあるだろう。緊張のあまり、普段なら簡単に書けるつづりが思い出せなくなる。これは実際に、記憶が「フリーズ（凍結）」しているのだ。原因のひとつは、海馬が通常の機能を停止することにある。なぜそうなるのか？　それはストレスのせいで増えたコルチゾールが、記憶機能を阻害するのだ。例えば、ラットは迷路の学習に長けているが、ネコのようなストレス要因がケージの外に現れると、脳がフリーズして、学習できなくなる。海馬は、記憶と学習において中心的な働きをしているが、慢性的なストレスによるダメージを最も受けやすい脳構造のひとつでもある。また、ストレスは、長期増強（ＬＴＰ）を阻害し、シナプス結合を除去することによっても学習に悪影響を及ぼす。

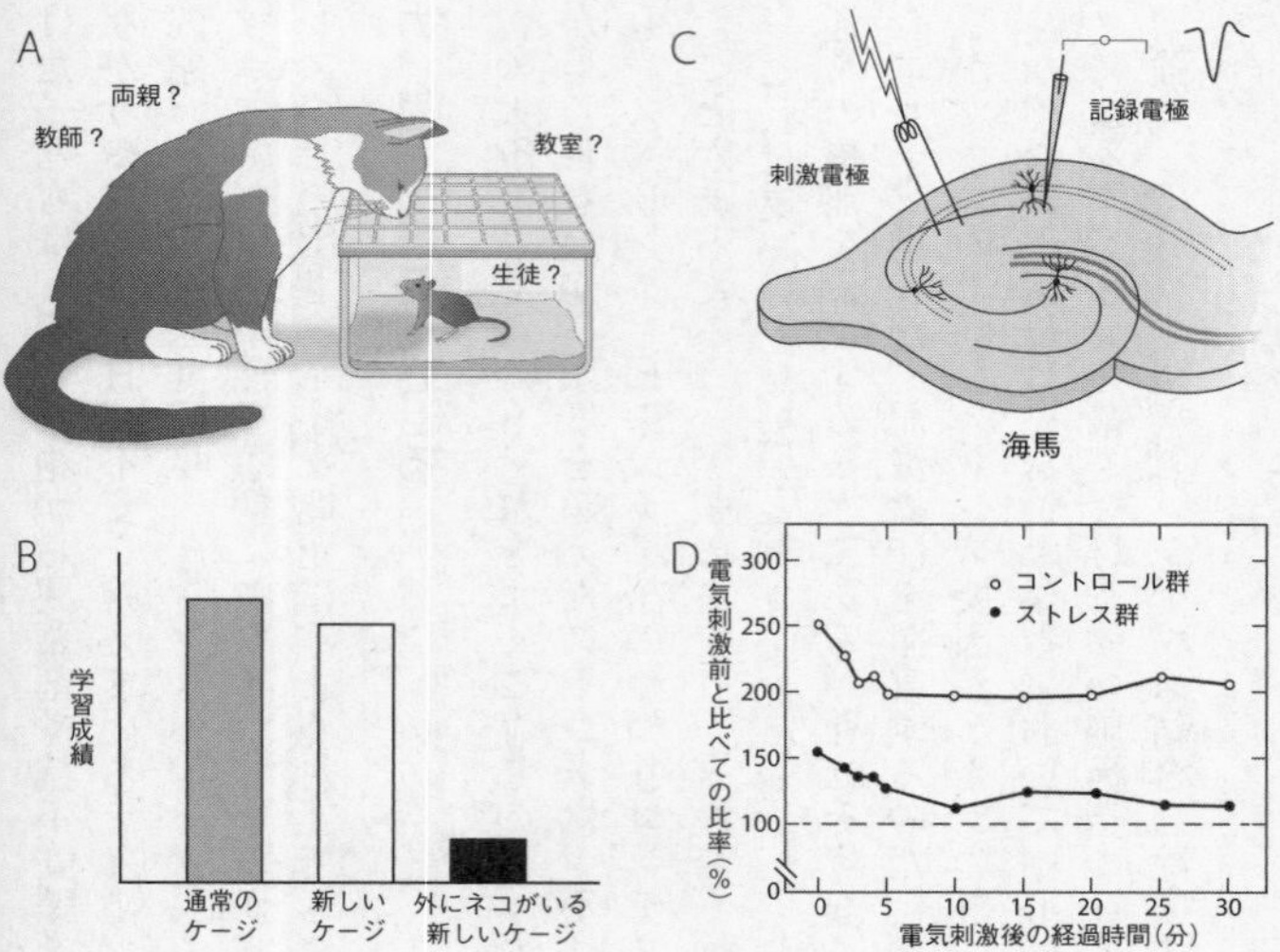

（図23）ストレスは学習と長期増強（LTP）を阻害する

A、B　ラットは、住み慣れたケージでも、新しいケージに移しても、学習タスクをうまくこなすが、新しいケージの外にネコがいると、頻繁にフリーズし、学習できなくなる。

C、D　「ストレスを受けた」ラットの海馬切片では、バースト刺激によるLTPが、コントロール群に比べて弱く、ストレスホルモンがシナプスに影響することが証明された。

わたしたち親は、ティーンが何をストレスと感じるかに注意を向け、学校が時として、ラットの実験におけるケージのような存在となり、親や教師が、ネコと同様のストレス源になり得ることを知っておくべきだ。

一般に、過剰なストレスがかかると、思考は柔軟性を失う。動物を使った実験では、一定期間ストレスを受けた後、成体の脳は10日ほどで元に戻ったが、若い個体の脳は、元に戻るのに3週間ほどかかった。これはストレスの影響が長く続くだけでなく、回復できなくなる可能性を示唆している。ティーンと彼らを取り囲む過剰なストレスを思うと、見過ごせない事実である。

他に、ストレスはどのように脳を変化させるのだろう？　研究者はその手がかりを見つけはじめたところだ。ラットの実験では、若いラットがストレスで無力になることが示唆された。マクリーン病院の研究者グループが行った実験では、若いラットが社会的に孤立すると、電気ショックなどの危険を避けなくなり、なされるがままとなった。[2]メスよりオスの方が、影響は大きかった。その脳を調べると、ミエリンだけでなくシナプスの量が、特に前頭葉と海馬で通常より少なくなっていた。扁桃体は肥大しているように見えたが、それはおそらく困難な状況に対処しようとしたためだろう。ストレスは、明らかにラットの脳の育ち方を変えたのだ。

トラウマを負うと若い脳はPTSDになりやすい

ストレスは、トラウマとも深い関わりを持つ。青年期は、他のどの年代よりトラウマを負うリスクが高く、トラウマは彼らの脳の成長に、壊滅的な影響を及ぼす。2010年、ノースカロライナ州で行われた大規模な研究によると、16歳までの若者の4分の1が、深刻な事故、病気、親の死、性的暴行、家庭内暴力、自然災害、戦争、テロといった「震度の高い」経験をしていた。[3]「震度の低い」経験には、両親の別居、離婚、親友や恋人との別れなどが含まれ、調査対象になったティーンの3分の1が、過去3ヶ月間に少なくとも一度、経験していた。

現在では、MRIで灰白質や白質の変化を見ることができる。それによると、ストレスを受けたティーンの脳では、ラットの脳と同様の変化が起きているらしい。人間の脳でも、前頭葉、海馬、扁桃体はストレス反応を調整する主な働きをしている。強いストレスを受けたティーンの脳では、ラットと同様に、海馬が小さくなり(記憶と学習にとってはマイナスである)、扁桃体が大きくなっているように見える。扁桃体が機能を強めることは、PTSDに見られる過剰な反応のいくつかを説明するだろう。

深刻なトラウマが長引いた場合、若者はおとなよりPTSDを発症しやすい。通常、PTSDは、身の安全や生存を脅かす事件やできごとを経験すると発症する。心に留めておくべきは、異常なストレスを経験したことのない正常な若者でも、扁桃体の働きが過剰になり、ストレス反応が強くなる場合があることだ。コーネル医科大学、サックラー研究所のBJ・ケーシーのチームは、fMRIを用いて7歳から32歳までの被験者80人の脳が、恐ろしい刺激(たとえばおびえた顔の写真など)にどう反応するかを調べた。[4]ストレスを感じる画像を見せられたとき、若者の扁桃体は、子どもやおとなのそれより

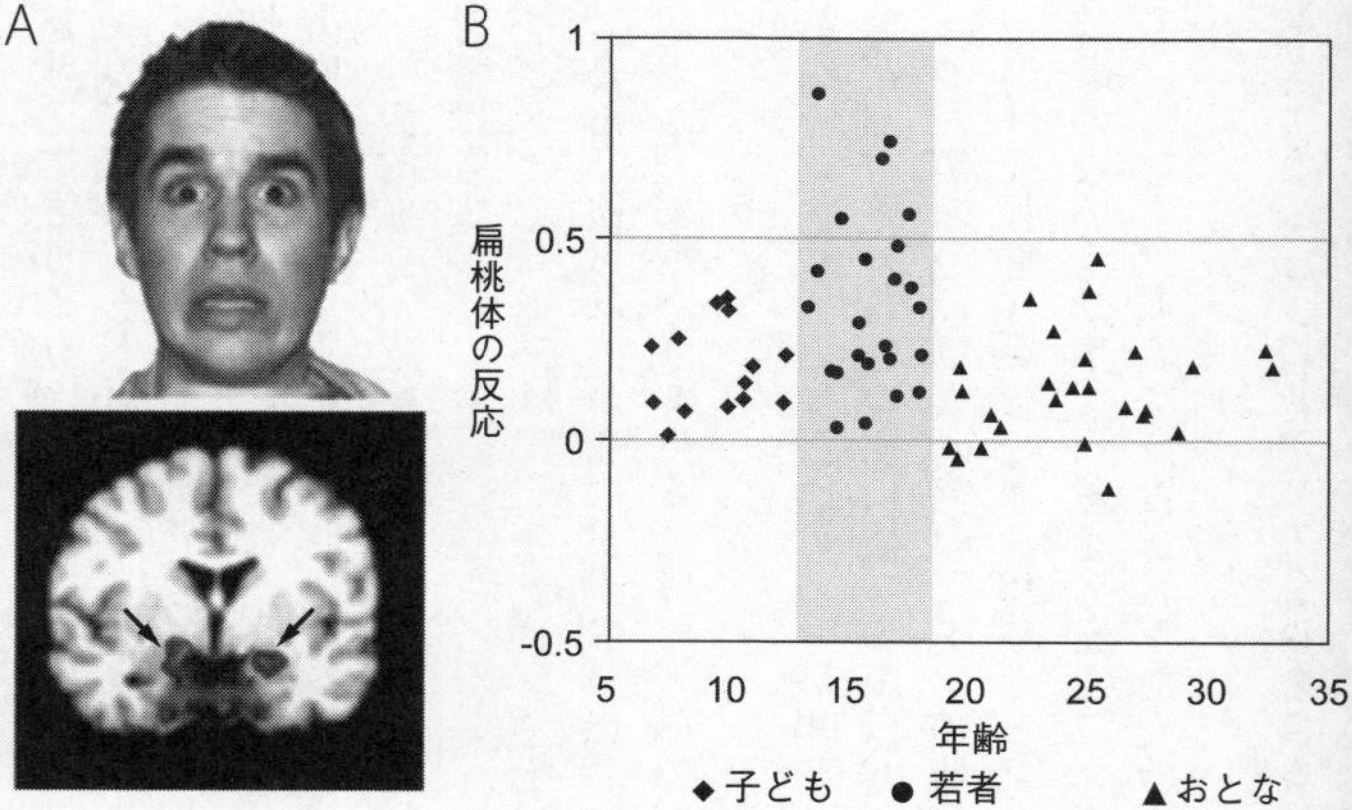

（図24）子ども、若者、おとなの、恐ろしい刺激に対する反応の違い

A　被験者に、おびえた表情とおびえていない表情を見せる。

B　fMRIで扁桃体の恐怖回路の活性の度合いを測定する。

全体的に見て、若者の反応は、子どもやおとなの反応より強かった。

はるかに激しく反応することがわかった。

つまり、ティーンの脳では、もともとストレス反応システムが過剰に活性化しているので、さらにストレスがかかると、大混乱が起きるのだ。PTSDを患うと、その後の人生を通じて、恐怖と不安に苦しむことになりかねない。青年期のPTSDは、恐怖と不安だけでなく、悲しみ、怒り、孤独感、自尊心の欠如、他者への不信などももたらす。また、行動面でも、社会的孤立、成績不振、攻撃性、性欲過剰、自傷、薬物やアルコール依存など、その影響は幅広い。

PTSDを患う子どもとティーンは、そのトラウマを、絵や遊びやゲームを通じて表現することが多い。また、彼らはおとなのPTSD患者より衝動的で、攻撃的だ。PTSDを患う人は、他人の恐怖や怒りを見るだけで、脳の感情中枢が異常に活性化するそうだ。

多くの人はPTSDを退役軍人と結びつける。戦場で兵士として戦うのは主に10代後半から20代前半の男女で、その若さゆえに彼らの脳は、年長の人々より大きな代償を支払うことになる。ユタ大学の退役軍人研究センターの研究者は、イラクやアフガニスタンで戦った兵士（大半は戦闘を目撃した）の46パーセントは、自殺を考えたことがあると報告した[5]。従軍経験のない大学生で自殺を考えたことがあるのは6パーセントなので、はるかに高い確率だ。同じく、実際に自殺を試みた人の割合は、大学生より7倍高かった。

アメリカ精神医学会によると、若者がPTSDを負う最も一般的な要因は、暴力を受けることと、愛する人の突然の死である。後者は、それほど珍しいことではない。しかし、医療関係者が青年期のＰＴＳＤを見過ごすことは多いと専門家は言う。それはおそらく、反抗、引きこもり、感情の爆発、鬱といった、この時期によく見られる心理的特徴が、ＰＴＳＤの指標と重なっているからだろう。青年期の鬱とＰＴＳＤの重要な違いは、ＰＴＳＤでは、不機嫌や引きこもりよりも、恐怖心と動揺が多く観察されることだ。当然ながら、トラウマをもつ子どもやティーンは、不安障害になりやすい。

トラウマとストレスはティーンの脳に害を及ぼすが、ストレスによる脳の変化は、青年期のずっと前、たとえば子宮の中にいた頃でさえ起きる。ある研究によると、母親が妊娠中に過剰なストレス（離婚や失業、愛する人の死など）を経験した子ども（17歳の男女）は、休んでいる時でもストレスホルモンのレベルが高かった。女性よりも男性の方が外傷性ストレスを受ける機会が多いが、同様のストレスを受けた場合、女性のほうがＰＴＳＤを発症しやすい。

肉体的あるいは精神的虐待もまた、永続的で過剰なストレスをもたらす。ユニヴァーシティ・カレッジ・ロンドンでは、表面的には健康そうだが、虐待された経験をもつ10代前半までの子ども20人の脳をｆＭＲＩで調べて、健康で虐待経験のない子どもの脳と比較した。虐待された子どもは、怒った表情の写真を見せられると、扁桃体と前部島皮質が活性化した。いずれも脅威を認識し、痛みを予測する部位で、活性化の様子は、戦闘兵の脳の活性化によく似ていた。

また、２０１１年後半から行われた研究により、虐待やネグレクトを経験した若者は、診断されるほどの精神疾患がない場合でも、脳にダメージを負っていることが明らかになった。エール大学の研究者らが、過去に身体的な虐待や精神的なネグレクトを受けた若者は、前頭葉の灰白質が少ないことを発見したのだ[6]。前頭葉の働きが悪いと、集中力、記憶力、学習能力が損なわれるだけでなく、やる気がわかないとか、衝動を抑えにくいといった弊害が出るおそれがある。さらに、精神的にネグレクトされて育った若者は、感情をコントロールする脳領域の活動が弱かった。身体的な虐待を受けた男子は、衝動のコントロールと薬物乱用に関わる脳領域が明らかに未発達で、それは、アルコール依存や薬物依存になりやすいことを意味していた。一方、女子は、鬱に関わる脳領域の活動が弱かった。しかし研究者らは、青年期の脳には可塑性があるので、これらの欠陥は永久に続くものではないと強調している。

トラウマを負った若者を癒すには?

はっきりしているのは、現代を生きる若者は無数のストレス要因に囲まれているということだ。また、デジタル技術を通して連日流れ込んでくる、騒乱や暴力や大惨事のニュースから子どもやティーンを守るのは、非常に難しい。そのため、トラウマを防ぐのではなく、トラウマを負った後の措置が重要になってくる。2013年4月に起きたボストンマラソン爆弾テロ事件のように、公の場でトラウマになりそうなできごとが起き、多くの人が同時に経験した場合はなおさらである。

個人的なトラウマについても同じことが言える。例えば、いじめ。面と向かってのいじめも、オンラインでのいじめも増える一方だ。ティーンは、いやがらせや批判に弱く、いじめっ子による批判が、根拠のない理不尽なものであったとしても、それを真に受けてしまう。学校も親も、いじめを真剣に受け止める必要がある。いじめを受けている子どもにとって、それは些細なことではないからだ。

アメリカ心理学会は、トラウマとなる出来事の直後に子どもや若者を助けるいくつかの方法を提案している(7)。

・見物人やメディアのいない安全な場所を、彼らのために用意する。

・暴力、破壊行為、身体的重傷、危険が持続する場所から、優しく、しかし断固として引き離す。

・震え、動揺、会話の拒否、大きな叫び、激怒といったパニックや強い悲嘆の兆候を示す子どもや若者をサポートし、気持ちが安定するまでそばにいる。

・思いやりに満ちた言葉や行動で、彼らを支援し、安全だと感じられるようにする。励ましは非常に大切だ。

・子どもに理解できる言葉で、トラウマを与えたできごとについて説明する。そうすれば彼らが、何が起きたかを理解し、コントロールできていると感じる助けになるだろう。

ティーンはトラウマに対して脆いが、逆に言えばそれだけ回復力もあるということだ。これは、ハイスクールのプロム(卒業時のダンスパーティ)を狙った爆破事件に居合わせたティーンの何人かが、事件のわずか数週間から数ヶ月後に大学の教室に戻ったケースでも確認された。回復力とは、生まれつき持っているかどうかというものではなく、学習できるものなのだ。ティーンはストレスの悪影響を受けやすいが、大方のおとなより柔軟で、ストレスに対処する方法を学ぶことができる。わたしたちはおとなとして、その情報を10代の息子や娘に届ける立場にある。体を大事にし、人生の主導権を握り、休息をとるよう教えるのだ。

まず、まともな食事をとり、十分な眠りをとって身体をいたわるよう促そう。そして、ささやかなものであっても目標を設定し、一歩ずつ前進することで、人生の主導権を握らせる。さらに、インターネットやメールやフェイスブックから離れて時間の余裕を取り戻し、信頼できる人に自分が抱える問題を話すよう導くのだ。

親であるわたしたちは、この「信頼できる聞き手」が、もし自分ではなく他のおとな、たとえば、おば、おじ、祖父母、あるいは、良識のある同年齢の友人であっても、受け入れる度量を備えるべきだ。10代のわが子が信頼するのが自分であれ他のだれかであれ、ティーン、特に過度のストレスを経験しているティーンにとって、おとなの存在と健全な家庭が非常に重要であることに変わりはない。

本章で学んだ、親へのアドバイス

●親や教師がストレス源になっていないか？――ラットは迷路学習が得意だが、ケージの外にネコがいると、ストレスで脳がフリーズして学習できなくなる。10代の青少年にとっても、時として学校がケージになり、親や教師がネコのようなストレス源になる可能性がある。

●虐待は脳の成長に悪影響を及ぼす――過去に身体的・精神的な虐待を受けた若者は、前頭葉の灰白質が少ない。前頭葉の働きが悪いと、集中力、記憶力、学習能力が損なわれ、やる気が出ず、衝動に負けやすい。

●トラウマを受けた若者を回復させるには――10代はトラウマに対して脆いが、逆に回復力もある。回復力は学習できるもので、ストレスにもうまく対応する方法はある。食事や睡眠をしっかりとり、信頼できる聞き手に話をさせれば、可塑性に富んだ若い脳は回復できるはず。

第一二章　精神疾患の危険信号

不安障害、抑鬱、統合失調症。原因の一つは感情を司る扁桃体。普通の気分の揺れと精神疾患の危険信号を見分けるには

子どもが青年期を抜けるまで、親は彼らといっしょに荒海を渡っているようなものだ。青年期は本来、気分の振れが大きく、極端な行動に走りやすい。だからこそ、親や教師は、彼らの精神面の渇望に気づいてやらなければならない。というのも、危機やストレスが多い青年期は、精神疾患になる危険性がきわめて高い時期なのだ。保護者が覚えておくべきルールは二つある。第1のルール。行動がどんどん変化し、他の症状も見えてきたら、注意レベルを引き上げよう。扱いづらい10代の一時期というだけではすまない何かが起きている可能性がある。第2のルール。後で悔やむより、事前に安全策を。急速に悪化に向かっている様子が少しでも見られたら、わが子を救う方法を探そう。

ティーンの問題行動や異常な行動は、憂鬱、悲嘆、反抗心、激怒、欲求不満といったさまざまな精神状態から生じる。そのような、過度に感情的ではあっても青年期としては当たり前の状態と、「本物の」精神疾患を区別するのは難しい。なぜなら、そうした行動は、人格障害や気分障害ではないティーンと、鬱病、双極性障害、統合失調症とい

った重い精神疾患を負うティーンのどちらにも見られるからだ。たとえば、一緒に暮らす我が子が鬱になっていても、親はその兆候を見逃しやすい。デジタル機器にあふれる現代では、普通のティーンでも、20年前のティーンに比べると引きこもりがちなので、ただシャイな性格なのか、それとも深刻な鬱なのかを見分けにくいのだ。また、今の10代は、以前のティーンほど集団活動に参加しない。こうしたことのすべてが、あなたの息子や娘が精神的な問題を抱えているかどうかをわかりにくくしている。本物の精神疾患であれば、診断を受けるべきだし、治療も可能だ。だがどうすれば、それを見分けることができるだろう？　どんな時に心配すべきだろう？

その目安となるものが二つある。気分の激しい変化と、日常生活の変化だ。気分の揺れがきわめて激しい時や、怒り、悲しみ、いらだちといった、一つの気分が他を圧倒しているような時、特にそれが2週間以上続く場合は、精神疾患を疑ったほうがいい。また、睡眠や食事の習慣の変化、感情をむき出しにする、危険なことを平気でする、友人や家族と過ごそうとしない、というのも危険信号である。友人関係がうまくいかない、余暇の活動をやめた、というのもそうだ。もうひとつ、両者を見分ける鍵となるのは、正常なティーンは、異常な行動が見られても、通常それは単発的なものであり、学校や職場ではこれまで通り勉強したり働いたりできることだ。

しかし、深刻な気分障害や情緒障害の場合、症状が一つだけということはめったにない。たとえば鬱病では、涙もろくなるだけでなく、食習慣が変わったり（その結果、太るか、痩せる）、家族との交わりを絶ったりする。自傷行為、アルコールや薬物の乱用、自己嫌悪、暴力が伴うこともあり、自殺を試みることも珍しくない。

他人の批判に対しても、きわめて過敏になる。本来ティーンは、学習、運動、社会性といったことで評価される世界に生きているので、そういう過敏さは、とりわけ危険だ。けれども、そのように繊細なだけでなく、身体的な愁訴、すなわち、頻繁に感じる痛みや吐き気、その他、本人も気づいていないような症状が伴ってはじめて、鬱病が疑われる。

青年期は喘息や糖尿病よりも精神疾患の人のほうが多い

青年期は特殊な時期で、いくつかの精神疾患は、この時期から発症しはじめる。ちょっとした驚きだが、精神疾患になるには、ある程度、脳が成熟する必要があるのだ。多くの気分や情動の障害には、前頭葉、特に前頭前野の異常が関わっている。ティーンは前頭葉が他の領域と十分につながっていないので、前頭葉の異常がもたらす統合失調症になりにくい。統合失調症が、幼少期には見られず、10代後半から20代前半に始まるのは、前頭葉とのつながりの未成熟さが一因になっているのだろう。

もう一つ興味深いのは、青年期では、喘息や糖尿病より、精神疾患になる人の方が多いことだ。ティーンの5人に1人は、日常生活に影響するほどの、精神や行動の不調を抱えている。さらに驚くべきことに、精神疾患の約半分は、青年期に発症する。12歳から16歳までの青少年のうち、自殺を考えたことがあるのは、女子の20パーセント、男子の10パーセントにのぼる。ティーンと若年成人の死因は、トップが自動車事故で、それ

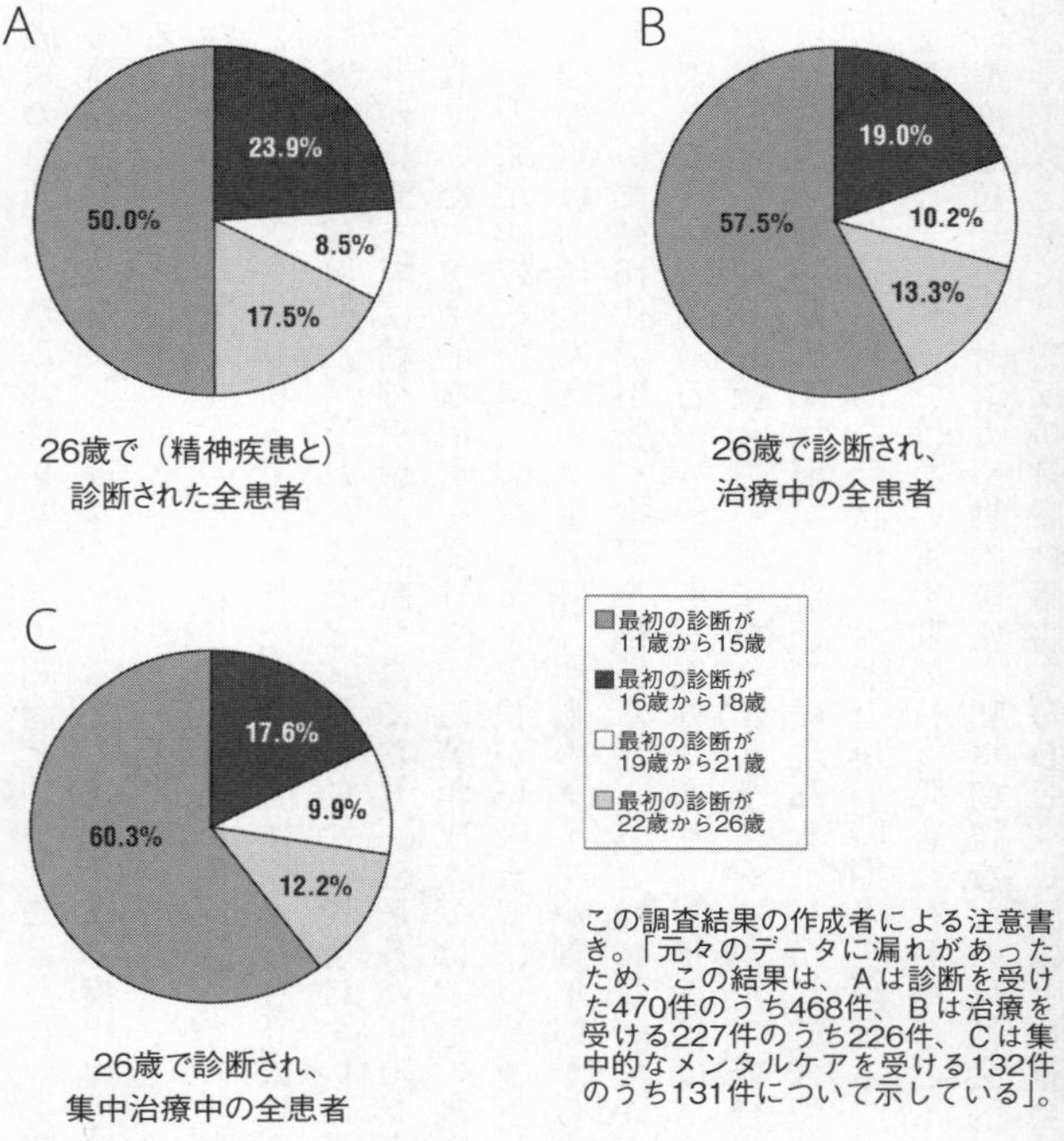

この調査結果の作成者による注意書き。「元々のデータに漏れがあったため、この結果は、Aは診断を受けた470件のうち468件、Bは治療を受ける227件のうち226件、Cは集中的なメンタルケアを受ける132件のうち131件について示している」。

（図25）精神疾患のある若年成人が青年期に受けた診断

A　26歳で精神疾患が確認された患者が、最初に精神疾患であると診断された年齢。

B　26歳で診断された患者のおよそ４分の３が、18歳までに同じ診断を受けていた。

C　集中治療を必要とする重篤な精神疾患患者のおよそ78パーセントが、18歳までに診断を受けた。

に続くのが自殺なのだ。青年期においては、薬物やアルコールの乱用、危険な行動、学業成績の急低下、さらには頻繁な健康問題といったことさえ、抑鬱や他の精神的ストレスの兆候かもしれないし、ひょっとすると、深刻な精神疾患の危険信号という可能性もある。

精神疾患を患う若年成人の4分の3は、11歳から18歳までの間に初めてその病気の診断を受けている。[1]イギリスで行われたある調査は、1000人以上の青少年を、幼少期から26歳まで追跡した。それによると、積極的治療を受けている若年成人の76・5パーセントが18歳までに精神疾患と診断されており、57・5パーセントは15歳までにそう診断されていた。集中的な治療を受けている若年成人では、その割合はさらに高く、78パーセント弱が18歳までに、60パーセント強が15歳までに、診断されていた。

重要な点は、ほとんどのケースで、疾患のタイプが青年期から成人期まで変わらないことだ。つまり10代で不安や抑鬱を抱えると、おとなになってからも、不安や抑鬱に苦しむことが多いのである。もっとも、例外はあり、青年期にはさまざまな症状が見られたが、おとなになって統合失調症になったケースもあった。統合失調症は一般に、10代半ばから成人期初期（30代前半を含む）に現れる。しかし統合失調症や鬱病、双極性障害の前兆と見なせる病的な症状は、もっと早い時期から現れる。

また、そこまで深刻ではない青年期の行為障害（CD：子どもらしいイタズラや反抗期の態度を超えて、ケンカや物の破壊、嘘や窃盗などの反社会的、攻撃的、反抗的な行動が半年以上続く）や反抗挑戦性障害（ODD：CDほど反社会的ではないが、明らかに同年齢の子どもの行動範囲を超えてかんしゃく、口論などの挑戦的な行動が半年以上続く。ＣＤより年齢が低いのが一般的）も、成人期のさまざまな精神障害の前兆となる。(2) 先のイギリスの調査では、11歳から15歳までの若者のうち、ＣＤと診断されたのは20パーセントにすぎなかったが、長じた彼らは、精神疾患を患うおとなの25～45パーセントを占めた。これまで精神医学では、若者のＣＤを軽視してきたが、以上のことからそれは間違いだと言える。もちろん、ここで一番大切なのは、若い時期に精神の問題を抱えると、おとなになってから精神疾患になる可能性が高いので、問題の大小にかかわらず早期に対処する必要があるということだ。親や教師、それにティーン自身が、この事実に気づくべきだ。

行為障害や反抗挑戦性障害は、控えめに言っても、家庭崩壊につながり得る。わたしの同僚にも、ＣＤと診断された10代の娘をもつ人がいる。その娘はもう何年も施設に入ったり出たりしている。ＣＤは10代で発症することが多く、アメリカ国立精神衛生研究所によると、ティーンの2～5パーセントがこの診断を受ける。ＣＤやＯＤＤの青少年は、暴飲や無防備な性行為、飲酒運転など、リスクの高い行動に走る危険性が高い。幸い、この関連はよく知られているので、ＣＤやＯＤＤという診断が明確な危険信号となり、積極的な介入の機会をもたらす。

ＣＤは社会にとっても多大な損失であり、そのコストは、家族、学校、医療、そして少年法システムが負担することになる。２００８年のカリフォルニア大学サンフランシスコ校の調査によると、ＣＤの子ども（あるいはティーン）１人にかかる年間医療費は

1万4000ドルで、CDではない子どもの2300ドルをはるかに上回った(3)。現在、行動の問題をうまく管理するための家庭用や学校用のプログラムは豊富にあるので、CDが疑われたら、できるだけ早くそれらを利用すべきだ。保護者のための管理訓練プログラムでは、セラピストが保護者に、子どもへの効果的な接し方や、適切な行動を促すための励ましや罰の使い方、そのタイミングを教えてくれる。保護者のためのオンラインコースは、www.thereachinstitute.org.などのサイトで入手できる。また、保護者や教師に、CDへの対処の仕方をアドバイスする学区もしだいに増えている。CDはティーンにありがちな望ましくない行動が極端になったものなので、親や教師は何らかの形で対処できるはずだ。

死につながることもある拒食症

次は、不安障害と摂食障害についてだが、これらも青年期に急激に増える。前章で見たように、青年期の脳はストレスに影響されやすい。だからこの時期に不安障害が多くなるのは当然である。最近の報告によると、近年、不安障害やそれに関連した拒食症などの障害がティーンに広まっているそうだ。アメリカの全国的な調査によれば、10代の子の2~9パーセントが、何らかの不安障害を抱えているという。不安障害には、強迫性障害(OCD)、パニック障害、広場恐怖症、その他の社会恐怖症が含まれる。不安障害には性差があり、女子の方が罹りやすく、その時期も早い。また、この障害は、環境のストレス要因と強く結びついている。最も一般的な摂食障害である拒食症はその典型で、一般に青年期に現れ、男子より女子にずっと多い。

最近わたしは、ある15歳の少女の話を聞いた。２００9年末、少女と母親はクリスマス休暇のあいだに増えた数キロの体重を減らすため、ふたりでダイエットを始めた。5、6週間後、母親は増えた分を落として、ダイエットをやめた。だが、娘は違った。２０１０年2月、少女の水泳コーチが、スクールナースに懸念を伝え、そのナースから両親に連絡がいった。少女は、食べ物を袖に隠したり、誰も見ていないときに捨てたりして、食べたふりをしていたのだ。

母親は娘をホームドクターのところへ連れていき、健康状態を観察してもらうことにした。また、心理療法医に定期的に診てもらった。しかしどちらも効果はなかった。２０１０年8月、身長約１７０センチのこの少女は、体重がわずか41キロになり、入院させられた。数ヶ月かけて10キロほど体重を増やし、退院して、クリスマスを自宅で過ごした。けれども、秋になって次の年度が始まるまで学校へは戻れないので、家から5キロほどのところでアルバイトを始めた。６週間後、彼女は倒れて再入院となった。その時になってようやく両親は、彼女が毎日、仕事場までの道のりを歩いて往復し、しかも、母親が用意したランチを食べていなかったことを知った。彼女は穿孔《せんこう》性潰瘍になっており、手術が必要だったが、それに耐えられるかどうか、担当の医師らに確信はなかった。手術はどうにか無事に終わったが、数日後、主要な臓器が弱り始めた。肺の虚脱（収縮して空気が入らない状態）、麻痺、脳の損傷が続いた。２０１１年3月26日、少女は心臓発作を起こして亡くなった。16歳だった。母親と一緒に少し増えた体重を減らそうと決意してから、1年と少ししか経っていなかった。

摂食障害の急性および即時性の症状、つまり過食や浄化行動（嘔吐、下剤の乱用など）はやっかいだが、摂食障害にはさらに大きなリスクが伴う。複数の調査によれば、拒食症のティーンのほぼ半数が、自殺を考えたことがあり、およそ10パーセントは自殺を試みているのだ！　さらに、２０１３年に発表されたドイツの調査では、摂食障害を持つティーンの半数が、他の精神疾患（特に、鬱病）を患っていることがわかった。研究者らは、摂食障害を早期に治療すれば、将来の精神障害の発症を防いだり、軽度に抑えたりできるだろう、と示唆した。つまり、行為障害と同じく、摂食障害も一つの危険信号なのだ。あなたはどれほど不快な思いをしようと、それに向き合わなければならず、自分が気づいた子どもの症状を、かかりつけの小児科医などに知らせる必要がある。

鬱病の10代は抗鬱薬の副作用も要注意

鬱病もティーンの間で増えている。青年期は、幼少期より鬱病の罹患率が高い。不安障害と並んで、鬱病、双極性障害などの気分障害は、ティーンの精神障害として最も一般的なものだ。青少年の20〜30パーセントは、少なくとも1度、強い鬱の症状を経験したことがあり、それだけで成人後に鬱を発症するリスクはかなり高くなる。研究者らは、ティーンの頃に鬱の状態を経験すると、それが本格的な鬱病でなくても、成人後に鬱病を発症するリスクが高まることを発見している。

しかし未成年と成人では鬱病の現れ方は異なる。若者の鬱病は慢性になりやすく、自殺のリスクが30倍も高い[4]。また、おとなは鬱になると、友人との関わりを避けがちだが、ティーンは逆に仲間集団と過ごす時間が増える。おそらくそれは、10代が人生において最も仲間を欲する時期であることに加え、自分の痛みや苦しみを友人だけがわかってくれる、と彼らが信じているからだ。

また、鬱に関して、未成年と成人では、診断後の重要な違いが二つある。一つはティーンにとって朗報で、鬱の未成年者は、薬を飲むと、おとなより早く症状が改善し、本人も回復を信じようとすることだ。だが、もう一つは懸念すべきもので、ティーンは、標準的な抗鬱薬（プロザック、ゾロフト、ウェルブトリンなど）に対する反応が、おとなと異なる場合があり、自殺願望や自殺行動を招くリスクが高いことだ。それらの薬は、選択的セロトニン再取り込み阻害薬（ＳＳＲＩ）で、脳内の神経伝達物質であるセロトニンを増やす。

かつて同僚から、友人夫妻のふたりの息子の話を聞いた。10代前半の頃、兄は鬱病で、ゾロフトを処方されていた。やがて彼は、自殺を考えるほどの絶望感に陥った。薬のせいだと夫妻は思った。ある日、彼は自室のクローゼットで首を吊った。こと切れるとき、足が突っぱり、反射的に壁を蹴った。隣の部屋にいた弟は、壁越しにその音を聞いたが、そんなこととは思いもしなかった。10年後、24歳になっていた弟は、抗鬱薬を飲んでいたが、やはり首を吊った。この兄弟のうち、向精神薬の副作用の犠牲になったのは、どちらか一方だったのか、両方だったのかは、わからない。それが兄だけだったとしても、隣の部屋で兄が自殺すれば、弟は十分にマイナスの影響を受け、その後の人生は暗いものになったはずだ。鬱になり、自殺に至ったのも無理はないだろう。

今日では、アメリカ食品医薬品局が、若い人向けの抗鬱薬にブラックボックス警告ラベル（深刻な、時には命に関わるリスクを伴うことを示すラベル）を付けている。[5] その薬には、プロザックやレクサプロという二つの選択的セロトニン再取り込み阻害薬も含まれるが、いずれも子どもやティーンの鬱病治療薬として承認されている（訳注：日本ではレクサプロが承認、プロザックは未承認）。

気分、行動、考え方、態度、感情が突然変わる時、特にその程度が激しい時は、抗鬱薬の副作用の兆候かもしれない。それらの薬を青少年に処方する医者は、患者と親にそのリスクをはっきり伝えるべきだ。幸い、選択的セロトニン再取り込み阻害薬とは異なる働き方をする抗鬱薬もあり、子どもや青少年の気分障害に処方できる。

双極性障害を持つ成人の20～60パーセントは、20歳になる前に、初期症状を経験している。この障害も、ティーンとおとなでは症状が異なる。ティーンでは、躁の症状だけが現れることは少なく、躁と鬱が交互に現れがちだ。さらに、躁あるいは鬱の時期に、怒りっぽくなったり、攻撃的になったりする。また、躁が強い時期に、妄想などの精神病性の特徴が増える。ティーンはおとなより躁と鬱のサイクルが速く、それぞれの期間が短い。また、往々にして複数の病気を抱えており、双極性障害に加えて薬物乱用などに苦しむ人も多い。

10代の躁病や双極性障害は、鬱病ほど一般的ではなく、11～18歳の青少年の精神疾患のうち、わずか1パーセント以下だ。とは言え、双極性障害は、10代半ばで発症することが多い。また、罹りやすさには性差があり、鬱を伴うものは男子より女子に多い。

全米の高校生の16パーセントが自殺を考えたことがある

抗鬱薬のせいかどうかは別として、何らかの問題を抱えるティーンにとって最大の危険は自殺である。アメリカ疾病予防管理センターによると、自殺は青年期から成人期初期の死因の上位に入っている。全米の高校生を対象とする調査により、衝撃的な事実が明らかになった。高校生の16パーセントが自殺を考えたことがあり、8パーセントが実際に試みたというのだ。自殺未遂の回数は女子の方が多く、男子の約3倍だったが、自殺に成功したのは、男子の方が多かった。おそらく男子は銃を使うことが多いからだろう。この割合の高さにはぞっとさせられる。とりわけ、誰でもインターネットで自殺の方法に関する情報を読めるという、不幸で悲しい現実を思えば。

子どもが自殺した後に、親や教師がよく口にするのは、その子の心の中で何が起きていたのかを知らなかった、ということだ。ティーンは本心を隠したり、偽ったりしがちなので、おとながそれを知るのは難しい。しかし、だからこそわたしたちは、日々、積極的に彼らと関わり、その生活で起きていること、その心の中で起きていることを知らなければならない。

だが、それでも、エリザベス・シンに起きたことを防ぐのは不可能だったろう。エリザベスはニュージャージー出身の、19歳の大学生だった。２０００年4月9日日曜日、服に火をつけて命を絶つ日の前日、彼女はマサチューセッツ州ケンブリッジにあるマサチューセッツ工科大学（MIT）の寮の自室で、数本のキャンドルを灯し、パソコン上で日記を書き始めた[6]。まずは「ヨガガール」と書いた。勉強のことを忘れてリラックスするために、彼女はよくヨガをしていたのだ。「残念だけど、ヨガのポーズをしながら一生は送れない。でもひょっとしたら送れるかもね」

快活な出だしで、心配になるような点は皆無だった。少なくとも、翌日、自殺するなどということは、まったく感じさせなかった。ヨガについて、ふざけた調子で書いた後、日記の内容は急に暗くなる。別れたばかりのボーイフレンドに宛てて、詩を書き始める。その詩の中で、彼女はこう尋ねる。「わたしが死んだら、あなたは白いバラを送ってくれるでしょうか。わたしの墓に供えてくれるでしょうか」。そして突然、我に返ったかのように、第三者のような口調で、自嘲する。「あ〜あ、憂鬱な気分。こんな時に書くのは、死にまつわる詩ばかりね（詩とも言えない戯《ざ》れ言《ごと》だけど）……。こうやって書き散らしていれば、自分の中の悪魔を追い払えるかしら。いやだわ。むしろ呼び寄せているみたい。わたしの悪魔はわたしより強いのかな」

その日の遅く、両親と妹が突然エリザベスを訪ねてきた。ニュージャージーの家から車で、テレビ、飲料水、シリアル、それにインスタント麺を届けてくれたのだ。近くの中華料理の店で家族揃って夕食をとっていた時、エリザベスは、この夏、両親の故郷である韓国に旅行するので、パスポート用の写真が必要だと話した。妹には、「近いうちにまたおいで。週末をいっしょに過ごしましょう」と誘った。食事を終え、家族はニュージャージーに帰っていった。エリザベスは自室に戻り、夜が更けてから友人に、お酒でタイレノール（解熱鎮痛剤）を1瓶流し込んで死にたい、と話した。しかし、実行せず、眠りに落ちた。それから24時間たった翌日の深夜、エリザベスの実家に電話がかかってきた。MITの職員からだった。「火事がありまして」。電話の向こうの声はそう言った。

親にとって、子どもの死ほどつらいものはなく、子どもの自殺ほど残酷なものもないはずだ。エリザベスの焼身自殺は異常だったが、同時に、ありきたりな自殺でもあった。自殺の仕方は異常だったが、衝動的でありながら考えた末の行為であり、ティーンの苦悩と鬱病の産物だったという点では、ごくありきたりな自殺なのだ。何よりそれは、年若い女性が、現在の不幸を乗り越えた先を見通せないことが生んだ結末だった。

ある女優の家族の統合失調症

２０１０年、わたしは、この分野では世界で最も規模の大きい専門家集団である北米神経科学学会の役員を務めていた。カリフォルニア州サンディエゴ市で開かれた年次総会で、光栄にも女優のグレン・クローズに会い、長く話をする機会を得た。グレンは『ナチュラル』、『危険な情事』、『ガープの世界』などに出演した映画スターで、精神衛生の問題に深く関わり、神経科学研究の擁護者でもあったので、その会に招いて基調講演をしてもらったのだ。グレンは温かく堅実な女性で、ユーモアのセンスがあり、精力的でもある。２００９年、彼女は、精神疾患への理解を深めるための非営利団体「ブリング・チェンジ・トゥ・マインド（Bring Change 2 Mind）」の設立を支援した。グレンは、わたしを含む神経科学者という熱心な聴衆に向かって、そうした行動は、患者の家族としての経験に根づいていると語った。

グレンは言う。「わたしはコネチカット・ヤンキー（ニューイングランド人）の12代目です。わたしの家族は、くじけるな、気合を入れなさい、つべこべ言わずに行動しなさい、余計なことは言わない、手の内を見せない、一生懸命働きなさい、泣き言を言わない、金を稼ぎなさい、倹約しなさい、堂々と戦って勝ちなさい、バックギャモンとブリッジとゴルフを学びなさい、カクテルパーティで上品に振る舞いなさい、というのが信条で、精神疾患についてはまったく無知でした」

この世界を知るきっかけになったのは、仲のいい妹、ジェシーと、甥のカレンがどちらも「双極性障害と統合失調感情障害を抱え、命がけで戦っている」ことを知ったことだ。グレンによると、予兆は数十年前からあったそうだ。当時、高校生だったジェシーの行動や情緒に、突然、異常が見られるようになったのだ。1970年代の初め、ジェシーは、グレンと同じローズマリー・ホール（現チョート・ローズマリー・ホール）という名門私立校に通っていた。けれども、気分の変動が非常に激しく、躁状態になると、しばしば衝動的な行動をとった。たとえば、クラスメートに挑発されて、寮母のネコをランドリーシュートに落としたりもした。気分の振れは成績に影響し、9年生をやり直すはめになり、10年生を落第すると、彼女の人生は負のスパイラルに陥った。何度も自殺を図っては入院し、その後は結婚と離婚を繰り返した。45歳になってようやく病気が正しく診断され、薬を処方された。

総会ではジェシー本人も演壇に立ち、10代の頃は、自分も家族も何が起きているかわかっていなかった、と語った。さらに、その何年も後、自身の精神疾患と闘っていた彼女は、息子のカレンに症状が出ていたのに気づかなかった。

ジェシーは言う。「精神障害は、それに関わった経験がないと、見つけるのは容易ではありません。1999年、カレンが精神疾患という地獄に転がり落ちていたとき、わたしは、息子はティーンらしく振る舞おうとしているだけだと思っていました。カレンは一番上の子どもなので、普通のティーンがどういうものなのか、わたしには見当がつかなかったのです。少しでも危険信号に気づけばよかったのですが。わかったのは、カレンがもう以前のカレンではないということだけでした。当時を振り返ると、息子に何が起きていて、どんな助けを必要としていたのかをまったく知らずにいたことを恥ずかしく、申し訳なく思います」

そのカレンも演壇に立ち、統合失調症はとても残酷なタイミングで発症すると思う、と語った。(7) と言うのは、一般にその病気が発症するのは10代だ。それはすなわち、同年代の仲間（つまり、他のティーン）も前頭葉が未発達で、共感や自己洞察が欠けている時期であり、それゆえ仲間からの助けが望めないのだ。その結果、社会的に孤立し、傷心している上に、屈辱を受ける。しかも、青年期のまっただ中というそれでなくても不安定な時期に、である。現在、カレンは30代だ。母親のジェシーは、今から振り返れば、彼が10代だった頃の症状は、とても思春期の苦悩と言えるようなものではなく、精神疾患の初期の兆候だったことがわかる、と明かした。

カレンのふさぎや引きこもりが、典型的なティーンの振る舞いではないという決定的な証拠は、彼が自分のことをキリスト、もしくは「地球に生きるもっとも邪悪な存在」と思い込んでいたことだ。モンタナ州ヘレナ市に家族とともに暮らしていたカレンは、父親に連れられて同市の病院の緊急治療室へ行った。そこで彼は、部屋の壁紙の幾何学模様を見つめながら、「青い四角、赤い四角、青い四角、赤い四角……」と繰り返した。カレンが言うには、そういう規則性が自分を「現実」に引き戻す助けになるのだった。そして鍵のかかった精神病棟に入れられると、自分は戦ってここから出なければならないと思ったそうだ。

ぼくはひれ伏して、神に祈り始めました。避けようのないこの戦いを耐え抜くことができるよう、お守りください、と。理由が何であれ、人生のために戦うしかないと思ったのです。明らかにぼくは鎮静を必要としていたので、病室に警備員が呼ばれました。身の危険を感じ、談話室から持ってきた椅子をつかみ、壁を背にして立ちました。看護師がそばを走り抜け、開いていたドアを閉めて鍵をかけました。ぼくは追いつめられたのです。それから4人の警備員に、両腕と両足を押さえつけられました。警備員たちと戦っているとき、ふと見上げると、髪もひげも白い年配の男性がそばに立っていました。神様だと思って、助けを求めました。なぜ助けてくれないのか、わかりませんでした。でもこれはその人の戦いではなく、ぼくの戦いでした。その後、拘束具でベッドに縛りつけられ、強いハルドール（抗精神病薬）の注射を打たれて、気を失いました。

脳がある程度成熟しないと、統合失調症は発症しない

統合失調症は、鬱病や双極性障害、不安障害ほど多くはないが、珍しい病気ではない。およそ100人に1人が罹患する。興味深いことに、統合失調症が発症するには、脳がある程度、成熟する必要がある。一般に、症状が最初に現れるのは10代後半から20代前半だ。その危険信号となるのは、引きこもり、社会的孤立、愁訴、食習慣や衛生状態の変化など、鬱病のそれに似ている。しかし統合失調症ならではの特徴もいくつかある。幻覚、奇異な話し方、極度の不安などで、それに偏執行動、被害妄想、誇大妄想が重なると、手がつけられない状態になる。また、現実世界からの乖離《かいり》や逃避が見られ、それがこの病気の英名、「schizophrenia」の由来になっている。直訳すれば、「分裂精神障害」である。そう聞くと、人格が分裂するようなイメージだが、実際は、現実世界から「分離」するのだ。慢性疾患で治療が必要とされ、特に青少年がその初期段階にある場合は、治療が欠かせない。

統合失調症で心配なのは幻覚だが、10代の幻覚は、統合失調症よりも、LSD、PCP（フェンサイクリジン）などの薬物や、より一般的なアルコール、大麻などの大量摂取によって起きることの方が多い。もっとも、薬物による幻覚には、しばしば鎮静、運動障害、錯乱が伴うが、統合失調症の幻覚にそうした症状は伴わない。

統合失調症の原因となる主な危険因子はストレスで、その点は、気分障害や不安障害

と同じだが、他に少なくとも二つの危険因子がある。それは、受胎時に父親が高齢であることと、青年期に頻繁に大麻を使用することだ。オランダ精神衛生と依存症研究所の研究者たちは、4000人の青年を追跡調査し、10代前半で大麻を使用すると、統合失調症などの精神疾患になるリスクが高まることを明らかにした。(8) 最もリスクが高いのは、近い家族に統合失調症かほかの精神疾患の患者がいる青少年だった。大麻を吸わなくても、そうした家族がいるティーンは、およそ10人に1人が精神疾患を発症する。だが大麻を使えば、そのリスクは5人に1人へと倍増する。一方、家族に精神疾患患者がいないティーンが精神疾患を発症する割合は1000人に7人だが、日常的に大麻を吸うと、そのリスクは2倍になるという。

病的な症状がない場合でも、過度の孤独感や無気力といった、否定的な態度や感情が見られる場合、特に、それらが2週間以上続く場合は、ティーンの一時的な気まぐれでは済まないものが潜んでいる可能性がある。そのせいで学校の成績が急激に落ちたり、ベッドから出ようとせず学校を休みがちになったりするなら、精神疾患が疑われる。

では、精神疾患になる時、青少年の脳では何が起きるのだろう？　前章で述べたように、疾患の主因になるのはストレスだ。青少年の脳は成熟するにつれ、HPA軸（視床下部‐下垂体‐副腎軸）という、主要なストレス反応メカニズムが激務を抱えるようになる。鬱病は、幼少期から青年期にかけて脳内でコルチゾールが過剰になるせいで、HPA軸がうまく働かなくなって起きるようだ。コルチゾールレベルの上昇は、青年期や成人期初期の鬱病の発症前に起こり、その予兆となる。コルチゾールを他の人より多く分泌する人がいる理由は、まだよくわかっていない。

鬱病を見つける生理学的、生物学的検査はないが、研究者らはそうした検査を開発したいと願っている。唾液中のコルチゾールの量は、ストレスの指標となり、体に負担をかけずに採取できる。患者は刺激を受けながら、ストローで唾液をカップに垂らすだけだ。この検査ですべてがはっきりわかるわけではないが、鬱病を発症する患者の心理プロセスを見きわめる助けになるだろう。

不安障害の10代の脳は扁桃体が活性化していた

不安感は、憂鬱な気分と同じく、青年がよく口にする感情である。単なる神経過敏や焦燥、恐れだったものが、本格的な不安障害に発展することも珍しくない。ティーンはしばしば理由のわからない不安を訴えるが、それらはあまり害はなさそうで、ストレスになるとも思えない。この年代は本来、心配しがちで、落ち着きがなく、イライラしやすいものなのだ。しかし、不安が高じて当たり前のことまでできなくなると、それは不安障害と見なせる。不安障害になると、日常の活動をやめたり、新しい経験を躊躇したり、避けようとしたりする。さらに、そういう不安を克服したい、和らげたい、あるいは否定したい、という気持ちから、無謀な行為に走ったり、薬物に手を出したり、無防備な性行為にふけったりしがちだ。身体に症状が出ることもある。頭痛、腹痛、疲労感、震え、発汗、過呼吸などだ。

不安障害や衝動制御障害と診断される青少年の50〜75パーセントは、最初の兆候が青年期に現れる。しかし、アメリカ国立精神衛生研究所が発表したように、不安障害の中には、特に青年期に多いわけではないものもある。

不安障害を患う青少年とおとなの大きな違いは、不安の源である。おとなの場合、不安は一般に、健康や金銭の問題、職場での苦境、家庭の問題から生じる。一方、青少年の場合、不安は友人や学校に起因することが多い。つまり、友人たちに受け入れられているか、成績はどうかといったことだ。そして、一般的なティーンの不安と、不安障害の不安の違いは、その中身ではなく、程度である。2000年に、ある不安障害クリニックが行った調査では、不安障害と診断された若者に、何に対して最も頻繁に不安を感じ、何に対して最も強く不安を感じるか、を尋ねた。その答えは、不安障害のない青少年の答えとそれほど変わらなかった。次に挙げるのは不安障害と診断されたティーンの答えだ。

最も頻繁に不安を感じる対象

1 友人
2 クラスメート
3 学校
4 健康
5 成績

最も強く不安を感じる対象

1　戦争
2　身の安全
3　自然災害
4　学校
5　家族

不安障害のティーンと、ありがちなストレスを抱えるティーンとの違いは、ストレスの程度と持続性である。不安障害と診断された青少年の脳画像を見ると、恐怖や感情に関わる大脳辺縁系、特に扁桃体が、平均的なティーンのそれらより活性化しているのがわかる。研究者らは、不安の強さと扁桃体の活性度に正の相関が見られることを何度も確認してきたが、鬱病と関係があるのは左脳の扁桃体で、不安障害と関係があるのは右脳の扁桃体である。右脳扁桃体は、他者の感情を感知する部位だ。

青少年の扁桃体は、元来、過活動ぎみで、ゆえに前頭前野によるしっかりとしたコントロールが必要とされる。しかしこれまで述べてきた通り、ティーンは脳が発達途中なので、トップダウン型のコントロールができない。

青年期において、女子は男子より不安障害や気分障害になりやすい。女子は、日々の生活の中で、ささいなことにもストレスを感じやすく、しかもそのストレスへの対応が男子より下手だ。女子は、前頭葉の下部にある脳梁が太いので、共感力が高いといわれるが、そのせいで、社会的な人間関係に自分を合わせようとして、過剰なストレスを感じるのかもしれない。２００９年、アメリカ国立精神衛生研究所の研究者らは、女子は互いを評価しあうだけで、脳の感情回路が活発になることを報告した。(9) 女子にとって思春期は、仲間にどう見られるかが最も気になる時期なので、対人関係のストレスが不安障害につながりかねない。

強い不安を感じがちなティーンは、不安障害と診断されてもされなくても、自分で治そうとすることが多い。２０１１年、フィンランドの研究者グループがある調査を開始した。それは現在も続行中の「青年期メンタルヘルス・コホート」で、(10) フィンランドの15歳と16歳の男子９０３人と女子１１６７人、計２０７０人を対象とする。研究者らは、特に不安障害と飲酒率に注目した。被験者のうち、不安障害と診断されていたのは、４パーセントだった。調査を始めたとき、不安障害と診断されたティーンのうち、毎週飲酒すると答えたのは10パーセントにすぎなかった。しかし2年後、その割合は65パーセントに増えていた。毎週の飲酒は、不安障害になるリスクを3倍高くした（ただしこの調査では、男子と女子との違いを調べていない）。

ティーンの感情や精神の脆弱さは、強調してもしすぎることはない。10代は発達の特別な段階にあり、ゆえにストレスに対して過敏で、自己分析や洞察力が欠けており、その上、彼らが惹かれる仲間集団は危険信号を理解できず、他者に共感しにくい。だからこそ、ティーンのそばにいるおとなたちには大きなチャンスがある。注意を怠らず、これまでに培ったスキルを駆使して質問し、探りを入れ、つながりを保とう。最も重要なこととして、普段と違って見えるところが少しでもあれば、医師や専門家に相談しよう。

しかし、最近のティーンはひとりで自室にこもり、インターネットや携帯電話にかなり長い時間を費やしているので、危険信号を見つけにくくなっているのも確かだ。

以前なら、社会的孤立に気づくのは容易だった。食堂やスクールバスやベンチでぽつんと座る者を見つければよかったのだから。今ではオンラインで社会と交流する時には当然ながらひとりでいるので、社会的孤立の発見がいっそう難しくなっている。だが、調べなければ本当のことはわからない。家庭では、わが子の生活に入り込もう。わが子やその友人の方から警鐘を鳴らしてくれると期待してはいけない。

本章で学んだ、親へのアドバイス

●青年期は精神疾患になる危険性が高い時期――覚えておくべきルールその1：子どもの行動が変化し、他の症状も見えてきたら、単なる反抗期ですまない可能性がある。注意レベルを引き上げよう。その2：少しでも悪化の様子があれば、後で悔やむより事前の安全策を。

●疾患か、性格か？――「本物の」鬱と、ただシャイで引きこもりがちなのかを見分ける基準は二つ。気分の激しい変化と、日常生活の変化だ。

●若い時期の問題を放置しない――精神疾患を患う若者の4分の3は、11歳から18歳で病気の診断を受ける。そして疾患のタイプはずっと変わらない。つまり、若い時期の精神の問題はそのまま精神疾患につながる可能性があるので、問題にすぐ対処する必要がある。

●自殺につながるリスクも――拒食症の10代の約半数が自殺を考えたことがある。鬱病の若者はおとなに比べて自殺のリスクが30倍も高い。

●おとなが兆候に目を光らせる必要がある――10代は発達の特別な段階。自己分析や自分自身への洞察ができず、仲間たちも共感力がまだ発達していない。だからこそ、精神疾患の兆候がないか、そばにいるおとなたちが気づいてあげなくてはならない。

第一三章　デジタル中毒の脳内汚染

24時間デジタル機器を使わない実験の若者の恐ろしい感想。ゲーム中毒者の脳を検査すると、薬物中毒との共通点が見つかるという

２０１２年５月のある日の午後、見知らぬ人からメールが届いた。件名は「パソコン中毒」。若い男性からで、最近、青年期の脳に関するわたしの研究について読んだそうだ。冒頭で彼は、15歳の頃は孤独で内向的で、暇なときはたいていティーン向けのチャットルームで過ごしていた、と書いていた。簡単に人と「出会う」ことができ、自分の興味のあることについて匿名で語り合うことができたからだ。しかしそれがやがて中毒のようになってきた。彼は現在26歳で、長年の間に、オンライン上の経験の方が「オフライン」の経験より現実的で、楽しく感じられるようになってきたという。「その後、ぼくの人生は負のスパイラルに落ち込みました」。チャットルームが「やみつき」になり、パソコン上の生活と現実の生活を別々に生きているような感じがしてきた。チャットを始めてから11年が過ぎた今、彼はパソコン中毒に悩み、苦しんでいた。わたしの意見を聞きたくて、そのメールを書いたそうだ。

わたしは、できれば力になりたいと思い、返信を書いた。「ネット中毒にはドラッグ

中毒を導くのと同じ報酬中枢が関わっています。また、10代の脳は中毒になりやすいので、神経生物学の観点から言えば、あなたがネット中毒になったのも無理はありません。デジタルの世界は、他人との交流が苦手だったあなたに、その手段を与えてくれただけなので、後ろめたさを感じる必要はないのです」と。しかし彼は、わたしに教わるまでもなく、それを理解していた。青年期は依存症になりやすい時期だが、同時に、自分で何かを決断するための探究の時期でもある。けれども、この相談者のように、その探究を仮想世界でも進めると、視野が歪み、何が現実で何がそうでないのか、わからなくなってくる。また、寝室でデジタル世界をひとりでうろつくティーンにとっては、社会から切り離されていること自体がストレス要因になりうる。

テクノロジーはドラッグ同様の中毒性がある

今日の10代から20代の若者は、驚くほど多くの電子的な娯楽にさらされ、かつてない新たな刺激に囲まれている。テクノロジーは新しいものを追求する機会を人に与えるが、刺激を受けやすい若い脳は、最新のデジタル玩具があるだけで気が散る。最新のｉＰｈｏｎｅは、アルコールや大麻やセックスや速い車と同様に、脳の報酬回路のスイッチをオンにし、ドーパミンの急増をもたらすのだ。

ある意味、テクノロジーはドラッグに等しい。アメリカ心理学会も、アメリカ精神医学会も、インターネット中毒を精神障害として認めていないものの、２０１３年に出版された『精神障害の診断と統計マニュアル』第5版（ＤＳＭ‐Ｖ）の付録には、「インターネットゲーム障害」が追加され、さらなる研究が必要、と書かれている。しかし、どちらの機関もやや時代に遅れているようだ。インターネットを過剰に使うことが若者の気分に影響することを示す証拠は続々と増えており、鬱状態や学業成績の悪さと、ネットに費やす時間を減らせないことに関係があることを、多くの研究が明らかにしている。実際のところ、インターネットの「オーバーユーザー（過度の利用者）」の中には、自ら中毒であることを認め、専門家の助けを求める人が増えてきている。２００９年には、ワシントン州の田舎のフォールシティに、アメリカ初の「インターネット中毒」専用の居住型治療センター「リスタート」が設立された。

若者たちの「デジタル断ち」実験

２０１０年春、ある実験が始まった。メリーランド大学のメディア・リテラシー基礎課程で学ぶ２００人の学生が、普通とは違う生活をするよう教授から頼まれた。デジタルの機器や娯楽と一切、接触せずに、24時間過ごしてほしいと言うのだ[1]。この実験の結果は、世界中の報道機関に取りあげられ、それに刺激されてスーザン・メラー教授は、より幅広い実験を行った。最初の実験も、メラー教授の実験も、簡単な依頼で始まった。

「自分で決めた24時間の間、すべてのメディアとの接触を断ってください。つまりインターネット、新聞、雑誌、テレビ、携帯電話、ｉＰｏｄ、音楽、映画、フェイスブック、プレイステーション、ビデオゲームなど、すべてを断つのです。

うっかりメディアと接触しても（たとえば、つい携帯電話に出るなど）、あきらめる必要はありません。そのミスをメモして、24時間やり遂げましょう。途中で何かミスを犯しても、嘘はつかないでください。どのくらいできたか？　何が起きたか？　それがあなたにとってどんな意味があると思うか？　それをはっきり報告してください。

宿題や仕事でパソコンを使う必要があるかもしれませんが、使わずにすむ24時間を見つけましょう。宿題や仕事はそれまでに片付け、24時間たったらまたスムーズに始められるよう、計画を立てましょう。重要なのは、24時間を経過することではなく、その間ずっと、いかなるメディアも使わずにいることなのです」

メラー教授は、メリーランド大学のメディア・パブリック・アジェンダ国際センターのメンバーで、この2度目の実験は、「メディアとグローバルな変化についてのザルツブルグ・アカデミー」と協力して行った。実験はアメリカを含む12ヶ国（訳注：日本は含まれていなかった）の1000人近くの学生が対象だった。[2]24時間のメディア禁止期間が終わった後、学生たちは感想を次のように記した。

「頭がおかしくなりそうでした」
「ぼんやりして、身体に障害が起きたように感じました」
「死んだような気がした」

同様の感想が、世界中で繰り返し語られた。

イギリスで

「空っぽ。むなしさに押しつぶされるようでした」

「プラグが抜けて……生命維持装置が止まったような気がした」

「頭も体も動かなくなったみたいな気分だった」

中国で

「ベッドにすわってぼんやりしていました。何もすることがなかったので」

「心に何の感情も湧かなかった……大切なものを失った気がした」

ウガンダで

「自分に問題があるように感じた」

「（終了時間が近づくと）1分ごとにカウントダウンして、1秒も余分に過ごさないようにしました」

「とても孤独でした」

メキシコで

「その日はずっと不安だった。誘拐から地球外生物の侵略まで、あらゆるシナリオが頭に浮かんだ」

アメリカで
「完全にパニック状態だった」
「まるで拷問されているような気分でした」

これらの学生の多くは、自らのメディアの習慣をドラッグやアルコールの中毒にたとえ、24時間、それを断った時の感覚を、禁断症状のように語った。アメリカのある学生は、「携帯を使えないので、クラック常用者のようにうずうずしていた」と答えた。メキシコのある学生は、「夜遅くなって、聞こえてくるのは（サイコパスのような声で）『フェイスブックをしたい』『ツイッターをしたい』『ユーチューブを見たい』『テレビを見たい』という言葉だけだった」と書いた。イギリスの大学生は、「ある種の疾患、つまり中毒のようだ。ぼくはメディア過食症になった。15時間ずっと、ひもじい思いをして、それが終わるとどか食いした。メール、テキストメッセージ、BBCのiPlayer、チャンネル4のオンデマンド放送、フェイスブック。これらがない世界なんてありえない、無意味だという気がした。中毒になっているのはわかっているけれど、恥ずかしいとは思わない」と書いている。

おもしろいことにいくつものオンラインのメディアは、見出しに「中毒」と大々的に書きたて、若者の熱狂的な「テクノ中毒」を警告したが、その一方で自ら様々なリンクやコメント欄、フェイスブックのボタンといったものを用意している。ユーザーはフェイスブックの「フォロー」「シェア」「いいね！」ボタンをクリックし、「マジヤバい」「書き込みよろしく」とツイートし、写真、動画、コメントを送れるようになっている。これでは、メディアなしで丸一日を過ごそうとした学生の多くが、自分の感情や心理がおかしくなっているように感じたのも無理はない。

「神経が高ぶっていました」

「本当に苦しくて、不安だった」

「不安で、いらいらして、心細い思いがしました」

「これまで感じたことのない不安を感じた」

メラーは精神科医や神経科学者ではなく、この実験は科学的というより社会学的なものだった。それでも被験者の回答を読めば、デジタル技術に親しんで育った若者の脳内で何が起きているのか、と思わずにいられない。ピュー研究所の「インターネットとアメリカ人の生活に関するプロジェクト」による２０１２年の調査によると、12歳から17歳までの若者の95パーセントがインターネットを利用し、81パーセントがソーシャルメディアを利用している。[3] 94パーセントがフェイスブックのアカウントを持ち、41パーセントが複数のアカウントを持っている。

ティーン向けの週刊誌の記事で、シカゴの高校生ふたりが、スマートフォンの人気と、生徒たちが教師や監督者に隠れてスマートフォンを使っている実態についてレポートした。インタビューされたある生徒は、「高校2年の頃は、スコーンサンドにして持ち込んでいたわ。茶色のナプキンで包み、スコーンの間にはさむの。手荷物チェックでは、オレンジジュースのかわいいコップとおいしそうなスコーンサンドを金属探知機の上に置けば、無事通過できたわ」と言った。別の生徒は、長い髪をおだんごにして、その中に隠して登校したそうだ。「金属探知機が鳴っても、わたしのスマホは見つからなかった」と彼女は言った。高校3年のある生徒の言葉は、ティーンとスマートフォンの異常なほど緊密な結びつきを語っている。「スマホの中に生活のすべてが入っている。もしなくしたら、ぼくは死んじゃうよ」

ネット中毒の脳と薬物やニコチン中毒の脳は似ている

スマートフォンは、わたしたちの意識に深く入り込んでいるので、利用者の3分の2が、着信がなくても電話がバイブレーションを起こしているように感じる時がある、と報告している。現象研究者らはこれを、ファントム・バイブレーション・シンドローム（幻想振動症候群）と名づけた。先の証言から判断すると、隠れドラッグ中毒者に見られる行動の多くが、インターネット中毒者に見られるのも不思議ではない。たとえば、行動を秘密にする、嘘をつく、通常の活動をおざなりにする、社会的に孤立するといったことだ。

デジタルでつながりたいという強い欲求は、行動レベルと生化学的レベルの両方で起きる。スマートフォンが発するベル音、金属音、振動、着メロは、脳内に「わあ！」の瞬間をもたらす。新しいメッセージや投稿を開くのは、デジタルのプレゼントを開くかのようで、脳内に快楽物質のドーパミンが多量に分泌される。[4]

実際、インターネット中毒に薬物中毒との共通点がかなり見られるという証拠は多い。青年を対象とする、ｆＭＲＩを用いた最近の研究により、コカインやメタドンの中毒が、脳半球の結合パターンだけでなく、ドーパミンを伝達物質として用いる重要な領域も変化させることが明らかになった。興味深いことに、ｆＭＲＩで調べると、インターネット中毒者の脳にも、似たようなパターンが見られた。驚かされるのは、薬物中毒者と違って、この神経生物学的変化をもたらしたのが、化学物質ではなく、精神活動だということだ。すなわち、「物ではなく心」がそれをもたらしたのだ！　したがって、ネット中毒の研究は、中毒の回路そのものを明らかにし、リハビリのためのすぐれた指標を提供する可能性がある。

ネット中毒の若者が最も時間を費やすもののひとつは、ビデオゲームだ。それは、視覚と聴覚を刺激するユーザー・インターフェイスを使ってコンピュータとやりとりする電子ゲームで、コンピュータ、ｉＰａｄ、ｉＰｈｏｎｅ、Ｘｂｏｘ、ゲームボーイ等々、あらゆる媒体で楽しむことができる。

もっとも、ビデオゲームが誕生したのは、半世紀以上前のことだ。その正確な日付は1958年10月18日で、生誕の地は、いかにもふさわしいことに、ロングアイランドのブルックヘブン国立研究所である。毎年恒例のビジター・デーを前に、計測器部門の責任者である原子物理学者のウイリアム・ヒギンボーサムは、ビジターが楽しみながら研究について理解できるような娯楽を作ることを思いついた。そうして生まれたのが、史上初の対戦型コンピュータゲーム、『テニス・フォー・ツー』である。古い白黒テレビに似たオシロスコープ上に、二次元の「テニスコート」が現れる。コートは中央に縦線があり、明るく光る点が軌跡を残しながら、「ネット」を越えて行ったり来たりする。プレイヤーはコンソールのボタンを操作してサーブやボレーを打ち、ダイヤルを回して見えないテニスラケットの角度を調整する。1958年当時、このコンピュータゲームをプレーするのに何百人もが列をなしたと聞いても、おそらくあなたは驚かないだろう。

本書で紹介する多くの研究と違って、ビデオゲームが脳に与える影響に関する研究の大半は、人間を実験台として行われた。動物を使ってゲームの模擬実験をするのはかなり難しい。ラットがコントローラーを操作して『グランド・セフト・オート』(最新のクライムアクションゲーム)をプレーできるだろうか? とうてい無理だ。

そういうわけで、ゲームについては人間を被験者とし、心理テストやfMRIでその影響が調べられてきた。fMRIでは、研究者はゲームをする人としない人のオン、オフする脳領域を調べて、サイズを測定する。2012年に中国で発表された研究では、ゲーム中毒の17人の若者と、性別、年齢、教育レベルは似ているがゲームをしない若者16人の脳画像を比較した(5)。まず、リスクを好む度合いを調べるテストでは、ゲームをするグループの点数がかなり高かった。次にfMRIで調べると、ゲームをするグループは、前頭葉と他の領域のつながりが弱く、他の領域のつながりの度合いは、ニコチン中毒者の脳とよく似ていた。前頭葉とのつながりの緻密さを調べた研究でも同じことが確認された。

韓国で行われた別の研究でも、ネット中毒が青年の脳構造に影響することがわかった。(6) ネット中毒と診断された15人の若者（男子）の脳と、ゲームをしない若者の脳を比較すると、前者は眼窩前頭皮質が小さかった。リスクに立ち向かうことを調整する領域である。同じパターンが、強迫性障害を持つ人にも見られる。

平均的な若者、特に男子は、21歳までにビデオゲームをおよそ1万時間プレーする。お金儲けや成績向上につながらない技術を磨くのに、ずいぶん時間を使っているものだ。マルコム・グラッドウェルは著書『天才！　成功する人々の法則』（講談社）において、1万時間というのは、どの分野でも専門家になるのに必要な時間だと述べている。つまり若者は、他ではほとんど役に立たない技術の専門家になろうとしているのだ。もちろんゲーム産業の仕事や、コンピュータ・シミュレーションが必要な仕事に就こうとする人は別だが。また、1万時間は、学士号を取得するのにかかる時間より多いことも指摘されている。

では、ビデオゲームを人並みのペースでするのは、脳にとって良いのだろうか、悪いのだろうか？　答えははっきりしない。要するに、何を学ぶにしてもそうだが、ゲームも適度にすれば、脳にとって良い刺激になるだろう。常にゲームをする人とたまにゲームをする人の脳には違いが見られる。読書やその他の「バランスのとれた」刺激と同様、ビデオゲームの技術を磨くことにはプラス面があるようだ。ドイツのマックス・プランク研究所の研究で、ゲームをすることと、脳のいくつかの領域、特に嗅内皮質、海馬、後頭葉、頭頂葉が大きいことには関連があることが明らかになった。それらはワーキングメモリと空間視覚にとって重要な領域である。ゲームに似たビデオ・シミュレーションを利用する多くの教育者にとっては、喜ばしい情報だ。今日、その活用の場は増える一方だ。航空学校では航空機の操縦を教えるために、医学校や看護学校では心臓発作や脳卒中の患者の扱いを教えるために、ビデオ・シミュレーションが用いられている。

10歳の子どもがオンラインのギャンブルをプレーしている

しかし青年期に、ほかの活動をせず、ゲームばかり取りつかれたようにするのは、中毒と同じく、即時的にも長期的にも脳に悪影響を及ぼすようだ。

中国の研究者らは、1日10時間、週に6日、オンラインゲームに没頭する大学生の脳に変化を見出した。発話や記憶、運動制御、感情から、目的意識や、衝動的で不適切な行動の抑制といったことまで担う、灰白質の小さな領域が変化していたのだ。また、若者のオンラインの時間が増えると、脳の萎縮が進み、人によっては、20パーセントも萎縮することをこの研究者らは発見した。それだけではない。白質に注目すると、記憶中枢、特に右脳の海馬傍回との接続を担う白質が高密度になっていた。それは、ワーキングメモリに問題が起きていることを示唆しているのではないかと、研究者らは考えている(7)。また、近い領域の白質が減少しており、そちらは決定能力の鈍化につながると推測された。コンピュータの電源を切る、あるいは、オンラインゲームをやめる、といった決断にも影響するはずだ。これらの領域の変化は、アルコール、ヘロイン、コカイン、大麻の中毒になっている若者の脳でも見られる。

おそらくティーンにとって最も危険なデジタルの誘惑は、オンラインのポーカーや賭け事で、それにはまると、ギャンブル中毒とテクノロジー中毒という、二重の中毒を背負うことになる。いくつもの調査により、ティーンの70～80パーセントが、少なくとも一回はオンラインでギャンブルをしたことがあるとされている。カジノで賭けをするには18歳以上でなければならないが、10歳くらいの子どもが、ネットのポーカーサイトにアクセスし、無料体験ゲームをやっているそうだ。ネットのギャンブルサイトは24時間いつでもアクセスすることができ、比較的、匿名性が保たれており、年齢をごまかすのは簡単だ。世界中にオンラインのカジノがあり、ギャンブルに年齢制限を設けない国のサイトなら、アメリカのティーンであれ、誰であれ、毎日何千回でもプレーできる。また、ｉＴｕｎｅｓ経由でギャンブルアプリが無料で手に入るので、それもまた、子どもを早々とギャンブル中毒にする恐れがある。

青少年ギャンブル問題国際センターの報告によると、おとなの3パーセントがギャンブル依存症と闘っているが、未成年者では、その数は倍以上の8パーセントにのぼるそうだ。そしてその誘惑は、強くなる一方だ。２０１3年の『フォーブス』誌の記事によると、２０２0年までにアメリカのオンラインのギャンブルは、ラスベガスとアトランティックシティのカジノ市場を合わせた収入と同じ、つまり90億ドル以上を生みだすようになると、金融サービス企業のモルガン・スタンレーは予測している。
行動中毒は、薬物中毒と同じく油断できない。なぜなら、同じ脳回路が関わっているからだ。ティーンは、脳の報酬中枢を刺激することでもたらされる急激な気分の良さに敏感で、その仕組みは、ギャンブルもソーシャルメディアでの交流もコカインの吸引も同じなのだ。メンタルと行動のヘルスケアを提供するアメリカ最大のグループ、CRCヘルスグループは、インターネット中毒は確かに存在するとし、ウェブサイトと文献のどちらにも、その指標となる行動と生理学的特徴を挙げている。

学校にいない時間のほとんどをネットやコンピュータゲームに費やす
学校で居眠りする
宿題を忘れる
成績が下がる
パソコンやコンピュータゲームの使用について嘘をつく
友人と会うことより、ネットやコンピュータゲームを優先する
社会集団（クラブやスポーツ）から抜ける
コンピュータゲームをしていないときやパソコンに向かっていないときにいらいらする
キーボードの使い過ぎによる手根管症候群（手や指のしびれや痛み）
不眠

ネットやコンピュータゲームを続けるために食事を抜く
身なりや清潔さに気を配らなくなる
頭痛、背痛、頸痛
ドライアイや視力の問題

デジタル機器をオンにして宿題をすることと鬱病に関係が？

ネット中毒に伴う危険は、その中毒性だけではない。２００６年の総合精神医学年報で報告された研究は、ビデオゲームと若者の注意欠陥多動性障害（ＡＤＨＤ）の症状との関連を調べ、１日にわずか１時間でもビデオゲームをする若者には、ＡＤＨＤや不注意の、より重い症状が、より多く見られることを明らかにした[8]。

これはマルチタスクの話につながる。若者がネット中毒になりやすいことを示す証拠は増える一方だが、環境にデジタル機器があふれていることが若者の集中力を損なっているかどうかについて、専門家の意見は分かれている。ティーンはおとなよりマルチタスクが得意なのだろうか。結局のところ、学習能力は10代でピークを迎えるので、おそらく彼らにはできるのだろう。だが、本当にそうだろうか。

マルチタスクについて尋ねられると、ほとんどのティーンは、自分はそれが得意で、もっと多くのことができるはずだと言う。しかし、これまでの研究により、マルチタスクは若者の学習を妨げ、何か別のことをしながら宿題をすると、時間が25パーセントから４００パーセント余計にかかることがわかっている。ではなぜティーンは、自分にとってはマルチタスクをした方がいいのだと断言するのか？　それは、マルチタスクをすると、満足感が得られるからかもしれない。たとえばある調査によると、テレビを見ながら本を読む学生の方が、テレビを見ずに本を読む学生より、満足度が高かった。[9]この研究のリーダーで、オハイオ州立大学に所属するツェン・ワン博士は、こう説明する。「満足度が高いのは、勉強の効率が上がったからではなく、テレビを見ながらすることで、勉強が楽しくなったのでしょう。行動の組み合わせが満足をもたらしたのです」

　暗記したりテストを受けたりするときに、気を散らすものがあると、成績が下がることを明らかにしたミズーリ大学の研究のことを覚えているだろうか（第二章参照）。マルチタスクは学習の妨げになるだけでなく、コルチゾールやアドレナリンなどのストレスホルモンの分泌を促すことがある、と科学者は言う。コルチゾールレベルが慢性的に高いと、攻撃性や衝動性が高まり、短期記憶が阻害され、さらには心疾患の原因にもなると言われている。つまり、マルチタスクはわたしたちを疲れさせ、混乱や疲労や頑迷さをもたらすのだ。それでもわたしたちがマルチタスクをするのは、大方は、それが習慣になっているからで、特に若者の習慣は、断ち切るのが難しい。そういうわけで、ティーンは、マルチタスクに慣れると、それを続ける傾向が強い。「これは心配なことです」とワン博士はメディアに語った。[10]「学生は宿題をしながら、テレビをつけていたい、パソコンのテキストメッセージをチェックしたい、と思うようになるからです。彼らのためにはならないのですが、そうすることで精神的に満たされるのです。そして、今日マルチタスクをしていれば、明日もそうするでしょうし、そうやって、マルチタスクが習慣化していくのです」

ティーンは、マルチタスクをすることで精神的に満たされているようだが、複数の科学者が、マルチタスクと鬱や不安の症状に相関が見られることを発見した。もっとも、今のところ、マルチタスクが増えるとそれらの症状が増えるのか、逆に、それらの症状のせいでマルチタスクが増えるのかは、わかっていない。ティーンをマルチタスクの誘惑から逃れさせる最も良い方法は、優先順位をつけ、計画を立てるよう、促すことだ。宿題をするために学校から持ち帰る必要があるもの、あるいは寝る前にしておかなければならないことなどを、リストアップさせよう。そして、それをひとつずつ片付けて、リストから消すことを習慣化させる。子どもたちが学校から帰ってきたら、あなたの目の前でかばんやナップサックの中身を出させて、宿題を確認し、何からすべきかを尋ねよう。子どもは反発したり怒ったりするかもしれないが、それを最優先し、やり終えるまで、テレビもパソコンもおやつもなしだとあなたが断言すれば、成功する可能性は高い。気を散らすものが少ないほどよいので、子どもが宿題をしているときは、テレビを消しておくべきだ。しかし、中には、ヘッドホンで音楽を聴きながら宿題をするほうが、リラックスして集中できるという子もいるだろう。それが本当かどうか確認する唯一の方法は、彼らを観察することだ。

SNSから暴力事件に至ることも

若者とテクノロジーとの関わり、それも、過度の関わりは、彼らの認識や感情に影響するだけではない。そのせいで逮捕されたり収監されたりする場合もあるのだ。２０１3年1月、オレゴン州の18歳の青年、ジェイコブ・コックス＝ブラウンは、近況をフェイスブックに投稿した。(11)「飲酒運転……いつものこと。だけど誰かの車にぶつけちゃった。ごめんなさい:P」。この告白は飲酒運転で逮捕する証拠としては不十分だったが、この投稿に気づいた地元警察がコックス＝ブラウンの自宅にやってきて、彼を逮捕し、運転者の義務を守らなかった2件の訴因で起訴した。

その6ヶ月前、ケンタッキー州の18歳の女性が、飲酒運転で他の車にぶつけて逮捕された後で、フェイスブックにメッセージを投稿した。(12)その最後に略語で「ＬＯＬ」(laugh out loud＝爆笑！)とあった。判事はその軽々しいメッセージを快く思わず、彼女を2日間、拘留した。携帯電話でメールをしながらの運転に関しては、州によって法律が異なる。中には、ティーンが運転中にデジタル機器を使用することを一切禁じている州もある。携帯電話で話すのはもちろんのこと、ハンズフリー装置を使ってもだめなのだ。

インターネットのもう一つの影響は、あらゆる種類の刺激が個人の部屋に押し寄せてくるため、現代のティーンは、前の世代よりはるかに多い、1日に数十もの情報に触れるようになったことだ。逆も真なりで、ひとりのティーンの行動が、昔よりはるかに大きなコミュニティに影響するようになった。以前なら校庭内にとどまっていた悪ふざけが、思いがけず、無数の人に広まることがあるのだ。わたしの身近でも、ある事件が起きた。わたしの同僚はシングルマザーとして16歳の娘を育てている。娘はフィラデルフィアの公立高校の2年生で、同年齢の他の子と同じく、スマートフォンを持っていて、暇さえあればメールやツイッターを書いていた。同じ高校の他の女子生徒が、彼女の写真を盗み撮りした。それは、授業中に頭を垂れて目を閉じ、居眠りしているように見えるものだった。その生徒は、ばかにするようなキャプションをつけて、その写真をインスタグラムに投稿した。同僚の娘はまもなくオンラインでその写真とキャプションを見つけて腹をたて、母親に電話で一部始終を告げた。母親は、電話で高校にその件を連絡した。その日のうちに、写真をインスタグラムに投稿した生徒は停学になった。この生徒は腹を立て、報復手段を探した。

この同僚の娘は、放課後に自分がどこにいて、何をしているかをツイートするのが好きだったので、所在を見つけるのは簡単だった。停学になった少女はツイッターに、彼女を「叩きのめす[13]」と書き込み、その様子を見にフィラデルフィアのセンター・シティへ来るよう誘った。10人余りが見にきて、結果的に、暴動のような騒ぎになり、おとな4人とティーン10人が逮捕された。同僚の娘は襲われ、数ヶ所、ひっかき傷と打撲傷を負った。

この件について、同僚はわたしにこう言った。「ティーンのソーシャルメディアは恐ろしいわ。うまくコントロールできていないし、自由すぎる。乱暴な言葉で、どんなことでも話している。何を言っても、何をしてもいい、パブリックスペースになっているのよ」。娘への影響を尋ねると、しばらくは学校で恥ずかしい思いをして、成績も下がったが、やがて元に戻って、「いい勉強になったと言っている」そうだ。

「本当にそうだといいけれど」と彼女は言い足した。

ネットいじめから自殺という最悪のケース

デジタルメディアの悪用が、数日間の拘留や公の場での喧嘩より、はるかに深刻な結果を招くこともある。⑭ニュージャージー州リッジウッド出身の、ヴァイオリンを愛する内気な18歳の青年、タイラー・クレメンティは、ラトガース大学に入学しておよそ1ヶ月後、サイバースキャンダルに巻き込まれた。細身で赤毛の彼は、その数週間前に、自分がゲイであることを両親に話していた。大学の寮では、自称コンピュータおたくのダーラン・ラヴィがルームメイトだった。２０１０年９月19日、クレメンティが部屋に男性を呼んでデートすることを知ったラヴィは、密かにウェブカム（ネットに接続できるビデオカメラ）を設置し、寮の、同じく1年生のモリー・ウェイの部屋から遠隔操作して、クレメンティのデートの様子を盗撮した。彼のパソコンはｉＣｈａｔのウェブサイトにログインしており、ラヴィとウェイとその他数人は、１分ほどの間、クレメンティとボーイフレンドが抱きあってキスしているのを見た。翌日クレメンティは、ラヴィのツイートを読んで、盗撮されていたことに気づいた。その時のクレメンティは、裏切りを冷静に受け止めたように見え、部屋の変更を求めただけだった。ところが２日後、クレメンティは、ラヴィがまた自分を盗撮しようとしていることを知った。

９月22日午後６時半ごろ、クレメンティはニュージャージー州ニューブランズウィックで大学バスに乗り、その後、列車でニューヨークへ向かった。秋になって初めての雨が降る、暖かな朝、午前8時42分、大学のオーケストラで重要な席をもらって間もないこの若いゲイの男性は、フェイスブックに「ジョージ・ワシントン・ブリッジから飛び降ります。ごめんなさい」と最後の近況を載せた。ラヴィがこのメッセージに気づいたかどうかははっきりしないが、その5分後にラヴィは、クレメンティにおわびのメッセージを送った。「きみが嫌なことを耳にしたならあやまる。本当に悪気はなかったんだ」。その翌日、警察は、ジョージ・ワシントン・ブリッジの下の冷たいハドソン川に、クレメンティの遺体が浮かんでいるのを発見した。6日後、ラヴィとウェイは、プライバシー侵害の罪で、ミドルセックス郡の検察に起訴された。

ウェブカムがもたらしたこの自殺のニュースは、イギリス、フランス、デンマークからトルコ、日本、インドネシア、オーストラリアまで、世界中の新聞の一面を飾った。著名人や政治家やトークショーの司会者は、この盗撮行為をサイバーいじめ、ヘイトクライムなどと酷評し、フェイスブックでは、ラヴィとウェイを非難する側と支持する側が激しくやりあった。この18歳の青年ふたりは、殺すと脅迫され、身を隠さざるを得なくなった。そして、世間から容赦ない詮索と軽蔑を受けた末に、退学した。

最終的にラヴィは、偏見に基づく脅迫、証人買収、証拠改ざんの罪で起訴された。ウェイは司法取引を受諾し、300時間の社会奉仕を科された。ラヴィは弁護士を通じて無実を訴え、この事件はばかげた悪ふざけにすぎず、偏見による行為ではなかったと主張した。彼は二つの司法取引を拒み、2012年2月に裁判にかけられた。3週間に及ぶ第三者による証言の後、自身の証言および、判決時の法廷での証言はないまま、差別犯罪やプライバシー侵害など15の罪で有罪になった。懲役10年になる可能性もあったが、下された判決は、30日間の拘留と600時間の社会奉仕と保護観察だった。多くの人は、もっと厳しい刑に処すべきだと思ったようだが、その一方で、30日でも多すぎると言う人もいた。いずれにせよ、ラヴィとウェイの人生は取り返しがつかない形で激変し、クレメンティの人生は、あまりにも短く終わってしまった。ラヴィの行為を同性愛への偏見によるものと見なす人は少なく、ふざけて友人に見せようとしたか、バーチャルなのぞきにすぎなかったと思う人がほとんどだった。クレメンティがゲイであることに苦しんでいたかどうか、それを家族が受け入れていたかどうかは、わかっていない。

サイバーいじめ、デジタルによるプライバシー侵害のニュースは連日のように報じられており、ネット上のコミュニケーションは恐ろしく歪んでしまった。そのすべてではないとしても、大半にティーンが関わっている。2008年、シンシナティに住む18歳のジェシカ・ローガンは首を吊って自殺した。元ボーイフレンドが、携帯で撮った彼女のヌード写真を高校のクラスメートに送ったのが原因だった。2006年にはミズーリ州の8年生が、ネット上の恋愛がいたずらだったことを知って自殺した。2001年にはオレゴン州立大学工学部の学生が、ルームメイトがガールフレンドとセックスしている映像を、ノートパソコンのウェブカムで撮影してネットで流し、プライバシー侵害で有罪判決を受けた。昔から、ティーンは不注意で衝動的なことをしがちだが、今ではデジタルツールが簡単に使えるため、そうした行為に多大な危険が伴い、深刻な結果に至るようになったのだ。

コンピュータおたくを自認していたラヴィは、事件が起きるまで、自分の行為があのような結果を招くとは思ってもいなかった。一方、クレメンティは、自分の身に起きたことについてより広い視野で見ることも、絶望を乗り越えるすべを見つけることもできず、川へ身を投げたのだった。

IT企業の経営者たちもデジタルの害を認識している

わたしたち全員が暮らすデジタルの世界から後戻りすることはもはやできないが、1日に数時間、あるいは数分間なら、離れることはできるはずだ。そして、子どもには、できるだけ早くそうさせた方がいい。ティーンのネット利用を制限するのは難しいが、パソコンを彼らの寝室から、リビングなどの共有スペースに移動させるというのも一手だ。そこでなら、息子や娘が何をしているかを容易にチェックできる。他にも、ソフトウェア・プログラムで子どもが訪れるサイトを監視し、アクセスを遮断することも可能だ。

しかし、いちばん大切なことは、子どもとコミュニケーションをとることだ。そして、子どもがオンラインで何をしているか、どんなサイトが彼らを誘惑するか、いつ彼らがパソコンに向かっているかを詳しく知ろう。たとえば数学の宿題をしている時や、ベッドに入っているはずの時間に、パソコンや携帯に夢中になっていないだろうか。いずれにせよ、子どもを叱るのではなく、彼らがバランスを保ち、健康的に、孤立せず、ネットを利用できるよう手助けしよう。

信じがたい話だが、テクノロジーの経営者側も、デジタルのアクセスのしやすさが必ずしも良いことではないと気づきはじめている。２０１２年、『ニューヨーク・タイムズ』紙が報じたところによると、シリコンバレーの経営者の多くは、現代人はデジタルを使いすぎで、テクノロジーから離れる時間が必要だと認めたそうだ。[15] フェイスブックの管理者のスチュアート・クラブは、『タイムズ』紙に次のような比喩を語った。「カエルを水に入れてゆっくり熱すると、やがてゆだって死んでしまう、それと同じだ」。オンラインでの時間の使い方が、仕事の出来だけでなく、人間関係や生活の質《クオリティ・オブ・ライフ》全般に影響することに、誰もが気づくべきだ、とクラブは言う。

実のところ、こうしたデジタル世界の最先端をいく人々の言葉は、形だけのものではない。例えば、『タイムズ』紙が報じたところによると、シスコシステムズの技術部門のチーフであるパドマスリー・ウォリアーは、２万２０００人の従業員に、インターネットを切って深呼吸するようにいつもアドバイスしているそうだ。そして彼女自身は、毎晩、黙想する時や、毎週土曜日に絵を描いたり詩を書いたりする時に、それを実行している。では、携帯電話は？　電源を切る。ただそれだけだ。

本章で学んだ、親へのアドバイス

●薬物中毒とネット中毒は似ている――行動を秘密にする、嘘をつく、日常生活がおざなりになる、社会的に孤立する、といった隠れドラッグ中毒者に見られる行動の多くが、インターネット中毒者にも見られる。脳画像研究でも、共通点が多く見つかっている。

●ゲーム中毒者の脳には変化が起きる――ゲーム中毒の若者の脳を、ゲームをしない若者の脳と比べてみると、前頭葉へのつながりが弱かった。これはニコチン中毒者の脳と似ていた。

●適度なゲームには良い面も――やり過ぎは害だが、ゲームも適度なら脳にとってプラス面がある。ドイツの研究で、ゲームをたまにプレイすることと、脳の海馬、後頭葉、頭頂葉などが大きいことに関連があるとわかった。

●子どもがオンラインで何をしているかを知ろう――ネットを使わせないことは難しくても、パソコンを寝室ではなくリビングなどの共有スペースに移して、子どもたちの様子をチェックすることはできる。そして、夜には携帯電話の電源を切らせよう。

第一四章　「女子脳」「男子脳」の神話と事実

青年期の脳には、構造や機能の男女差が確かに存在する。教育にも
性差をうまく反映すればいいのだ

ティーンの脳についてわたしが初めて講演したのは2007年のことで、場所は、息子たちの母校のコンコード・アカデミーだった。息子たちが無軌道な10代を乗りきるのを、その高校の校長や生徒指導員や教員が助けてくれたので、お返しをしたいと思ったのだ。当初は講演だけの予定だったが、次第に話が大きくなり、教員と親と子どもを交えて、2日間のシンポジウムを開くことになった。同じ分野を扱うふたりの友人も、講演してくれることになった。ひとりはハーバード・メディカルスクールの神経学准教授、デヴィッド・ユリオン医学博士で、自閉症や学習障害などの認識機能障害のある子どもたちの治療にもあたっている。もうひとりは、タフツ大学の読字・言語研究センターの所長、メアリアン・ウルフである。

デヴィッドは注意欠陥多動性障害（ＡＤＨＤ）を専門とする神経学者だが、特に関心を寄せているのは、学習障害が子どもや若者にどう影響するかということだ。一方、メアリアンは、子どもたちがどのように読み書きを学ぶかということや、男子と女子の言

語処理の違いについて研究している。

シンポジウムで演壇に立ったメアリアンは、さっそくその違いの実証に取りかかった。まず聴衆の中から実験に協力してくれる13歳の男子と女子のボランティアをひとりずつ募った。特定の文字ではじまる単語を、1分以内にできるだけ多く挙げることがこの実験の課題だ。最初は女子で、男子はその間にこつをつかむことができる。女子が立ちあがると、メアリアンは「Pで始まる単語をできるだけ多く挙げてください」と言った。すると女子は「カボチャ（pumpkin）」「パターン（pattern）」「公の（public）」「人気のある（popular）」などと、すらすらと挙げていった。そうやって、1分以内に35個の単語を列挙した。この間に、男子の方は心の準備を整えていたはずだ。

メアリアンは、彼の方を向いて、「さあ、準備はできた？」と尋ねた。聴衆の男子数名が、くすくす笑う。メアリアンは「今度はMで始まる単語よ」と言った。男子は、単語のヒントを探すかのように、周囲を見回した。そして口ごもり、四苦八苦しながら、ぽつぽつと単語を挙げていった。1分以内に、女子の半分でも挙げられたらいいほうだ。メアリアンのこの実験をわたしが見るのは、これで3度目だが、いつも結果は同じだ。常に女子の方が男子よりはるかにうまくできる。それにはわけがあり、この差は数年後には消える、とメアリアンは言う。単語を挙げる能力は、二つの脳領域に依拠する。発話や言語処理に関わる前頭側頭部と、意思決定に関わる前頭葉である。実験でティーンの男女に課された課題は、言語処理とすばやい意思決定を必要とする。そして、13歳という年齢では、この2領域は、女子の方が密接につながっているのだ。

男女の脳には小さいが無視できない違いがある

かねてより科学者や心理学者は、男女の発達に違いがあることや、女子の言語能力、特に読み書きの能力が、一般に、男子より1年から1年半早く発達することを知っていた。あなたがティーンの親なら、うなずいていることだろう。そんなことは、皆さんもすでにご存じのはずだ。だが、そのような違いが、発達のスピードの違いだけによるものではないということは、おそらくご存じではないだろう。青年期の女子と男子の脳には、解剖学的、生理学的違いがあるのだ。

男女の脳構造の違いの大半は些細なもので、体格の違いによるところが大きい。その他の違いも、どちらが良くてどちらが悪いというものではない。例えば、成人男性の脳は、女性の脳より平均で6~10パーセント大きいが、ハーバード大学の研究者のデータによると、女性の脳の方が、両半球間の結合性が高い。この結合性の差は、幼年期にはいっそう目立つ。と言うのも、成長が著しい時期、同年齢の男子と女子では、ときに脳の容積に50パーセントもの違いが生じるからだ。つまり、解剖学的違いに基づいて脳機能の違いを語るのは難しく、少なくとも男女の脳の違いに関して、そうすることに意味はないのである。

しかし、男女の脳に解剖学的な違いがあるのは、確かな事実だ。その違いは胎児期の初期から存在する。将来、男女で違いが現れる領域に、すでに別々のホルモンが働きかけているからだ。このように男女差がはっきり出る構造や特徴を、性的二型と呼ぶ。女

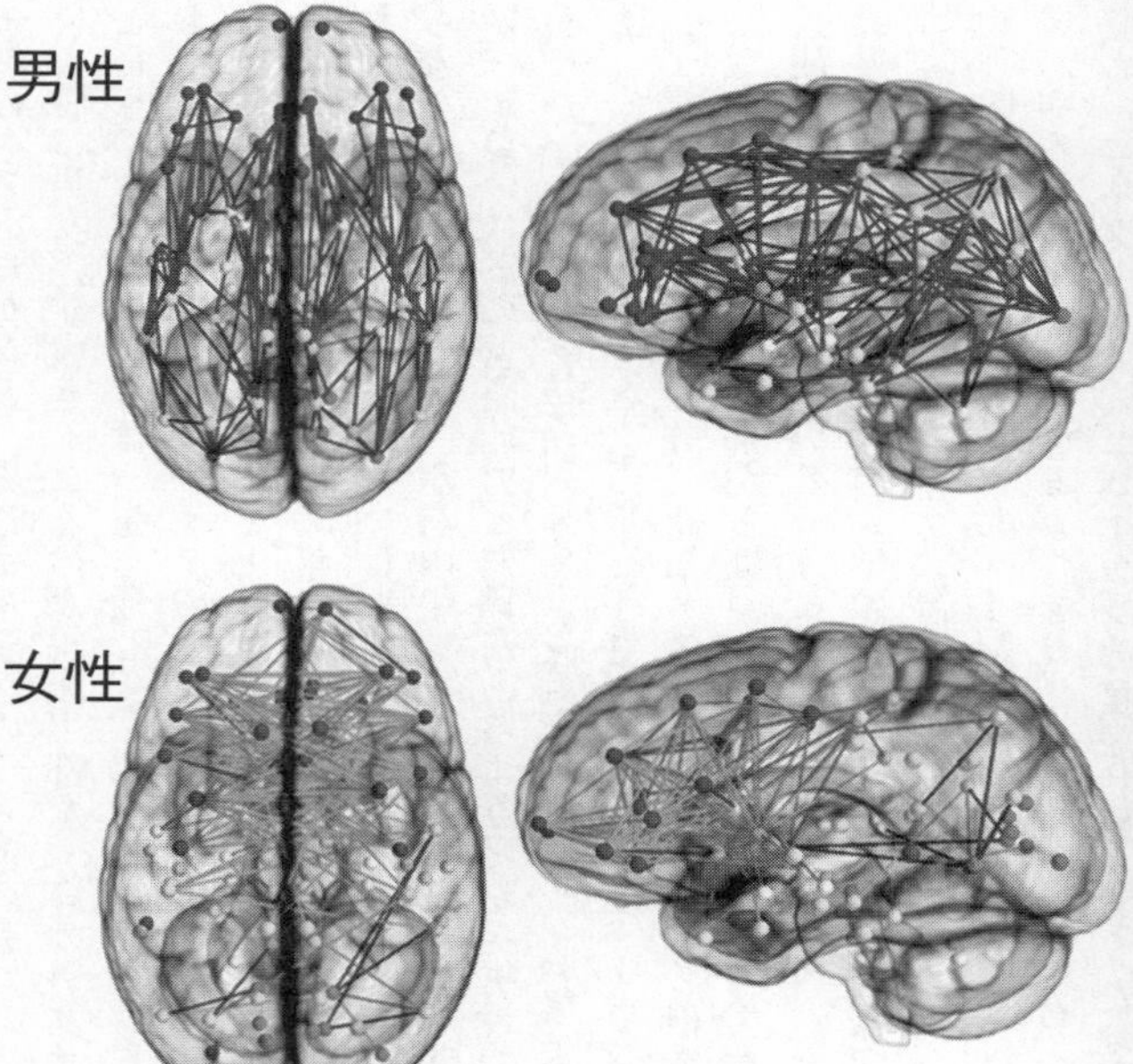

（図26）脳の結合の性差

拡散テンソル画像法とfMRIにより、脳の構造とつながりを調べることができる。女性は男性よりも半球「間」のつながりが多く、男性は女性より半球「内」のつながりが多い。

性ホルモンのエストロゲンと、男性ホルモンのテストステロンの量が、早い時期から異なるせいで特に男女差が大きくなるのが視床下部だ。この男女差は後々、非常に重要になる。と言うのも、視床下部は一生を通じて、男女のホルモンを調節するからだ。

サンドラ・ウィテルソンは、カナダのオンタリオ州にあるマクマスター大学の精神医学と神経科学の教授で、正常な脳を120個以上も収集している。個人のコレクションとしては世界最多である。彼女は30年に及ぶ研究により、男女の脳には違いがあることを確認してきた。しかし、その違いはわずかで、それらと機能との関係は往々にして、意外なものだった。たとえば、左右の半球をつなぐ神経線維の束である脳梁の太さは、女性では、IQテストの言語能力と関係があるようだが、男性ではそのような関係は見られなかった（加えて、青年期の女子の脳梁は、男子の脳梁より約25パーセント大きい）。また別の研究において、男性の記憶力は海馬のニューロンの密度に比例したが、女性はそうではなかった。一方、認知テストを使った複数の研究では、性差は認められなかった。これらの研究の結果からはっきりしているのは、男女の脳の違いを語る時には、先入観を持つべきではないということだ。

より最近では、ペンシルベニア大学のラクエル・グルと同僚が、拡散テンソル画像法（DTI）とfMRIを用いて、男女の脳の領域間の結合について調べた。[1] DTIでは、脳内の物理的な結合をマッピングし、fMRIでは同時に活性化する領域を特定した。ある領域が別の領域をオンにする、つまり、活性化するのを見つけると、両者を線でつなぎ、脳の「コネクトーム（ニューロンの接続状態を表した地図）」を描いていったのだ。その結果、結合の大半は男女の違いがなかったが、男性の脳は半球内でのつながりが多く、女性の脳は半球間のつながりが多いことがわかった。

女子の脳は仕事の切り替えや言語能力が優れている

さらに、確かな事実として、少なくとも青年期には、特定の脳機能に男女差が見られる。女子は脳梁が太く、両半球間のコミュニケーションがとりやすいので、仕事の切り換えが男子よりうまいようだ。わたしの友人は、この男女差ゆえに、最近、さんざんな目にあった。彼女の長男は20代になったばかりで、次男はまだ10代だ。友人には娘もいて、その娘が中西部のどこかの町で結婚式を挙げることになった。娘は1年前から式の日取りを決め、準備を整えた。出席者は全員、飛行機で来ることになっていた。現在アメリカでは、飛行機に乗るには政府発行の写真つきID（パスポートや運転免許証など）が必要とされる。しかし結婚式の数日前、花嫁の弟ふたりは青ざめた。次男の方はバーモント州にいたが、その頃になってようやく、運転免許証は失効しており、パスポートはマサチューセッツ州の父親の家にあることに気づいたのだ。

一方、長男はワシントンDCに住んでいるが、免許証を入れた財布をタクシーに忘れ、パスポートの方はやはりマサチューセッツ州の父親の家にあった。しかし、長男は結婚式の数日前に、そのことを父親に知らせていたので、父親が速達でパスポートを送れば間に合うはずだった。ところが、どういうわけか、その速達が届かなかったのだ。そこで雇い主に身元を証明する署名入りの宣誓書を書いてもらって、どうにか飛行機に乗ることができた。結局、兄弟どちらも姉の結婚式に間に合った。ぎりぎりのタイミングで。

これまでの章で学んだように、男性も女性も6歳から18歳までの間に灰白質が減少し、それと平行して10代から20代を通じて、白質が増えていく。男子はこの白質の増えるスピードが女子より速いが、同じ認知テストを行う時に、男女が脳の同じ部分を使うとは限らない。2008年にノースウェスタン大学とイスラエルのハイファ大学の研究者が、男子と女子がどのように言語を処理するかを研究した。青年期を通じて、一般に女子は男子より言語能力がすぐれている。[2] 女子に聴覚と視覚を用いる複雑な言語テストをさせると、言語を用いて抽象的思考を行う領域が活性化し、テストの成績は、その活性化の度合いに比例した。男子でも同じ関連が見られたが、活性化の度合いからすると、テストに回答する時に彼らが使っていたのは、抽象的思考をする領域ではなく、聴覚と視覚だった。成人の男女がしゃべったり何かを朗読したりするのに、脳の異なる部位を使うことを、いくつもの研究が示している。男性と女性は、脳内の別々の経路を使って、発話という同じ結果を出しているのだ。

感情の振れや段取り力の性差は、脳の成熟スピードの性差から

青年期初期、感情の源である扁桃体は、一般に女子の方が男子より18ヶ月ほど早く成熟する。海馬も女子の方が早く成熟し、またその構造には男女差がある。左右の海馬は、男性は非対称だが、女性は対称になっているのだ。これは通常、女子の方が左右の脳の結合性が高いという事実と一致する。扁桃体も海馬も大脳辺縁系にあり、その機能はホ

ルモンの影響を受けるのだ。

わたしも息子たちには何度となくイライラさせられた。パーティに呼ばれなかった、スポーツの試合で負けた、彼女にふられた、そんなことで彼らはふさぎこみ、食事の時も、一言もしゃべろうとしなかった。何を考え、どう感じているかを彼らに語らせるのは、至難の業だった。ティーンの娘を持つ友人がうらやましかった。娘なら、青年期という名のジェットコースターにしっかり腰をすえ、思うこと感じることを、母親か父親に話すだろうから。

ともあれ、男子も女子も、青年期には感情の振れが大きい。理由のひとつは、初めてホルモンの影響を経験し、コントロールの仕方がわからないところにある。そのコントロールには前頭葉が関わっているが、先に述べたように、青年期には脳の接続がまだ完成しておらず、前頭葉をフルに活用することができないのだ。理由はもうひとつある。それは、記憶と感情を統合するための配線もできあがっていないことだ。ティーンは、周囲のできごとに本能的に反応しがちだが、それは、この配線がしっかりつながっていないせいで、過去に起きた同様のできごとの記憶と、感情と、理性的な判断をうまく統合できないからなのだ。もっとも、この点に関して、少なくとも青年期初期においては、女子のほうが男子よりややましのようだ。

性差と聞いてよく思い浮かぶのは感情面の違いだが、脳の発達度の男女差は、別のところにも現れる。そのひとつは、段取りの能力だ。段取りをつけるには、単に頭がいいとか、シナプスが強くつながっているというだけでなく、脳の各領域がしっかり統合されていなければならない。この統合には、ミエリンが大きな役割を果たすが、先に述べたように、ミエリン形成は30歳近くになってようやく完了する。この形成過程において、男女差が最も大きいのは、青年期である。

多くの学習の専門家は、この段取り能力や注意力が成熟するのに、男子は女子より長い年月がかかることを認めるだろう。教育者にとって、この差の実際的な意味は大きい。わたしの親友の教育コンサルタントは、子どもたちを私立の中高や大学に入れることを仕事にしている。多くのティーン、特に男子にとって、これは容易なことではない。と言うのも、名門と呼ばれる学校や大学に合格するまでの段階は込み入っているからだ。30年前なら、ハーバードであれ、UCLAやニューヨーク大学であれ、受験するのに細々とした書類は求められなかったが、今日では、これらの学校に入るまでの段階は複雑で、その段階で振り落とされることも多い。男子は、段取り能力が女子より劣るので、なおさらこの段階が厳しい関門となる。

その友人は、最近カウンセリングしたライアンという16歳の男の子のことを話してくれた。ライアンは、高校のホッケーチームではゴールキーパーを務めるスター選手だ。2年生の初めには、北東部のいくつもの名門私立大学のコーチが、ライアンに会うためにやってきて、自分の大学を受験するよう勧めた。当然ながら彼らは、ライアンの成績やテストの点数を調べた。ライアンは、一見、賢そうで意欲的な生徒だ。ところが成績はCプラスから良くてもBというお粗末なもので、コーチが推薦しても、それらの名門大学には合格できそうになかった。わたしの友人が、ライアンに成績について尋ねると、彼は「毎晩3時間の宿題」について文句を言い、ボランティアの仕事やホッケーの練習に時間をとられて、勉強する余裕がない、とこぼした。しかし、彼の母親はこう打ち明けた。「実を言いますと、ライアンは宿題もろくにできていないのです。試験期間を前にしても、ぎりぎりまで勉強しようとしませんし、ようやく始めても、たとえば歴史に時間をかけすぎて、数学のことはすっかり忘れているといった始末です」

このような学習態度は、10代の男子では珍しくない。近年の高校の過密なカリキュラムをこなすには、すぐれた注意力、企画力、段取り能力が必要とされるが、男子は、そのいずれも成長が遅いのだ。それはわたしの息子のアンドリューについても言えることで、彼は高校に入って早々に、宿題が片付かないという壁に直面した。それができるようになるまでに1年かかり、その間、わたしは進路指導の先生と連絡を取りあった。アンドリューは、宿題や睡眠習慣や気を散らすものに関して、責任はすべて自分にあることを悟った。学校や家で監視され、支援され、やさしく促された結果、彼はいつどこでどのように勉強をするかについて、自分を律することができるようになり、同時に、自信を深めることもできた。

しかし、わたしの両親の生まれ故郷であるイギリスでは、こううまくはいかなかっただろう。イギリスでは、小学6年生の時に、共通テストを受けることになっている。その成績が悪い子は、Aレベルに進むことができず、それは大学に進学しないことを意味する。イギリスでは、教育は権利ではなく、むしろ特権なのだ。誰もが大学へ行くわけではないので、教育は階級制度の一部になっている。イギリスや他の多くの国々で、子どもたちが思春期も迎えないうちにテストされ、高等教育を受けるに値する知的能力を持っているかどうかを評価されるのは、実に残念なことだ。もしわたしの息子たちが11歳や12歳、あるいは15歳や16歳で、このような人生を決める「選別」を受けたとしたら、今そうなっているように、良い大学を出て社会で成功できていたかどうかはわからない。ティーンには不確定要素が多い。そんな彼らの将来が、未成熟の脳の評価で決められるのは、理不尽と言えるだろう。

「話を聞かない男、地図が読めない女」はホント？

近年の統計データでは、女子はＳＡＴ（大学進学適性試験）の平均点が男子より高く、高校を卒業して大学と大学院に進む可能性が高い。それを見ると、女子の教育に関して、状況は前の世代から確実に変わりつつある。性差に関するステレオタイプは根深いが、それをわたしたちは打破しなければならない。

ステレオタイプが示しているのは、性差についてのわたしたちの見方は、往々にして時代遅れで、科学にも遅れているということだ。現在でも多くの人が、男性は空間を視覚化するのが得意で、論理的で、率直だ、とまことしやかに言う。一方、女性については、直感に頼りがちで、創造力と共感性に富み、物事を包括的に捉えがちだ、と言われる。しかし、わたしの個人的な意見としては、このような白か黒かというステレオタイプは正確とは言えず、それを否定するデータは増える一方だ。

例えば、「ガールズ・フー・コード」の調査によると、中学では女子の74パーセントが科学、技術、工学、数学に興味を示しているそうだ。ガールズ・フー・コードは、2012年春にスタートした非営利組織で、科学、技術、工学における男女差の解消を目指している。その一環として、同組織は、ツイッター、グーグル、ゼネラル・エレクトリック、AT&Tの支援を得て、女子高生を教育、激励し、コンピュータ業界で必要とされる技術と能力を身につけさせるためのプログラムを促進している。しかし問題は、そのようなテーマに興味をもつ女子の数が、中学生をピークとして、減っていくことだ。そして高校の最終学年になり、大学の専攻を選ぶ頃には、0・3パーセントしかコンピュータ科学を選ばない。ウィスコンシン大学マディソン校の研究者であるジャネット・ハイドは、親や教師の思い込みに影響され、数学は男子の方が得意だと信じて育った女子は、難しい数学のコースを敬遠しがちであることを発見した。結果的にこれが自己充足的予言となり、男性の方が数学の学力レベルが高いという不均衡をもたらしているのだろう。

この0・3パーセントという数は、特に現在では、素質を反映したものではない。ハイドは毎年の数学のテストの結果も調べた。2002年に制定された「落ちこぼれゼロ法」により始まったテストだ。25年前は、小学校では男子と女子の成績は同等でも、高校に入るころには男子が女子をはるかに凌いでいた。しかし、ハイドらの調査によると、最近、10州で700万人以上の子どもを対象として行われたテストでは、中学でも高校でも男女の差はなかった。現在のティーンは、教育に関しては男女平等になりはじめているようだ。したがって、学習能力に関するティーンの男女差を正しく理解することがますます重要になってくる。

この違いは、男子と女子のどちらにとっても、人生でやりたいこと、なりたいものを制限するほど大きくはない。しかし、その違いゆえに、高校のカリキュラムを性別によって変えるということも、検討していいのではないだろうか。大脳皮質の成長のピークが男子と女子では数年ずれており、認知発達の階段を女子が男子より先に上っていることを考えると、女子は数学や科学のコースを早い年齢で始めた方が良さそうに思える。

脳の性差について断言するのは難しいが……

結局のところ、脳の成長の早さ、時期、サイズの性別による違いと、性ホルモンの影響はあまりにも複雑なため、脳機能の性差についてはっきりしたことを述べるのは難しい。これまでさまざまな書籍や記事やテレビ番組が、「女の子脳」と「男の子脳」の違いを詳しく述べてきたが、脳の発達に見られる性差と、認知能力の性差との間に、因果関係は見つかっていない。

現時点で科学者にわかっているのは、人生のどの時期でもそうだが、とりわけ青年期において、脳は、生まれと育ちの両方の産物であることだ。「育ち」には、環境による刺激やストレスのすべてが含まれる。先進国では思春期を迎えるのが早いという重要な報告があり、それについて、環境の影響から栄養過多、環境ホルモンまで、さまざまな原因が疑われたが、まだ結論は出ていない。このことと脳の成長にどんな関連があるのかははっきりしていないが、これからの10年で研究が進むことだろう。環境化学物質の毒性や危険性について論じることはできるが、確かなのは、良いことであれ悪いことであれ、穏やかなものであれ過激なものであれ、わたしたちが学び、経験することが、脳を変化させていく、ということだ。

本章で学んだ、親へのアドバイス

●女子の方が言語能力が高い時期があるのは事実――13歳の時点では、女子のほうが単語を思い出すテストが得意。これには言語処理と、すばやい意思決定が必要だが、この年齢では、それを司る二つの領域は女子の方がつながりが強いからだ。

●男子が段取り下手な理由は脳にある――段取りの能力は女子の方がすぐれているが、それは脳の各領域が男子よりもうまく統合されているからだ。脳の統合に重要なミエリン化は30歳近くまで完了せず、その男女差がもっとも開くのが青年期。最近の高校の過密なカリキュラムをこなすには、注意力、企画力、段取りの能力が必要。男子はそのいずれも成長が遅い。

●思い込みがリケジョを諦めさせているかも――「男子は空間能力にすぐれ、女子は共感能力にすぐれる」というステレオタイプは必ずしも当たっていない。女子が数学や科学を次第に敬遠するようになるのは、おとなの思い込みに影響されているのかもしれない。

第一五章　スポーツでの脳震盪《のうしんとう》は侮れない

サッカー、アメフト……接触プレーで頭に衝撃を受けると、軽症に見えても危険な脳震盪が起き、脳細胞が損傷して後遺症につながる

２０１０年1月の土曜の朝、自宅で仕事をしていると、パソコンに1通のメールが届いた。件名には次のように書かれていた。

15歳の子どもの発作のことで力をお貸しください。3週間経っても診断がつかず、とても心配です。どうか、このメールをお読みください。

わたしはさっそく読み始めた。そのメールは、プリントアウト2ページ分にわたってびっしりと書かれていた。送ってきたのは、ニューハンプシャー州に暮らすモーリーンという女性で、必死に助けを求めていた。モーリーンの娘ホリーは、以前はとても健康だったが、今はきわめて心配な状況に陥っていた。ホリーはスポーツが大好きで、2年前にはチアリーダー、トラック競技のスター選手、スノーボーダーとして活躍し、さらには、男子のアメリカンフットボールチームのメンバーでもあった。唯一心配なのは、

不安障害を抱えていることだったが、それが彼女の活発な課外活動を鈍らせることはほとんどなかった。

ところが、2007年10月、ホリーは2週間のあいだに2度も脳震盪を起こした。どちらもアメフトの衝突が原因だった。1度目は練習中で、2度目は試合中だったが、これはホリーが女の子だから狙われたのだとモーリーンは考えている。その後の数ヶ月間、ホリーは何事もなく過ごしていたが、翌年3月、心配なことが立てつづけに起きた。まず2週間にわたって頭痛が続いた。次に、家でコンピュータに向かっていて、いきなり意識を失い、キーボードに顔面を激しく打ちつけた。ホリーは恐ろしくなり、すぐ両親にそれを伝えた。モーリーンらは彼女を地元の病院に連れて行き、脳波の検査を受けさせた。医師の診断は、「10代の女の子が気を失っただけ」というものだった。しかし、3日後、症状は悪化した。友だちの家にいたときに発作を起こし、白目をむいて身体を震わせ、よだれを垂らして気を失ったのだ。彼女はすぐ緊急治療室に運ばれ、再び脳波の検査を受けたが、またしても、「10代の女の子が気を失っただけ」という診断だった。

翌日、両親はホリーをかかりつけの医師のところへ連れていった。この医師は、脳幹の不調がもたらす脳底型片頭痛か、てんかんだろうと診断した。数日後、家にいたホリーは、てんかんの大きな発作を起こし、それは4分以上続いた。医師は直ちに、抗痙攣剤を彼女に飲ませた。その後、数ヶ月にわたって発作は起きなかった。彼女はアメフトさえ再開したが、練習中に2度、胸の痛みと息切れを報告した。心臓の専門医に診てもらったが、異常は見つからなかった。けれども、結局、ホリーはチームを抜けざるを得なくなった。

2009年の秋、9年生になってから3ヶ月の間、発作は起きなかった。しかし、翌2010年1月に、学校の図書室でレポートを書いていて発作を起こし、それは6分以上続いた。2週間後、フランス語の授業中にまた発作が始まり、それは11分、続いた。このような状態がその後も続いた。最初の発作が起きたのは、脳震盪を起こしてから数ヶ月後のことだったが、徐々に発作の回数と激しさが増していき、モーリーンは困り果ててわたしに助けを求めたのだった。わたしは、地元の神経科医に診てもらうよう勧めた。

脳震盪で、青年の脳はおとなより強くダメージを受ける

目立った損傷がなくても、頭部の外傷はさまざまな影響を及ぼし得る。近年、脳震盪の直後の影響と時間が経ってからの影響に注目した研究がいくつも行われ、若者の脳はおとなの脳とは異なる「打撃」を受けることが明らかになった。いくつかのケースが示すのは、頭部に重傷を負うと、若者はおとなより強い打撃を受けるということだ。近年、この問題は注目度を増している。と言うのは、1972年に制定されたタイトルナイン（学校スポーツの男女平等を保証する教育修正条項第9条）の影響もあって、高校や中学のスポーツで、男子も女子も、身体と身体をぶつけ合うことが増えてきたからだ。さらに、軍隊では、簡易爆弾による頭部損傷をめぐる議論が起きている。特に懸念されるのは、怪我を負った兵士の多くは10代から20代前半で、脳が完全に成熟していないこと

だ。

ホリーのようなケースは稀だが、スポーツをする女子が増えており、しかも、サッカーやホッケーのような本来、身体の接触をともなわないスポーツでも、女子は男子より高い確率で、脳震盪を起こしている。ヘディングしたり、地面に倒されたりしてそうなるのだ。ホリーのように発作性の疾患にかかるのは、脳震盪をはじめとする閉鎖性頭部損傷（傷口が開いていない損傷）を負った人の5パーセントにすぎない。不運にもホリーはてんかんを起こすようになったが、そうなるのは、脳に深刻な損傷を受けた人の20〜30パーセントだ。外傷性てんかんは、頭蓋骨の複雑骨折や穿通性頭部外傷のような、命に関わる重傷から始まることが多く、スポーツの外傷が原因というのは珍しい。しかしホリーの場合、家族は知らなかったが、不利な条件が三つ重なった。思春期、女性、そして、短期間に連続して脳震盪を起こしたことだ。

脳震盪は近年、注目を集めるようになってきたが、話題になるものの大半は、男性のプロスポーツに関するものだ。しかし、アメリカ小児科学会によれば、高校のスポーツで脳震盪になる確率が高いのは、トップが男子のアメフトで、2番目が女子のサッカーなのだ。脳震盪はどんなスポーツでも起きる。

わたしの患者にレスリングをしている男子高校生がいた。学業の成績はトップクラスだった。レスリングの夏の合宿で2度目となる脳震盪を起こし、9月にわたしの診察を受けに来た。頭痛が続き、注意力と記憶に異常があったからだ。その年の春に受けたSATの模試では、きわめて高い点数を取っており、その秋は実際にSATを受ける準備を進めていた。

合宿で脳震盪を起こした時、彼は少しの間、意識を失った。近くの緊急治療室に運び込まれ、頭部のCTスキャンを撮ったが、異常は見つからなかった。そして家に帰され、数週間学校を休むようにと言われたが、その間に不眠症になり、頭痛も頻繁に起こり、しかも吐き気と癇癪《かんしゃく》を伴った。学校に戻った最初の日、何かがおかしいと彼は感じた。優秀だった彼が勉強に集中できなくなり、簡単な宿題さえ仕上げられなくなったので、母親はひどく取り乱した。本人も不機嫌で、動揺していた。

わたしが診察したところ、神経学的検査の結果はまったく正常だったが、短期記憶と注意力を調べる検査ではうまく答えられなかった。2、3ヶ月かそれ以上たって反復性の発作が始まることも少なくないが、彼は、ホリーと違って、てんかんは起こしていなかった。脳波図も正常だったので、わたしはほっとした。しかし、脳震盪を起こした患者の典型で、片頭痛に悩まされており、ひどい時には光に過敏になった。それが毎日起きていたので、片頭痛の予防薬を処方したところ、数週間後には頭痛は弱くなり、回数も減った。

しかし、次第に彼は成績のことを思い悩むようになり、また、頭痛が再発するのではという不安にも取り憑かれ、何もできなくなってしまった。家族や友達と距離をおき、ふさぎこむ状態が続いた。さらに、SATを受けたところ、結果は惨憺《さんたん》たるもので、不安はますます強くなった。このSATの成績は、脳震盪が学力低下につながることを裏づけたため、彼は研究者らの注目の的となった。神経心理学的検査を受け、学習障害と注意障害と診断された。彼にとっては、まったく思いがけない結果であり、今後長く闘うことになるだろう。

これは、思春期に脳震盪を繰り返すと、知的能力と学業成績に影響することを示す、ひとつの事例にすぎず、似たようなことは他にもたくさん起きている。また、脳震盪については、間違った通説も横行しており、わたしはそれらを直ちに正したい。脳震盪はだれに対しても同じ影響を与えるわけではなく、遺伝的に脳震盪を起こしやすい人もいるようだ。また、脳震盪は肉体的な接触があるコンタクトスポーツに限った問題ではなく、非接触型のスポーツや、自動車事故、転倒、激しい衝突などによっても起きる。現在、医学界では、脳震盪は意識を失わなくても起きることが認められている。

アメフト選手の激突の衝撃値は自動車事故に匹敵

すでに10年以上前に、アメリカ医師会は、スポーツ中の脳震盪と認知機能テストの点数の低下との関連を指摘していたが、脳震盪が成長過程の脳にもたらす危険の複雑さと恐ろしさが明らかになったのは、つい最近のことだ[1]。高校で男子も女子もするスポーツ、例えば、サッカー、ラクロス、バスケットボール、野球、ソフトボール、体操などの中で、女子が脳震盪を起こす頻度は、男子のおよそ1・7倍も高い。人数比を見れば、これらのスポーツをする男子は、女子よりやや多いのだが。特にサッカーでは、女子が脳震盪を起こす確率は、男子の3倍にもなる。また、高校のスポーツ指導者400人以上を対象とする調査により、脳震盪がもたらす症状から回復するのに、女子は男子より時間がかかることもわかっている。さらに、女子は男子に比べて、脳震盪を起こした後で受けた視覚的記憶テストの得点が低く、知能検査の反応時間も長かった。

　若者、特に思春期の女子が、脳震盪の影響を受けやすい理由を知るには、まず、脳震盪について正しく理解する必要がある。それは簡単なことではない。なぜなら、脳震盪は閉鎖性頭部損傷、つまり、頭部や頭蓋骨に傷がほとんどかまったく見られない脳の損傷だからだ。基本的に、脳は、頭蓋骨内の脳脊髄液という保護液の中に浮かぶ柔らかい器官だ。脳脊髄液はクッションのような役割を果たし、脳を通常の衝突から守っている。脳震盪が起きるのは、鞭がしなうように頭部が前後に激しく揺れ、クッションがその衝撃を吸収しきれなかった時だ。脳は頭蓋骨の内壁に激しくぶつかり、ニューロンが傷つく。脳は頭蓋骨の片側にぶつかって跳ね返り、反対側にも激しくぶつかる。そうしてもたらされる損傷を、それぞれ直撃損傷、対側損傷と呼ぶ。

　スポーツで受ける衝突の強さは、衝撃値（G値）で表すことができる。[2] G値は、物体や人間が衝撃を受けてから止まるまでの速度変化を重力加速度で割った値で、単位はgである。例えば、くしゃみの衝撃値は3g未満で、その大半は頭にかかる。背中を平手打ちすると4g強。椅子にドスンと座ると10g。[3] 時速16キロで徐行するトレーラーが前の車に追突した場合は、10～20g。20～30gは、かなり激しい衝突事故だ。しかし、NFL（ナショナルフットボールリーグ）で選手が激しく衝突すると、30～60gにもなる。そして90～100gは、時速32キロで頭を壁にぶつけるに等しく、たいていは脳震盪を起こす。

アメフトの選手は、日常的に100g超の力でぶつかり合っていて、150gでぶつかることさえある。最近、パデュー大学の研究者たちは、ある高校のアメフト選手が頭部に受けた衝撃を289gと見積もった。シャトル打ち上げで宇宙飛行士が継続的に受けるG値のおよそ100倍だ。しかし、その選手に脳震盪の兆候は見られず、彼自身、何の症状も訴えなかった。そして、そこに問題があるのだ。

ここ数年の間に科学者たちは、脳震盪にならない程度の打撃でも、脳を傷つける可能性があることに気づき始めた。[4] 中程度の打撃でも、繰り返すと、脳はダメージを受けるのだ。すなわち、コンタクトスポーツをする数千人の青少年は、脳震盪を起こした経験がなくても、脳に障害を負っているかもしれないのだ。そしてその障害は、今のところ表面化していないが、将来、認知機能障害を招く可能性がある。パデュー大学の研究者たちがこの恐ろしい事実に気づいたのは、289gの衝撃を受けて「脳震盪を起こさなかった」そのアメフト選手が、たまたま研究の被験者になったからだった。

数年前、生体工学教授のエリック・ナウマンと数名の同僚が、高校のアメフト選手の脳震盪について研究していた。脳震盪を起こした選手の脳がどう変化するかを見極めるには、対照群、すなわち、脳震盪と診断されたことのない高校のアメフト選手が必要だった。そこで地元の高校チームからそのような選手を集め、それぞれの脳をスキャンした。彼らの脳画像を、脳震盪を起こした選手たちのものと見比べて、ナウマンらは驚いた。どちらの脳にも、似たような変化が見られたからだ。当初、ナウマンは、大学のスキャナが壊れているのではないかと疑った。しかし、やがて自分が何を発見したかを悟った。

毎年100万人以上の高校アメフト選手が激しくグラウンドに叩きつけられているが、脳震盪と診断されるのは、6万人にすぎない。実際には少なくともその2倍の選手が脳震盪を起こし、その症状を経験しながら、何でもないこととして軽んじたり、その深刻さに気づかなかったり、あるいは、試合に出られなくなるのを恐れてコーチやトレーナーに報告しなかったりしているのだ。専門家の中には、年間25万人近くの高校アメフト選手が脳震盪を起こしていると見る人もいる。脳震盪は起こしていないが脳に損傷を負った数万人という数をそれに加えると、問題の規模と、10代のスポーツ選手がさらされているリスクは驚異的だ。

脳震盪は脳のかたちではなく、脳細胞を傷つける

脳の損傷を見つけにくいのは、その大半が構造の損傷ではないからだ。むしろそれは細胞の損傷なのだが、影響は甚大で、脳の正常な機能を妨げ、身体的症状や認知的症状を引き起こす。もっとも、症状はすぐ出るとは限らない。数日、数週間、場合によっては数ヶ月たってから出ることもあるのだ。基本的に、脳が頭蓋骨内で激しく動いた後には、カルシウムとカリウムが脳内にあふれ出て、二つのことが起きる。まず、これらの過剰な化学物質が脳細胞を傷つけ、破壊する。次に、これらの化学物質を排出するために、脳はエネルギー源としてブドウ糖を必要とするが、脳震盪が起きると、必要とされる部位にブドウ糖を届けられなくなる。それは、脳内にカルシウムとカリウムがあふれ

たせいで、脳の血管が収縮し、ブドウ糖の分解が妨げられるからだ。

また、衝撃による打撃は、ニューロンの細胞体だけでなく、白質も受ける。白質は衝撃によって引き延ばされ、「ちぎれる」こともある。ラットやマウスを使った外傷性脳損傷の研究により、若く未熟な脳は非常に脆弱で、軽い損傷でもシナプスが壊れることがわかっている。加えて、脳震盪を起こすと、長期増強（ＬＴＰ）や記憶のために必要な、ＮＭＤＡ型グルタミン酸受容体が減少する。脳震盪の後で学習障害が起きるのは、そのせいかもしれない。

脳震盪がもたらす身体的な症状には、めまい、頭痛、視界不良、光や音に対する過敏、平衡感覚の障害、倦怠感や無気力、睡眠パターンの変化、つまり、過剰な睡眠か不眠などがある。認知機能への影響としては、記憶喪失、思考の遅さ、ぼんやりした思考、集中力の欠如、新しい情報を覚えられないといったことが挙げられる。脳震盪は情緒の変化ももたらし、悲観的になったり、怒りっぽくなったり、緊張や心配をしやすくなったりする。こうした症状は、何週間、何ヶ月、場合によっては何年も長引くことがあり、そうなると脳震盪後症候群と診断される。

この脳震盪後症候群になるリスクは、最初の脳震盪の症状が完全に消えないうちに再び脳震盪を起こすと著しく高くなる。カルシウムイオンとカリウムイオンがあふれる状態から回復しようとしてエネルギー不足になっている細胞は、さらなる損傷を受けやすいのだ。これを、セカンドインパクト症候群と呼ぶ。

何度も脳震盪を起こすと死につながることさえある

数年前、『ニューヨーク・タイムズ』紙は、オハイオ州の高校バスケットボールの女子選手、サラ・イングレスの話を報じた。[5] サラはバスケットの試合中に脳震盪を起こした。２時間後、チームメートとともにバスで学校に戻る途中で、自分がどこにいるのかわからなくなり、試合に出たことさえ思い出せなくなった。これは彼女にとって２度目の脳震盪で、その後６週間、学校を休むはめになった。高校を卒業した後、彼女はオハイオ・ウェスリアン大学に進み、そこではフィールドホッケーのチームに所属した。もっとも、７回目の脳震盪を起こすまでのことだが。そのすべてがスポーツのせいではなく、うち１回は、ベッドの枠に頭をぶつけたのが原因だった。

その大学時代に彼女は、中西部ノースコースト競技会議に提供するためのビデオを制作した。その中で、学内レベルのものでも、これ以上コンタクトスポーツをしてはならないと、トレーナーと医師から言われたと、彼女は語った。スポーツをやめた後、何ヶ月にもわたって、認知機能テストを繰り返し受け、家庭教師に勉強をみてもらった。「何度学んでも、覚えられないのです」

「何かを覚えておくことができません」とビデオの中でイングレスは言った。

最近行われた調査によると、３回以上脳震盪を起こした高校スポーツ選手は、その後の脳震盪で意識を失うリスクが８倍高くなるだけでなく、前向性外傷後健忘を起こすリスクが５・５倍高くなり、新しい情報を覚えにくくなるそうだ。近年、多くの神経科医や研究者は、脳震盪はむしろ「軽度外傷性脳損傷」と呼ぶべきだ、と述べている。アメリカでは毎年、約150万件の外傷性脳損傷が報告されており、軽度は、その75〜95パーセントを占める。

セカンドインパクト症候群は、死につながることもある。[6] カンザス州スプリングヒルの高校アメフトチームのスター選手だった17歳のネイサン・スタイルズのように。2010年、ネイサンは、試合後に頭痛がなかなか治らないと訴えた。トレーナーの助言で精密検査を受け、脳のCT写真を撮ったが、異常は見つからなかった。しかし医師たちは、念のため3週間アメフトを休むよう、彼に忠告した。アメリカでは、カンザス州を含む多くの州で、高校のスポーツ選手が頭部に損傷を受けた場合、医師の許可がなければ競技に戻れないことになっている。つまり、ネイサンは法的に休部させられたのだ。

3週間後、医師の許可を得て、彼はチームに戻った。復帰後初の試合で、母親はネイサンが体当たりされて気を失いそうになるのを見た。けれども、試合後、彼は大丈夫だと言った。翌週になっても、問題はなさそうだった。その次の試合は、シーズン最後の試合で、ネイサンにとっては最高学年最後の試合、そして、人生最後の試合になった。ハーフタイムの直前、ディフェンスをしていたネイサンはパスをカットし、タッチダウンしようとして駆け出した。しかし、サイドライン上で崩れるように倒れ、苦しみ始めた。ヘリコプターでカンザス大学メディカルセンターに運ばれ、4時間にわたって脳外科手術を受けた。脳内出血を止めるためだった。しかし彼が再び目覚めることはなく、翌日、生命維持装置がはずされた。

検視の後、彼の脳は、ボストン大学の外傷性脳症研究センターに送られた。そこでは、マサチューセッツ州ベッドフォード近郊の退役軍人医療センターと協力して、脳損傷に起因する疾患や障害を分析・分類している。ネイサンの脳を切り開いた病理学者たちは、思いがけないものを見て、ぞっとした。タウタンパク質の凝集による神経原線維の塊がそこここに見られたのだ。それはアルツハイマー病患者の脳細胞を破壊し、殺すものだ。ネイサンは、慢性外傷性脳症《パンチドランカー》（ＣＴＥ）を患っていたのである。それは進行性の脳疾患で、一般に脳損傷を繰り返したスポーツ選手に見られる。１９２０年代に、引退した老年のボクサーたちの脳で発見された。おそらくネイサンは未診断の脳震盪を何回も起こしていたのだろう。また、遺伝的に脳震盪を起こしやすかったのかもしれない。今のところネイサンは、ＣＴＥの最年少患者である。

10代の脳震盪はおとなより影響が大きく、回復が遅い

脳震盪を防ぐヘルメットはない。また、医師や研究者たちが近年理解したように、若者の脳は、脳震盪を起こすほどではない打撃によっても、容易にダメージを受ける。２０１２年に、カナダ小児科学会は、脳震盪は青少年のスポーツでは頻繁に起きており、特に多発するアイスホッケーでは、後ろからの攻撃や、激しく突き倒すこと、頭部を攻撃することを、すべて禁止すべきだと明言した。しかし、今のところ、ボディチェック（パックを持った選手への体当たり）は、11～12歳のゲームでも許されている。

かねてより、多くの神経科学者が、乳幼児やティーンの脳はおとなの脳ほど回復力が

ないと述べてきたが、２０１２年にカナダの研究者たちがそれを実証した[7]。被験者は、過去半年以内に脳震盪を起こした13〜16歳のスポーツ選手（サッカー、ラグビー、アイスホッケー、アメリカンフットボール）を含む96人だ。研究者たちは、標準的な神経心理学検査によって、彼らのワーキングメモリの能力を調べた。ワーキングメモリは短期記憶で、前頭前皮質がスムーズに機能するためには欠かせない。その記憶があればこそ、わたしたちは、本を読んだり、電話番号を覚えたり、暗算をしたりできるのだ。この検査では、最近脳震盪を起こしたスポーツ選手は、過去半年以内に脳震盪を起こしていない同年齢の対照群に比べて、短期記憶が著しく劣っていた。

また、ニューヨーク大学の医師グループは、脳震盪後症候群患者に、気分のむらや睡眠障害、強迫感に取りつかれた行動、不安、衝動制御障害が見られることを発見した[8]。さらに、他の研究では、脳震盪を起こした人が1年以内に鬱病を発症する確率は、15〜20パーセントにのぼることがわかった。そうでない人が鬱病になる確率よりはるかに高い。

理由はわかっていないが、青年期のスポーツ選手は、軽度外傷性脳損傷から回復するのにおとなより時間がかかる。年齢が低ければ低いほど、回復までの時間は長くなる。認知テストで基準値に戻るのにかかる日数は、おとなは平均で3〜5日だが、大学のスポーツ選手は5〜7日、高校のスポーツ選手は10日〜2週間だ。ある調査によると、平均年齢16歳の高校の選手の半数以上が、回復までに1週間以上かかり、10パーセントは3週間以上かかった。精密な脳画像検査では、症状がすでに消えている若いスポーツ選手の脳に、異常が見つかった。青年期後期のスポーツ選手を含む同様の研究では、最後の脳震盪を起こしてから3年以上たっていても、脳に異常が認められた。

大学のスポーツ選手を監督する全米大学体育協会（ＮＣＡＡ）は現在、競技中に起きた脳震盪への対処の仕方について、ガイドラインを設けている。例えば、選手が医療の専門家の診断を受けず「脳震盪が治った」というだけで競技に戻ることを、学校側は許してはならない、としている。しかし、大学スポーツのOBを含む多くの人が、ＮＣＡＡの対応は不十分だと考えている。２０１１年に、かつて学生スポーツの選手だった4人が、ＮＣＡＡを相手に集団訴訟を起こした。脳震盪の適切な検査《スクリーニング》、プレー復帰のガイドライン、その他の安全対策を怠ったというのがその理由で、本書の執筆時点でも係争中である。

ネイションワイド小児病院の問題行動医療サービスが最近行った研究によると、長期的に見て、軽度外傷性脳損傷を負った児童や青年は、認識と生理機能に何らかの症状が出ることが、整形外科的損傷を負った児童や青年より多いことがわかった。こうした症状は、身体的かつ心理社会的な生活の質《クオリティ・オブ・ライフ》の低下をもたらす。

脳に重い損傷を負った若者は、回復期に、神経科医が「神経認知機能低下」と呼ぶ症状を発症する恐れがある。それは社会性、運動能力、認知機能が低下する症状で、損傷を受けてから1年以上たった後でも起きることがある。若い人が壁や地面に激突すると、その後の成長が危険にさらされるのだ。

成長途上の脳震盪の様々な危険性

２０１０年にメールを送ってきた女性の娘、ホリーと同じように、脳震盪の後遺症でてんかんを起こすようになる人も、わずかながらいる。ホリーは、やっていたスポーツが男子アメフトだったという点では、珍しいケースだと言える。しかし、アメリカの若者が新たに発症するてんかんの多くは、ホリーの場合と同じく、脳の外傷が原因だ。神経学的な理由はまだはっきりしていない。長年にわたって研究者たちは、ニューロンの過剰反応がてんかんの原因だと考えてきたが、最近になって、ニューロンが過剰に反応しなくても、脳の損傷を修復しようとする神経化学物質が過剰に流れることによって、てんかんが起きることを示す証拠が見つかった。これらの化学物質が興奮を引き起こし、神経を傷つけている、と研究者らは言う。

脳震盪は、認知機能だけでなく、生理学的なダメージをもたらす。特に、視床下部の下にある涙の形をした下垂体がダメージを負いやすい。下垂体は鼻梁のすぐ後ろにあるため、頭部が軽くぶつかっただけでも損傷を受けるのだ。「内分泌の司令塔」と呼ばれ、代謝、成長、エネルギー調節にかかわっているが、いくつかの研究により、脳震盪を起こした10代のスポーツ選手の40パーセント近くが、外傷性の下垂体機能低下症を起こしていることが示されている。それには次のような症状が含まれる。

・筋肉量の低下

・衰弱
・運動能力の低下
・倦怠感
・怒りっぽさ
・抑鬱
・記憶障害
・性欲の減退

今も研究者たちは、若者の方が脳震盪の影響が長引く理由を解明しようとしている。彼らの脳が成長途上にあることが一因なのは間違いない。ティーンの脳が衝撃を受けると、その損傷は変化しつづける。彼らの脳は成長途上にあるので、灰白質の一部が傷つくだけでなく、その後の成長の予定が狂ってしまうのだ。脳震盪でダメージを負うのは脳だけではない。彼らの将来もダメージを負うのである。

若者と脳震盪に関する衝撃的な話を、わたしは同業の人々から数多く聞いてきたが、中でも痛ましかったのは、脳震盪を何度も起こしたために、将来を恐れるようになってしまった若者たちの話だった。先述のオハイオ・ウェスリアン大学の学生、サラ・イングレスは、高校と大学のスポーツで通算7回、脳震盪を起こした。その大学の競技会議のためのビデオインタビューで彼女は、「わたしは、ほとんどスポーツしかしてきませんでした」と語った。最初の危険サインが現れたのは、高校のフィールドホッケーの試合中に、人工芝の地面に頭を激しく打ちつけ、初めて脳震盪を起こした後だった。一時、自分の名前を思い出せなくなったのだ。それからわずか数ヶ月後、バスケットシーズンの終盤に、2度目の脳震盪を起こした。本人によると、激しく衝突したわけではなかったが、バスで家に帰るあいだも、頭が混乱していたそうだ。

7回目の脳震盪を起こす前、すでに頭痛や吐き気に悩まされていたが、いちばんの悩みは将来への不安だった。彼女は、医師からコンタクトスポーツを二度とすべきではないと言われ、その忠告にしたがってゴルフを始めた。「もし何かにぶつかったら、入院することになって……スポーツができなくなるだけでなく、人生にも影響します……頭の損傷は、最も深刻な損傷です。脳が傷つくのですから」

本章で学んだ、親へのアドバイス

●脳震盪は意外に危険——若者、特に思春期の女子は脳震盪の影響を受けやすい。頭部や頭蓋骨に傷がなくても、頭蓋骨の中で激しく揺れ動いた脳はニューロンが傷ついている。

●表に出てこないケースも多い——脳震盪を起こしていても、深刻さに気づかなかったり、試合に出られなくなるのを恐れて報告しない子がいる。

●見つけにくい、脳内の後遺症——脳震盪のあと、脳が傷ついているように見えなくても、ニューロンレベルでは大きな影響がある。CTやMRIでも見つかりにくい。脳震盪を防ぐヘルメットはない。スポーツをしている子は要注意。

●10代の脳震盪のダメージはおとなより大きい——脳震盪を起こすと、鬱病になる確率が上がる。また、脳震盪に関しては、若者はおとなより回復が遅い。理由はまだ研究中だが、脳が成長途上にあることは間違いなくその理由の一つ。

第一六章　未成年の罪と罰

青年期の脳はおとなと違う。犯罪への罰も違うべきでは？　未成年犯罪者に過酷な量刑を科すアメリカで法が見直された経緯を語る

フロリダで育ったテランス・グラハムは、敏捷で利発だったが、人生の道筋は初めから歪んでいた。両親はクラックコカイン（純度の高いコカイン）の中毒で、グラハムは小学生のときに注意欠陥多動性障害（ＡＤＨＤ）と診断された。9歳までに酒とタバコを覚え、13歳で大麻を吸うようになった。２００３年7月、16歳の時に、3人の仲間とともに、そのうちの1人が働いているバーベキューレストランで強盗を謀った。店で働いていた仲間が閉店時に裏口のドアの鍵を開けておいて、グラハムともう1人がそこから忍び込んだ。マネージャーの不意を突き、共犯者が金属パイプで頭を殴った。マネージャーは大声で助けを求め、3人はレストラン裏側に走り出た。そこには4人目の仲間が車で待機していた。金は盗めなかった。マネージャーは頭を何針か縫い、2、3日のうちにグラハムら4人は逮捕された。検察官は、この18歳に満たない少年たちを、成人として裁くことを求めた。それまで逮捕歴のなかったグラハムは、二つの重罪（武装不法目的侵入及び武装強盗未遂）に問われた。最も深刻な第一級重罪は、仮釈放の可能性

のない終身刑という最高刑を伴った。

グラハムは司法取引に応じて、この犯罪への関与を認めた。郡刑務所での1年の服役を命じられたが、勾留中にすでに刑期の半年を勤めていた。２００４年６月、グラハムは保護観察付きで釈放された。裁判所で誓ったように、彼は人生をやり直すつもりだった。「面倒を起こすのは、これが最初で最後です」。彼は裁判官にこう誓った。

しかしその約束が守られたのは、わずか半年だった。２００４年12月、17歳になっていたグラハムは、20歳の共犯者2人とともにある男性の家に押し入り、共犯の２人が家をあさっている間、男性に銃を突きつけていた。同じ日の夕方、３人は別の家でも押し込み強盗を働いた。その折に、共犯の１人が撃たれた。グラハムは父親の車でその共犯者を病院に送り届けた後、警官の前を猛スピードで通り抜け、電柱に衝突した。逃げようとしたが、捕まって逮捕された。２００４年12月３日、18歳の誕生日まであと34日だった。

原則通り1人の裁判官による1日限りの裁判で、グラハムが保護観察中に法を犯したという証拠が示された。フロリダ州法に照らせば、刑期は短ければ5年、長ければ終身刑だ。フロリダ州矯正更生局は4年が適当だとした。対して検察側は30年を主張した。判決に際し、デュバル郡の巡回裁判官ランス・M・デイは、グラハムにこう告げた。

「なぜ君が人生を棒に振ったのか、わたしには理解できないが、……唯一納得のいく説明は、これは君が決めた生き方であり、わたしたちには、君のためにできることは何もないということだ。……わたしは法律を綿密に調べた。未成年に対してどこまでの罰則が適当なのかはわからない……だが、君の犯罪がエスカレートしてきたことを考えると、当法廷において明らかなのは、君がこのように人生を歩んでいくと決めた以上、わたしには、この地域社会を君から守ることしかできないということだ」

２００４年、合衆国最高裁判所は、未成年者の責任の範囲について討議した。グラハムの訴訟では、未成年者が、善悪の判断がつきにくい知的障害を持つおとなに相当するかどうかが問われた。

そして裁判官は、武装不法目的侵入、武装強盗未遂という前科を鑑み、19歳のテランス・ジャマー・グラハムに終身刑を言い渡した。[1]フロリダには仮釈放制度がないので、終身刑は文字通り、終身刑となる。恩赦がない限り、釈放の可能性はない。未成年で犯した、凶悪だが殺人には至らなかった罪のせいで、グラハムはその後の60年から70年の人生を、刑務所で過ごし、そこで死ぬことになるのだ。彼の弁護士はこの判決を不服として最高裁判所に上告した。拠りどころにしたのは、アメリカ合衆国憲法修正第8条すなわち、「過剰な保釈金を要求してはならず、且つ過剰な罰金を科してはならず、並びに残酷で異常な刑罰を科してはならない」である。

２００８年春、わたしは、クリフォード・チャンス法律事務所のワシントン支部から連絡を受けた。この法律事務所は、グラハムの弁護士のために、法廷助言書を準備中だった。そのため、未成年者には成人とは異なる基準が適用されるべきだという理由を説明する専門家を必要としていたのだ。法廷助言書の作成に関わった17人のうち、神経学者はわたしひとりだった。少年司法と神経科学が交錯した世界への、わたしの冒険は、こうして始まった。

グラハムの弁護士たちは、２００５年に最高裁判所が未成年者の死刑を違憲とした時に根拠とした原理を、そろって主張した。それは、未成年者の知的、情動的、心理学的組成には、おとなとは異なる性質がある、というものだ。弁護士たちは、助言書の冒頭にこう書いた。

　未成年者も自らの行為に責任を持たなければならないが、彼らは概して、意思決定能力が未熟で、リスクを求める傾向が強く、仲間の影響を受けやすく、将来への影響を慮ることができない。

アメリカだけが、18歳未満の被告への重罪を科している

わたしは本書の大半を割いて、10代の脳がおとなの脳とは異なることを裏づける科学的証拠を示してきた。最高裁で争点となるのは、犯行当時まだ少年だった被告の量刑の判断に、こうした違いをどれだけ反映させるか、ということだ(2)。

アメリカでは、毎年、およそ20万人もの12歳から17歳の若者が、粗暴犯罪で逮捕されている。２００８年には、殺人事件の９００件以上、放火罪の48パーセントに未成年者が関わっていた。２００５年、最高裁は、犯行当時18歳未満だった者に死刑を宣告するのは違憲であるとした（訳注：日本でも少年法により、犯行当時18歳未満だった者に死刑を科すことは禁じられている）。16歳未満に関しては、その17年前にすでに違憲とさ

れていた。けれども、仮釈放の可能性のない終身刑は、何歳以上が刑事告発の対象になるかということと共に、総じて州の裁量に任されていた。成人用の裁判で17歳未満の若者を裁くことを禁じているのは3州だけで、47州はそれを許可しており、うち29州は、特定の犯罪に関してそれを義務づけている（訳注：日本の場合、20歳未満の者が関わる事件については、まず家庭裁判所に送致し、家庭裁判所から検察に送致、いわゆる「逆送」された場合に限って、一般の法廷で刑事裁判にかけることができる）。

全世界で、「国連子どもの権利条約」を批准していないのはアメリカ合衆国だけだ（「国連子どもの権利条約」の37条は、「死刑又は釈放の可能性がない終身刑は、18歳未満の者が行った犯罪について科さないこと」を締結国に求めている）。この未批准は、アメリカにとってあまり名誉なことではなさそうだ。現在アメリカでは、およそ4万人が仮釈放なしの終身刑に服しているが、そのうちの２５００人余りは、犯行当時18歳未満だった。70人は、わずか13歳か14歳だった。

仮釈放なしの終身刑を宣告された未成年者の大半は、殺人を犯している。しかし、テランス・グラハムのように、殺人未遂でその刑に服する未成年者が、全米に１００人以上おり、うち6人は、犯行当時13歳か14歳だった。

わたしは、グラハム事件の法廷助言書に携わるただ1人の神経学者として、責任の重さを痛感した。衝動を抑制し、リスクを考え、仲間からの同調圧力を回避し、行為の結果を考えるということに関して、10代の脳には限界がある。それについて、知っているすべてのことを伝えなければ。さらに、ある状況で脳が働いたり反応したりする際に、おとなと若者では、使う脳の部位が異なるということについても、説明しなければならない。

著名な法学者で、シカゴのノースウェスタン大学の教授、スティーブン・ドリズィンもこう述べている。「未成年の脳の働きは、知的障害者のそれによく似ている。最も似ている点は、認知機能が劣っていることだ。（10代は）脳の働きが非常に良いが、だからといって正しい判断ができるわけではない」

わたしがグラハム事件に助言した結果

本書では多くのことを学んできた。まず、脅威や危険に直面したとき、ティーンの脳では、海馬と右脳の扁桃体が活性化し、そのせいで、彼らは感情や衝動に駆られやすい。一方、おとなは前頭前皮質がよく働くため、状況を理性的に分析できる。また、ティーンは、暴力行為をよく見ていたり、自らが暴力をふるわれたりしていると、暴力行為に走りやすい。さらに、ティーンは、リスクを冒したり、危険な行為や犯罪行為に関わったりする際に、仲間の影響を受けやすい。実際のところ、未成年者が起こした殺人事件の約半分には、複数の若者が関わっているのだ。

さらに本書では、未成年者は前頭葉が未成熟なので、自らの決断がもたらす結果を予測しにくいことも学んだ。そのせいで彼らは、ミランダ・ルール（黙秘権や弁護士の立ち会いを求める権利があることを被疑者に通告しなければならないこと）、意見陳述権、司法取引がどのような結果をもたらすかを予測しにくい。そういうわけで、未成年者、特に12歳から17歳の若者は、強要されたり誘導されたりして、偽りの自白をしやすい。2004年に行われた調査によると、133件の偽りの自白のうち、16パーセントが16歳から17歳の若者によるもので、ほかのどの年齢集団より多かった。コーネル大学の人間発達学部の教師で研究者のバレリー・レイナは、2006年の論文の中で、少年司法制度における未成年者の能力について次のようにまとめている。

気が高ぶっている時、仲間といる時、衝動に駆られる時、慣れない環境にいる時、長期的に悪影響を招くというリスクと目先の利益を秤《はかり》にかける時、良い結果を生むには行動を抑制する必要がある時、未成年者は、おとなのような合理的な考え方がしにくいようだ。

わたしたちは「グラハム対フロリダ判決」の36ページにわたる法廷助言書にこう記した。

仮釈放のない終身刑は、罪を犯した者を罰し、分別がありながら罪を犯す者を抑制し、抑制しようのない者を無力にする刑だが、未成年者に対しては、その目的を確実に、あるいは合理的に果たすものではない。それを裏付ける科学的・学術的研究は増える一方だ。

幸いなことに、2010年5月17日、合衆国最高裁判所はわたしたちの助言に同意した。[3] アンソニー・ケネディ裁判官は多数意見として、次のように書いた。「刑罰の合法的な目的、すなわち、懲罰、抑止、無力化、更生のいずれも、殺人を犯していない未成年者を仮釈放のない終身刑に処す正当な理由にはならない。当刑罰には刑罰学的に見て妥当な目的があるが、その科刑を正当であるとするには、それが著しく不相応ではないことを示す必要がある。殺人以外の罪に問われた未成年犯罪者の道徳的責任能力が低いことを踏まえると、当刑罰がもたらす抑止効果だけでは、本判決を正当とする理由にはならない」

最高裁判所長官のジョン・ロバーツは、多数意見を支持しながらも、青年期の脳が発達途上にあることを裏づける新たな科学に基づいて裁判所が判断することに異議を唱えた。「科学と社会は、若い殺人者に対してより寛大であり、再び殺人を犯すというリスクを冒してまで、更生の機会を与えようとする。それはわたしたちが下す判断とは異なる」

もっとも、このグラハム判決（訳注：殺人以外の罪を犯した少年に対する仮釈放のない終身刑を違憲とした）を機に、刑事司法制度による過度に過酷な刑罰を、未成年者が逃れられるようになったわけではなかった。未解決の問題が一つ残っていた。すなわち、未成年者が殺人を犯した場合の、仮釈放のない終身刑である。グラハム事件について、最高裁が判決を下して1年と経たないうちに、この問題が表面化した。それまで司法システムの中をさまよっていたある事件が、最高裁に持ち込まれたのだ。

少年への重すぎる刑罰が見直される

2011年の中頃、クリフォード・チャンス法律事務所は、グラハムの法廷助言書で協力し合ったメンバーに再び招集をかけた。たとえ殺人を犯した場合でも、18歳未満の者におとなと同等の刑を負わせるべきでないと主張するために、社会科学と神経生物学の知識を提供せよ、というのだ。連邦法では、殺人を犯した未成年者は、おとなと同等に仮釈放の見込みのない終身刑に処することができる。わたしたちの使命は、未成年者は、前頭葉の未熟さ（生まれ）ゆえに、あるいは教育に恵まれない、またはストレスの多い子ども時代（育ち）ゆえに、衝動的な行動をとることがある、と主張することだ。言い換えれば、分別のある判断を下すということに関して、未成年者はおとなより神経学的に未熟で、外からの影響を受けやすいのだ。

おとなと未成年者には、明らかな神経学的違いがあるというわたしたちの主張から導かれる当然の結論は、10代は脳が柔軟なので、更生する可能性が高い、ということだ。わたしたちは法廷助言書に次のように記した。「たいていの場合、未成年者は、成長するにつれて若さゆえの衝動や無謀さが収まり、反社会的な行動をとらなくなる。未成年の犯罪は、往々にして危険な行為を試した結果にすぎず、『邪悪な』性質を反映した道徳性の欠如に起因するものではない」

問題になったのは二つの殺人事件だ。いずれも被告は犯行当時14歳だった少年で、仮釈放の見込みのない終身刑を宣告された。その一つ、「ジャクソン対ホッブズ」事件では、1999年にアーカンソー出身のカントレル・ジャクソンが、年上の若者2人と共にビデオショップに押し入った。共犯の1人が店員1人を銃で撃ち殺した。二つ目の「ミラー対アラバマ」事件では、エバン・ミラーと1人の友人が52歳の隣人を野球バットで殴り、トレーラーハウスに放火した。隣人は、鈍器による損傷と煙を吸ったことにより死亡した。

2012年6月25日、午後3時22分、クリフォード・チャンス法律事務所からメールが届いた。法廷助言書チームへのお礼の言葉が記されていた。

本日、最高裁判所は、犯行当時18歳未満の未成年者による殺人罪について、仮釈放の見込みのない終身刑を命じることを違憲とする判決を言い渡しました。この判決により、犯罪者の年齢を考慮せず仮釈放のない終身刑を適用していた29州の法律は無効になりました。……あなた方の意見が聞き入れられ、仕事が成功したことを、お祝い申し上げます。

こうして、子どもだった頃に人を殺した人に、監獄で死ぬことを求めた法律は、すべて無効になった。この裁定はすなわち、14歳で人を殺し仮釈放なしの終身刑に処されたカントレル・ジャクソンとエバン・ミラーが新たな量刑審理を受けることを意味した。5対4で意見が対立する中、多数意見を書いた裁判官エレナ・ケイガンは、絶対的法定刑の問題点は、たとえば、17歳なのか14歳なのか、「銃撃犯なのか共犯者なのか、安定

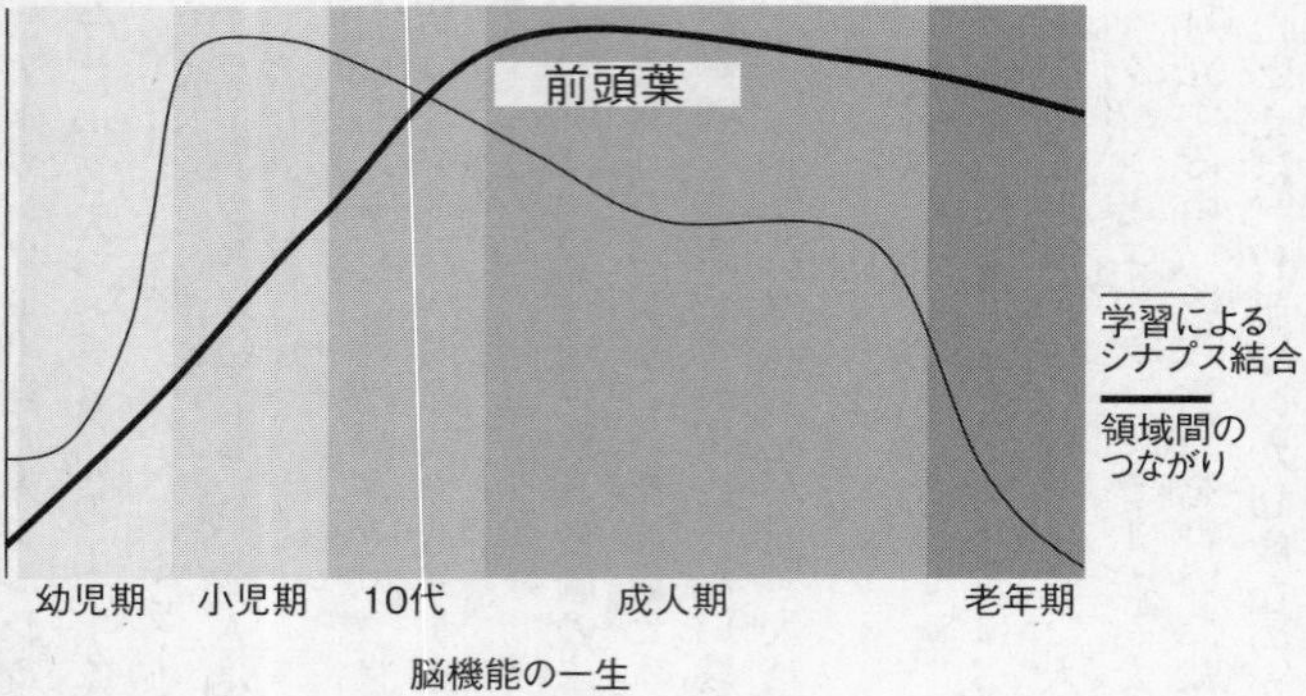

（図27）脳の発達の概要と、未成年者の脳の臨界期

学習によるシナプスの結合は、幼児期に急増し、10代を通じて多く、成人になると徐々に減っていく。しかし、ミエリン形成による領域間のつながりがピークに達するのは、成人期初期（20代後半）を迎えてからで、安定期に入るのはそれ以降だ。学習能力と学習速度は幼児期と10代をピークとし、成人期後期になると、シナプスの機能と共に低下していく。ティーンの脳では、前頭葉とのつながりが大人に比べると弱い。そのせいで10代は、強さと弱さをあわせ持つ例外的な年代になっている。

した家庭の子どもなのか、崩壊家庭で虐待されて育った子どもなのか」といった違いによる裁量の余地を認めていないことだ、と述べた。さらにケイガンは、自らの見解のよりどころとなった神経学的証拠についてこう述べた。

未成年者に仮釈放のない終身刑を科すことは、年齢やそれに伴う特徴、とりわけ、未熟さ、性急さ、リスクや結果を正しく評価できないという特徴を、まったく考慮していない。

それでもなお、裁判所では再び意見が激しく対立し、神経科学によって法的な責任能力を測ることの難しさを浮き彫りにした。もっとも、裁判官たちは未成年者に仮釈放のない終身刑を適用することに断固反対したわけではない。むしろ、ケイガンが多数意見として書いたように、「ローパー事件、グラハム事件に関してわたしたちが述べた事柄のすべてと、子どもは有責性が低く更生の可能性が高いという本裁定をかんがみて、最も過酷かもしれないこの刑を未成年者に適用する根拠はきわめて少ない」という結論を下したのだった。最高裁判所は、この最も過酷な刑罰を未成年者に科そうとする時には、裁判官や陪審員は、犯行当時の犯罪者の年齢を含む軽減事由について十分検討しなければならない、と裁定した。

最高裁判所はこれらの新たな裁定において、未成年者は脳の作りがおとなと異なり、よって罰し方も異なるべきだと明言したが、未成年時に犯した罪によってすでに仮釈放のない終身刑の判決を受け、その刑に服している人にも、この裁定を適用するかしないかという判断は、それぞれの州に任せた（二〇一五年の時点では、ミシガン州、アイオワ州、ミシシッピ州が本裁定を年月を遡って適用することに同意している）。

脳の成熟の理解はまだ途上にある

ようやく法律は、刑を決める際に、未成年犯罪者の脳の未熟さを考慮するようになったが、精神障害を負う未成年犯罪者をどう扱うかについて、社会全体の答えはまだ出ていない（実のところ、精神障害を負うおとなの犯罪者についてもそれは同じだ）。問題の一部は、未熟な脳と精神病の脳をどう区別するかというところにあり、第一二章で述べた通り、それが難しい場合もある。今日、銃乱射事件のような未成年者による凶悪犯罪が蔓延しているのは、誰もが認めるところだ。しかし、そうしたニュースをマスメディアが騒々しく取りあげるせいで、1985年から1994年まで増加の一途にあった未成年者の暴力犯罪率が、1995年から2011年までの間に半減したという事実が見えにくくなっている。

「アメリカ精神医学と法学会」は、未成年者の暴力を導く要因として、銃器やドラッグを手に入れやすいこと、貧困、ネグレクト、家庭内の争い、テレビや映画、インターネットで暴力を見ることを挙げている。しかし、未成年の犯罪者には精神病に罹っている人が多いことも明らかになっている。と同時に、犯罪を起こした未成年者の大半は、精神病ではない。さらに状況を複雑にしているのは、精神病である未成年者のうち、治療を受けている人は25パーセントに満たないという事実だ。

結局のところ、神経科学は目覚ましい進歩をとげたが、脳についてわかっていることはごくわずかにすぎないのだ。したがって、その乏しい知見に基づいて判断を下すのは、たとえそれが科学的な判断であったとしても、無謀か、あるいは危険だと言える。脳の成熟度と行動、とりわけ犯罪行為との因果関係を示す客観的な証拠を挙げるなどというのは、まさに無謀か危険と言うほかない。

脳スキャンは一見、確実な経験的データに見えるが、専門家による解釈が必要とされ、客観的というにはほど遠い。脳画像、特にｆＭＲＩ画像を研究する科学者は、その技術、画像の明確さ、対象の選択の妥当性について慎重に評価しつつ、脳のある領域と何らかの認知機能との対応を見つけたくなる気持ちを抑えなければならない。そのような一致はあり得ないからだ。

脳の領域はいずれも、多くの認知プロセスと関わっている。「研究室における発見をそのまま実社会に適用することはできない。なぜなら脳の働きは、人間の行動を形作るほかの生体システムや文脈と密接に関わっているからだ[4]」。こう書いたのは、数年前に発表された、若者の成熟と脳についての重要な論文の著者のひとり、ジェイ・ギードである。「青年期のふるまい、そして一生を通じてのふるまいは、経験、しつけ、社会経済的なステータス、行為主体性と自己効力感、栄養、文化、精神的な充足、物理的生育環境、社会的なつながりや交流といった多様な要素が作用し合った結果である」。ギードは、アメリカ国立精神衛生研究所の児童精神医学部門、脳画像課の課長を務めている。

彼は青年期のふるまいに影響する要素を数え上げたが、それでもまだ十分ではない。と言うのも、先に述べたように、人間の脳についてわたしたちは今も学びの途上にあるからだ。

脳科学によって行動を説明することには限界があるが、それをますます複雑にしているのは、脳の成熟年齢を科学者が引き上げていることだ。言い換えれば、人は何歳で神経学的に成熟するかということについて、今のところ明確なラインも境界も区分もないのである。しかし、ますますはっきりしてきたのは、脳の成長は20歳以降も続いていることだ。わたしは科学者として、医師として、あらゆる疑問には答えがあり、人生のあらゆる出来事と段階には明確な境界があると考えたいが、同時にそのようなものはないことを知っている。また、嵐の10代が過ぎれば順風満帆と考えたいが、それも実際は違う。しかし、こうしている間にも、地方自治体は、危険な状態にある未成年者のための更生プログラムやカウンセリング・プログラムを発案するより、さらなる刑務所や収容施設の建設に税金をつぎ込んでいるのだ。

第一七章　青年期を越えても、成長は終わらない

大学を出て20代になっても脳の成長は続く。その時期の研究は始まったばかり。親がすべきこと、それは注意深く見守ること

大学を卒業する頃になっても、ほとんどの若者はまだ成長の途上にある。わたしは研究室で日々、その成長ぶりを目の当たりにしている。と言うのも、わたしの研究室は、大学を卒業したものの、大学院へ進むか、それとも医学の専門校へ行くか、あるいは修士や博士を目指すより実社会で就職するかを決めかねている若者たちを受け入れているからだ。若く成績優秀な彼らは、研究助手を務めるべくやってくる。任される仕事は、医師や科学者の実験の手伝い、清掃や機材のメンテナンス、指示が守られているかどうかの確認、会議のスケジュール管理といったことだ。

彼らはここへ来るやいなや、わたしたちの研究の背景にある科学を急速に学び始める。しかし同時に、より捉えがたく、より大きな成長を彼らは遂げる。それは、さまざまなタイプの人とコミュニケーションをとったり、仕事の段取りをつけたり、他の人に頼りにされたりといったことを通して成し遂げられる。そうして2、3年もすると、この若者たちは本物のおとなになる。ここでの経験から得られる最大の成果は、プロが働く環

境で責任を果たし、コミュニケーションスキルに磨きをかけたという自信だろう。その点では、わが家の長男、アンドリューも同じだ。アンドリューは物理学の修士課程の途中で、医学に方向転換し、わたしの研究室に似たニューヨークの研究室で働いている。彼の職業倫理が向上し、仕事の段取りをつけたり、いくつもの仕事を同時進行したりするのがうまくなったことは、傍目《はため》にもよくわかる。わたしの研究室の若者たちと同様に、息子は「実社会」の仕事をうまくこなせたことで、大きな自信を得た。この経験は、これから大学院で研究に取り組む際にも役立つだろう。

若者たちがわたしの研究室で遂げた成長は、彼らが巣立つ時、とりわけ大学院や医学校、あるいは企業に入るための面接で、真価を発揮する。わたしにとって彼らの推薦状を書くのは喜びであり、ほんの1、2年、ここで過ごしただけで、ほとんどの若者に少なくともある程度、こうした変化が起きるという事実には驚かずにいられない。時折、彼らは、遠方から訪ねてきたらしいご両親を研究室に連れてくる。そのご両親に、お子さんをどれほど誇りに思っておられるでしょう、と話すのは無上の喜びだ。もちろん、その「お子さん」にはずいぶん照れくさい思いをさせてしまうのだが。

覚えておくべきことは、成人期初期は、まだまだ学習に最適な時期だということだ。脳のかなりの部分が柔軟性を保っている一方で、脳の接続が向上し、マルチタスクをこなす能力も向上している。この時期、多くの若者は、自分の学習スキルが高校にいた頃よりはるかに向上していることを実感する。物事をまとめる力がつき、抽象的思考がうまくなる。判断力、洞察力、物事を包括的に把握する能力も向上する。すべて、前頭葉との接続がスムーズになった結果である。

大学に行く前にギャップイヤーを取ることは、発達上、大いに意味がある。「ギャップイヤー」は、多くの国で義務づけられている。ヨーロッパのいくつもの国が、高校を卒業したティーンに、「奉仕の期間」を課している。イスラエルでは男子も女子も兵役につく。男子は三年、女子は二年で、正統派ユダヤ教徒は宗教上の制約から免除されるが、別の形で国務に従事することを求められる。イスラエルの若者は、この兵役の後、大学に入る前にさらにギャップイヤーを取ることになっている。その間に、多くの若者は、アジア、南アメリカ、インドなどを旅行する。

アメリカにも非公式な「ギャップイヤー」があり、その間にアメリコー（奨学金が得られる社会奉仕プログラム）や、シティ・イヤー（貧困層の教育を支援するNPO）などでボランティア活動をした若者は、それまでの人生で最も価値ある日々だったと振返る。わたし自身、次男のウィルがそれを経験するのを目の当たりにした。高校卒業後、ウィルは1年の休暇を取り、ひとりで世界を旅し、働いた。初めの半年は、南アメリカでスペイン語会話を集中的に学び、後の半年は、ボストンのソフトウェア会社で働いた。ハーバード大学に入学する前に、ウィルは感情の面でも知性の面でも成長し、ギャップイヤーでの経験はかけがえのないものだったと、一度ならずわたしに語った。

青年期は発達段階の1ステップなのか？

若年成人期を発達段階のひとつと見なすことについては、心理学者、科学者らの議論が続いている。20世紀半ばに活躍した心理学者、エリク・エリクソンは、成人期に段階があることを最初に提唱したひとりで、それを18～40歳、40～65歳、65歳～死ぬまでの3段階に分けた。しかし、ほぼ忘れられているが、1970年に画期的な論文「若年期――人生における新たな段階」を書いたのは、イェール大学の心理学者だったケネス・ケニストンである。[1] 彼は、20代、すなわち青年期から若年成人期にかけての時期を発達段階の一つと見なし、主に自由、社会的運動、変化、心理的葛藤の時期であるとした。彼は、この「若年期」を支配するさまざまなテーマや問題を挙げている。

・自己―社会間の緊張
・慢性的な葛藤
・慎重な探査
・離反
・潜在的可能性
・社会化の拒絶
・若者特有のアイデンティティ
・社会的運動
・静止状態への嫌悪
・何かに動かされる／何かを通じて動く
・発達の評価

・死の恐怖
・おとなの視点
・若者らしい反体制文化

当時、この若年期にあったベビーブーマーについて、ケニストンはこう述べている。「かつては成人なら当然、答えられたはずの数々の疑問（すなわち、既存社会との関係、職に対する使命感、社会的役割とライフスタイルについての疑問）に答えることができない若者は、まだ少数派ではあるが、増えつつある」。ケニストンによれば、この「若年期」の最大の特徴は、「自己と社会に対する慢性的な葛藤」だという。これには良い面も悪い面もある。この発達段階はエネルギーにあふれ、新しいものを希求し、適応性が高い。したがってティーンは、自分の才能に合う新たな分野に踏み出すことができる。だがその反面、この性向のせいで、危険な目にあうリスクも高いのだ。また、経験不足な彼らは、葛藤と恐怖心を募らせがちだが、そんなときこそ家族やコミュニティの出番となる。安心感と土台を提供し、彼らが人生のコンテクストを築いていくのを助けてやるのだ。

このケニストンの理論は、青年期と若年成人期について正確に描写していたが、根付かなかった。しかし、今から10年前、ケニストンの影響を受けた心理学者のジェフリー・ジェンセン・アーネットが、『新成人期――10代後半から20代への道のりは平坦ではない』という本を出した。アーネットは、ケニストンの研究をベースとして、独自に

「新成人期」という段階を設定した。(2) 新成人期、すなわち、20歳前後の若者は、文化や経済の変化により、不安感を強め、さらなる教育を求めるようになったが、職は見つけにくくなった。また彼らは、セックスの自由化が進んだために結婚を急がなくなり、生殖補助医療（人工授精など）の向上によって出産年齢が遅くなった。新成人期は探求を続ける不安定な時期だが、自己を掘り下げていく時期でもある、とアーネットは言う。

それはＨＢＯのドラマ『ガールズ』にはっきりと表れている。このドラマは、ニューヨークを舞台に、人生と恋愛と成功をめぐって葛藤する20代の女性たちを描いたものだ。その世界は『セックス・アンド・ザ・シティ』の世界とはかけ離れている。基本はコメディだが、苦悩とドラマティックな要素にあふれている。このシリーズは、２０１２年に当時26歳だったシナリオライター、レナ・ダナムが書いたもので、彼女は、主役のひとりで作家志望のハンナという役柄も演じた。

ドラマは、ハンナが両親から、ブルックリンのアパートメントの家賃をもう援助できない、と宣告されるところから始まる。無給の見習いだったハンナは、社員への昇格を上司に求めるが、ぎゃくに解雇されてしまう。法律事務所の助手になるものの、うまくいかず、コーヒーショップで働きはじめる。彼女の人生は常に混乱しているようだ。ボーイフレンドとはくっついたり別れたりを繰り返し、女友だちとは喧嘩して、シェアしていたアパートから飛び出す。つまり彼女の人生は、精神的にも感情的にも、恋愛も仕事も、めちゃくちゃなのだ。それは彼女だけのことではない。だから、このドラマは若い女性に人気がある。あるエピソードで、ハンナは、ミシガン州に暮らす上位中産階級の両親のもとを訪ねる。その故郷で久しぶりに、旧友のヘザーに会う。ヘザーは大きな夢をハンナに語る。それについてハンナは懐疑的だが、別の友人にヘザーのことを語る時には、まるで自分について語るかのようだ。

カリフォルニアに行ってプロのダンサーになるんですって。[3]そんなことを聞かされたら、すごく悲しいし、うんざりするわ……でも、誰もそんなことは言わない。ロスに行ったら、ぼろアパートに住んで、いつだって怖くて、悲しくて、寂しくて、ぞっとするような思いをするに決まってるのに。

ハンナもたまには自省するが、ほんのたまに、である。むしろ彼女と友人たちは、職業や男性やさまざまな問題を巡ってつねに揺れ動いている。それは18歳から34歳までの、おとなになったが、なり切れていない７０００万人のアメリカ人に共通して言えることだ。20代は自意識過剰で、将来の可能性や不確定要素、すなわち、仕事、キャリア、人間関係などにわくわくしながらも、不安を覚える時期だ。自分は何者なのか、どこへ行こうとしているのか、いつそこに到達するのか、と。世界中の先進国で、若年成人たちは、こうした疑問に答えようとしている。そうしながらも、彼らが家を出て、学校を卒業し、結婚し、安定した職を見つけるまでには、人類史上かつてないほど長い年月がかかっている。こうした若者たちが、果たして自意識過剰にならずにいられるだろうか？

国立衛生研究所によると、１９８０年から２０００年までに生まれた新世紀世代の人が、自己愛性人格障害を発症する確率は、65歳以上の人の3倍も高いそうだ。『オックスフォード英語大辞典』が2013年の単語として、ティーンやヤングアダルトにはおなじみの「selfie（自撮り）」を採用したのも驚くには値しないだろう。この新世紀世代の自己中心性については、親がほめすぎたせいで自意識過剰でうぬぼれが強くなった、という見方が有力だ④。フロリダ州立大学で心理学を教えるロイ・バウマイスターは、子どもに「過剰な」自信を与えることで、親たちは「図らずも」、強すぎる自己愛と権利意識を子どもたちに植えつけたと述べる。10代の子どもをほめて自信を持たせることについては、微妙なバランスがある。つまり、あまりほめないと、子どもは自信を持てないが、ほめすぎると、非現実的なまでに自信過剰になり、後々の人生で問題を抱えるようになるのだ。

青年期の脳の発達の研究はまだ揺籃期

ともあれ、新世紀世代にも長所はたくさんある。彼らは前の世代ほど理想主義ではないが、まじめで、実際的で、9・11や二つの戦争、長引く不況の影響下で育ったにもかかわらず楽天的だ。クリスティン・ハスラー（ハリウッドで成功を収めた元エージェント）は、著書『20 Something Manifesto（20代のマニフェスト）』の中で、20代ならではのストレスを抱えるヤングアダルトたちの思いを紹介した。25歳のある女性はこう語った。「成功するためにやらなくてはいけないあれこれについて考えるとゾッとするわ。『情熱に従い、夢に生き、リスクを恐れず、正しい人とつながり、良い指導者を見つけ、金銭的な責任を負い、自発的に行動し、仕事に励み、大学院に入り、恋をし、人としての幸せと心身の健康を大切にしなさい』って、いったいいつになれば、ありのままの自分として人生を楽しめるの？」。別の25歳は書いた。「わたしたちの文化は若さと成功を重視している。だから多くの人が、30歳までに成功しなければならない、さもなければ負け組だ、と感じている」

新成人期の問題を専門とする民営の精神障害者施設「イエローブリック」の幹部で精神分析医のローラ・ハンフリーは、年代特有の問題についてこう述べる。

新成人期の若者が直面する成長課題は、大規模なコミュニティおよび世界との関連において、自分がどういう人間であり、何を目標とするかを明確にすることです。まだ親元にいて、精神的に親とつながりつつ独立しようとしている時期に、それをしなければならないのです。成人後の人生において、これほど大きな成長課題はないでしょう。⑤

統計値は、若年成人期の根底にある不安を裏づけているようだ。20代のアメリカ人の3人にひとりは毎年、引っ越しをしており、40パーセントは大学を出てから少なくとも一度、実家に戻っている。30歳を迎えるまでに、平均で7回転職し、3人のうち2人は、少なくとも20代の一時期に、未婚のままパートナーと同棲する。『新成人期』のアーネットによれば、研究対象となった20代の人の60パーセントは、おとなになったようにも、なりきれていないようにも感じる、と答えたそうだ。

あなたの息子や娘が、すでに大学を卒業して独立しているのに、洗濯の仕方や家計の管理、新しいアパートでの電気や水道の手配などをうまくできない場合は、彼らはもはやティーンではないが、前頭葉の白質が作られている最中で、脳システムの接続が未完成だということを思い出してほしい[6]。ティーンと同じく若年成人も、自らの未完成な脳の犠牲になることがある。前頭葉の白質の異常は精神疾患の一因となっているようだが、それは青年期だけでなく、若年成人期でも起きる。世界保健機関（WHO）の見積もりによると、実際のところ、精神疾患は、アメリカの若年成人の病気の半分近くを占めるという。最近の研究によると、大学生であってもなくても、その年代の若者のほぼ半分が、精神疾患の診断基準を満たしているそうだ。最も多いのは飲酒がもたらす疾患だった。しかし、若年成人の精神疾患の原因については、他の年齢層ほどにはよくわかっていない。

注意に関係する白質路の異常は、おとなの注意欠陥多動性障害（ADHD）が多い一因かもしれない。それは通常、幼年期か青年期に発症しながら、見過ごされたか、診断されなかったものだ。生活の質《クオリティ・オブ・ライフ》の観点から言えば、ADHDの若年成人は、日常生活にかなり支障をきたしている。健康な若年成人に比べて、高校から先へ進学することは少なく、フルタイムの職にも就きにくい。したがって収入も低い。また、いくつかの研究によると、ADHDの若年成人は、そうでない若者に比べて、逮捕される確率、離婚する確率がそれぞれ2倍高く、失業する確率は3倍、性感染症にかかる確率は4倍高い。

そして、78パーセントがタバコや葉巻の中毒だ。

若年成人はなんと脆いのだろう。20歳から24歳の若年成人の受刑率は、この10年でほぼ2倍になった。精神衛生上の問題を抱えた若年成人は、大学中退、望まない妊娠、失業、薬物中毒、アルコール中毒のリスクが高い。そうであるにもかかわらず、若年成人はティーンに比べて、メンタルヘルスサービスを受ける率がはるかに低い。入院治療を受ける人の数で言えば、10代の若者は若年成人の2倍以上だ。しかもその数に、戦争で心身に障害や問題を抱えた20代から30代の退役軍人は含まれていない。

もっとも、若年成人は見放されているわけではない。ヴァージニア州ウィンチェスターにある「ニューライフスタイル」のような若年成人向けの居住型療養施設や、若年成人特有の問題に取り組む「ネットワーク・オン・トランジション・トゥ・アダルトフッド」(transitions2adulthood.com) のようなウェブサイトもある。また、『アメリカにおける成人年齢――21世紀の成人期の変化』などの本も出ており、「新成人期研究学会」や、この年代を専門とする学術誌まであるのだ。

若年成人の神経科学は揺籃期にあるため、20代が脳発達の最終段階を生かすラストチャンスなのかどうかは、まだわかっていない。わたしたちは、親として、科学者や教育者として、20代の若者を、どちらの道へ進むよう促せばいいのだろう。学習曲線が下降する前に、技術を要する仕事、あるいは、どんな仕事でも、就くよう促すべきなのか、それとも創造的能力が神経生物学的ピークにあるうちに、自分の可能性をさらに探ってみるよう勧めるべきなのか。それはまだはっきりしない。10代の脳について誰よりも長く研究してきたアメリカ国立精神衛生研究所の科学者ジェイ・ギードは、記者に「まだ答えを出せる段階ではない」と語った。ともあれ、この10年間の神経科学の進展に何か学ぶことがあるとすればそれは、この問題に「ひきつづき注目せよ」ということだ。

あとがき

あなたが親なら、子どもが10代でいる時期はとても長く感じられるはずだが、それが終わっても、子どもたちは、まだその先も、自分の力で大きくなり、成長し、学び、成熟しなければならない。それをあなたが代わりにやってあげることはできないのだ。本書があなたにとって、ティーンは異星人などではなく、成長の重要な段階にあり、すべてが完全には調和していないことを理解する助けになることを願っている。さらには、それを彼らに教え諭すことで、親も子も10代の日々をもっと穏やかに過ごせるようになれば幸いだ。だが、当然ながら、その日々が完全に穏やかになるはずはなく、髪の毛をかきむしりたくなることも一度や二度ではないだろう。そこで、心に留めておいてほしい事柄をいくつか挙げておこう。

・10代の子どもの失敗は、大目に見ること。けれども、その過ちについて必ず穏やかに語り合おう。

・子どもたちがばかげたことをして、なぜそんなことをしたのかわからないと言ったとしても、ショックを受けてはいけない。あなたはもうその理由をご存じのはずだ。ティーンの脳では、前頭葉と他の部分がまだ完全にはつながっていないということを、子どもたちに説明しよう。親としては、どれほど頭が良くて素直で温和な子でも、青年期を

「卒業」する前にばかげたことをするものだと心得ること。

・コミュニケーションをとり、つながりを保とう。子どもたちの良いところを伸ばすよう励まし、これまでとは違う活動や新しい考え方にチャレンジするよう促そう。助言が必要な時には、親がそばにいることを、彼らにわからせよう。

・ソーシャルネットワークのツールやウェブサイトは、10代の子どもたちとコミュニケーションをとる重要な手段になる。それらを使って、10代の子どもと有効で意義深い「会話」を交わすことができたという親もいる。あなたがまだメールのやり方を知らないのであれば、子どもに教えてもらおう。

本書を育児に役立てるために

本書があなたに熟考すべき情報をもたらし、子どもと会話を始めるきっかけになることを願っている。冒頭で述べたように、ティーンは情報を重視しており、また、当然ながら、自分のことをよく知りたいと思っている。本書の図版は、彼らが特別な段階にいることを理解させるのに役立つはずだ。

本書に紹介したような事柄について親子で話し合うことで、彼らとの衝突や対立を回避できれば何よりだ。10代は学習に最適の時期なのだから、可能なかぎりそうした機会を持とう。怒りに任せて、あるいは何の説明もなく批判すれば、溝が深まるだけだ。彼らの行動を批判するときにはまず「理由」を述べるべきだ。彼らの方にも事情があったはずだ。あなたから見て、子どもの宿題のやり方がめちゃくちゃだったとしても、成績が良ければ問題はない。だが、子どもが思わしくない成績や交友関係などに悩み、徐々に遅れを取っているようなら、あなたは一歩踏み込んで、どうしてそうなったのか、彼らと話し合う必要がある。もう半分おとなみたいなものだからと、あなたは思っているかもしれないが、おそらくあなたが考えている以上に、10代の子どもには時間と手間をかけなければならない。あなたは親なのだ。成績が落ちていることを本人が気にしているかどうか、聞き出す必要がある。もし気にしていないようなら、原因は勉強のやり方ではなく、もっと深いところにある。この時点であなたは立ち止まり、それが独立心の表れなのかどうか、考えてみなければならない。もしそうなら、なぜ子どもたちは、独立心を誇示する必要があるのだろう？　家庭や学校生活で危機的な状況に陥っているのではないだろうか。勉強しないことを得意がるような仲間の圧力にさらされていないだろうか。薬物を乱用していないだろうか。あるいは、自尊心に関わる問題を抱えていて、それは鬱病などの精神疾患の兆候ではないだろうか。これらはそれぞれ異なる行動計画《アクションプラン》を必要とする。

一方、子どもたちが本当に困り果てているのであれば、親であるあなたからの温かい助言を受け入れやすくなっているはずだ。まず彼らが自分の無秩序な勉強の仕方を効果的だと思っているかどうか、尋ねるところから始めよう。できるかぎり正直な答えを引き出そう。彼らは本音を語ることで、自分で問題を解決できるようになるだろう。それでもだめな場合は、効率的な学習をするよう、それとなく「方向づけ」しよう。子どもが少なくともそれを試す気になったのであれば、あなたは彼らの「強化」に成功したことになる。少々のご褒美を提示するのも一案だ。と言うのも、成績が上がり、それ自体が報酬となるまでには、かなり時間がかかるからだ。

10代の子どもを励まし、彼らがチャンスに満ちた素晴らしい時期にいることをわからせたいなら、まず、あなた自身が常に前向きでなければならない。あなたの仕事は、子どもたちを抑えつけることではなく、彼らのエネルギーを望ましい方向に向けさせることなのだ。それには、穏やかで秩序正しい環境を与える必要がある。あなたの人生からストレスや混乱が減れば、子どもたちの人生からも、ストレスや混乱は減るだろう。

またあなたは、世間にどんな危険が潜んでいるか、10代の子どもたちが何にさらされているかを知りたいと思っているはずだ。そうであれば、彼らの世界と深く関わらなければならない。彼らがどんな音楽を聴き、どんなテレビ番組や映画を観て、どんな本を読んでいるのかを知ろう。子どもの「大親友」になる必要はないが、彼らを深く理解し、助言し、制限を課すには、まず、彼らの生活を知る必要がある。

親子は運命共同体

結局のところ、あなたは、子どもにとって最初の、最も重要なお手本なのだ。子どもたちにその自覚はないかもしれないが、彼らは親であるあなたをよく見ている。あなたが人生にどのようにアプローチし、自らの問題にどう対処するかを見て、彼らはどう生きるべきかを学習していく。だから、過剰な負担をかけない程度に、あなたの問題を彼らと分かち合おう。あなたと彼らは運命共同体なのだ。

わたしと息子ふたりは、2000年に自宅が火事に見舞われた時、まさにそれを経験した。夕方の6時頃、仕事から戻ると、息子はふたりとも家にいた。アンドリューが、明日レスリングの試合に出るのに、靴が見つからないと言うので、新しい靴を買いに、3人で車に乗って出かけた。家を出て30分ほど経った時、わたしのポケットベルが鳴りだした。家の警報システムから発せられたものだった。クライスラーのミニバンをUターンさせた。家に近づくと、何台もの消防車が見えた。わたしは動転したが、すぐこう思い直した。「失ったのが何であれ、ただの物だわ。今ここに、必要なものはすべてある。息子ふたりは無事で、車の後部座席にいるのだから」。そう、それがすべてなのだ。

よく覚えているのは、見物人の間を縫うようにして燃えている家に近づいていった時、近所の人々が息子たちを取り囲み、優しく慰めてくれたことだ。家は、外からは大丈夫なように見えたが、中はすっかり焼けていた。電動の缶切りが転がり落ちて、どういうわけかタッパー容器に火がついたのだと後で聞かされた。家がほぼ元通りになるまで、わたしは息子たちを中に入れなかった。焼けてしまった彼らの部屋の様子を記憶させたくなかったからだ。幼い子どもや10代の子どもにとってそれは不要なストレスであり、わたしは少なくともそれからは息子たちを守ることができた。近所の人たちもそれをよく知っていた。だから、息子たちを取り囲み、家に近づかせないようにしていたのだ。

火事はその後の数ヶ月、トラウマになっていたが、同時に親子の絆を深める貴重な経験にもなった。息子たちは、重要なのは物ではないことを学んだ。わたしは、はるかに悪い結果も起こりえたことを学んだ。わたしたちの結束は強くなった。わたしは彼らに何度も繰り返し言った。みんな無事で、3人ともここにいて、生きていて、新しいスタートを切れるのだ、と。大切なのはそれだけだ。当時アンドリューは13歳、ウィルは11歳。10代は始まったばかりだった。これは、わたしたちが直面する数々の問題の最初の一つにすぎず、その後もわたしたちはともに問題に立ち向かっていった。

謝辞

共著者のエイミー・エリス・ナットには、辛抱強く支援してくれたことに心より感謝している。彼女の比類ない知識欲と取材ノウハウは、一見ばらばらに見える多くの情報をつなぎ合わせる助けとなった。ともに執筆する過程では、別の成果も生まれた。それは本書とその改訂版よりも長くつづくはずの深い友情である！

親友と家族への感謝は、言葉では言い表せない。特に、息子のアンドリューとウィル、両親、そしてジェフには、わたしが「本を書いている」という理由で、週末のイベントやその他の活動を延期するのを了解してくれたことに、感謝している。ジェフは地球一、辛抱強い人物であり、その全ての援助に特別な感謝を捧げたい。

ペンシルベニア大学の調査のスペシャリスト、マーカス・ハンディと、同じく生化学の画家であるマリー・レオナルドには、それぞれ調査と制作、本書で使用したイラストを仕上げてくれたことに、大いに感謝する。

ハーバード大学とペンシルベニア大学の多くの同僚にもお礼を言いたい。根気よく執筆をつづけるよう励まし、研究の成果を共有させてくれた。最初に激励をいただいたことに対し、マサチューセッツ州コンコード・アカデミーの前の生徒指導員、パティ・ハーガーに感謝したい。彼女の質問に駆り立てられて、わたしは、エリザベスホールのシンポジウムに向けたプログラムを計画したのだ。神経学の准教授でボストン小児病院の准指導医である同僚のデヴィッド・ユリオン博士と、マサチューセッツ州タフツ大学の神経心理学教授、メアリアン・ウルフ博士に感謝したい――デヴィッドとメアリアンの両名は、「ティーン・ブレイン101」の講演の初期段階で、何度かわたしと共に演壇に立ってくれた。

そして最後に、決して忘れてはならない両名。ウェンディ・ストロースマンには本書の必要性を主張してくれたことに、編集者のクレール・ワッチェルにはページの随所に見え隠れする賢明な助言と明晰な思考に、心より感謝している。

用語説明（五十音順）

アストロサイト（星状膠細胞）：脳と脊髄の中にある星型の細胞。脳内で最も豊富な細胞で、神経組織への栄養供給や、損傷した脳や脊髄内の細胞の修復を助けるなど、幅広い働きをする。

エピネフリン：別名アドレナリン。恐れや怒りなどの強い感情に反応して放出されるホルモン。心拍を速め、エネルギーを筋肉に送りこみ、身体に「闘争・逃走」反応の準備をさせる。

エンドカンナビノイド（内因性カンナビノイド）：脳内で自然に生じるカンナビノイド。脂質性の物質。

エンドルフィン：興奮状態の身体で生成され、脳内のオピオイド受容体と結合して、モルヒネに似た鎮痛作用をもたらす。

海馬：側頭葉の下に位置し、主に記憶処理を司る。

灰白質：大脳皮質。ニューロン（神経細胞）の細胞体を含む部分。これに対し、白質は灰白質の下にあり、ニューロンの軸索が走行する部分。

活動電位：ニューロンが軸索に情報を送り込む時に発生する膜電位の変化。

カンナビノイド：大麻に含まれるものと、脳内で自然に発生するもの（エンドカンナビノイド＝内因性カンナビノイド）がある。痛みや不安の抑制を助ける受容体と結合する。

GABA（ガンマアミノ酪酸）：ガンマアミノ酪酸（gamma-aminobutyric acid）の頭文字。シナプス刈り込みに関与する神経伝達物質。脳が刺激に過剰反応している時には、その働きが重要になる。

グリア（神経膠）細胞：神経系にあるヘルパー細胞。ミエリン生成を助けたり、その一種であるアストロサイトは、死んだニューロンの一部を消化したりする。ニューロンと違って、情報を伝達しない。

グルタミン酸受容体：脳の主要な興奮性シナプ

ス（グルタミン酸シナプス）の受容体。記憶形成と学習において重要な働きをする。

後頭葉：脳の後方にあり、視覚野を擁する。

コルチゾール：副腎で生成され、ストレス反応によって放出されるホルモン。差し迫った脅威に対処するためエネルギーを振り向ける。カフェインから睡眠遮断まで、多くの事柄が、コルチゾール濃度に影響する。過剰なコルチゾールは免疫システムを抑制し、血圧の上昇を招いたり、海馬のニューロンを傷つけたりする。

軸索：刺激をシナプスへ伝えるニューロンの糸状の部分。シナプスはその情報を化学的メッセージにして、他のニューロンに伝える。

視床下部：脳幹のすぐ上に位置し、体温、飢え、渇き、睡眠といった主要な代謝プロセスに関与する。

シナプス：電気的、化学的メッセージを他のニューロンとやり取りするニューロン末端の構造。思考、感情、動作などは全て、シナプスを通じたメッセージの伝達に依存する。

シナプス形成：新しいシナプスを形成するプロセス。生涯にわたって起きるが、大半は幼児期から小児期、青年期に起きる。

樹状突起：ニューロンの樹状の部分。とげ状の部分（樹状突起スパイン）で近くのニューロンの軸索の終末と接し、情報を受け取る。

樹状分岐：樹状突起の分岐。

神経伝達物質：ニューロンから放出され、シナプスの隙間を越えて、隣接したニューロンの受容体に送られる化学物質。

前頭前野：前頭葉の最前部で、額の後方に位置し、社会的行動の調整、意思決定、個性の表出などの処理に関与する。

前頭葉：脳の四つの主要部位の一つで、最前部に位置する。推論、計画立案などの実行機能や、他の複雑な認知プロセスに関与する。

側頭葉：脳の側面に位置する領域。嗅覚、聴覚、視覚の認識を司る。

大脳辺縁系：視床の両側、大脳の真下に位置し、感情、動機、記憶に関与する。

長期増強：ＬＴＰと略され、シナプスの変化、あるいはその情報伝達能力が長く続くこと。学習と記憶の主要なメカニズムである。

THC：テトラヒドロカンナビノールの略。大麻に含まれる主な成分で、向精神作用がある。

頭頂葉：前頭葉の後ろ、後頭葉の前に位置し、触覚などの感覚や、視空間処理に関与する。

ドーパミン：脳の報酬・快楽中枢のコントロールを助ける神経伝達物質。

ニューロン（神経細胞）：神経系に特有の細胞で、神経伝達物質により、互いに信号を送る。

脳回：灰白質の「しわ」の山の部分。

脳溝：灰白質の「しわ」の溝。

脳の可塑性：脳の、構造と機能を変える能力で、特に繰り返される刺激に対して起きる。脳が発達する幼年期に高いが、成人期の脳にも備わっている。学習と記憶のためのメカニズム。

白質：ミエリン化した軸索からなる。軸索は、ニューロン間の電気的、化学的メッセージの伝達を担う。

腹側被蓋野（VTA）：中脳の底の中央を走るニューロンの集合体で、脳の多くの領域とつながっている。ドーパミンシステムの源で、報酬回路において大きな役割をもち、薬物中毒に関与する。

扁桃体：脳の深部、側頭葉前方にあるアーモンド型の組織。感情の処理に関わる。

ミエリン（髄鞘）：軸索を保護する白い脂質。軸索が信号をより速く、より効率的に伝達できるようにする。脳、脊髄、末梢神経の、さまざまな種類の軸索を覆っている。

メラトニン：松果腺で生成されるホルモンで、概日リズムの調整を助ける。

引用文献

序文　悪いのは親でも子どもでもない

(1) Granville Stanley Hall, *Adolescence: Its Psychology and Its Relations to Physiology, Anthropology, Sociology, Sex, Crime, Religion and Education* (New York: D. Appleton, 1904).
(2) Ibid.

第１章　ホルモンのせいなのか？

(1) *Popular Science*, Apr. 1941.
(2) Sharron Solomon-McCarthy, "The History of Child Labor in the United States: *Hammer v. Dagenhart*," in *The Supreme Court in American Political History* (New Haven: Yale–New Haven Teachers Institute, 2004).
(3) Tom W. Smith, "Coming of Age in 21st Century America: Public Attitudes Towards the Importance and Timing of Transitions to Adulthood," National Opinion Research Center, University of Chicago, GSS Topical Report No. 35, Mar. 2003.
(4) Thomas Hine, *The Rise and Fall of the American Teenager* (New York: William Morrow, 1999).
(5) Granville Stanley Hall, *Adolescence*.
(6) B. B. Van Bockstaele, "Genes Have Been Discovered for the Brain Pathway That Triggers Puberty," *Digital Journal*, Dec. 12, 2008.
(7) Hui Shen, Qi Hua Gong, et al., "Reversal of Neurosteroid Effects at $\alpha 4 \beta 2 \delta$ GABAA Receptors Triggers Anxiety at Puberty," *Nature Neuroscience* 10, no. 4 (Apr. 2007).

第２章　10代の脳は未完成

(1) Sandra F. Witelson, Debra L. Kigar, and Thomas Harvey, "The Exceptional Brain of Albert Einstein," *Lancet* 353, no. 9170 (June 19, 1999).
(2) Wilder Penfield and Edwin Boldrey, "Somatic Motor and Sensory Representation in the Cerebral Cortex of Man as Studied by Electrical Stimulation," *Brain* 60, no. 4 (Dec. 1937).
(3) David H. Hubel and Thorsten N. Wiesel, "The Period of Susceptibility to the Physiological Effects of Unilateral Eye Closure in Kittens," *Journal of Physiology* 206, no. 2 (Feb. 1970).
(4) National Institute of Mental Health, "Teenage Brain: A Work in Progress," NIMH Fact Sheet, 2001. Also, R. K. Lenroot and J. N. Giedd, "Brain Development in Children and Adolescents: Insights from Anatomical Magnetic Resonance Imaging," *Neuroscience and Biobehavioral Reviews* 30, no. 6 (2006).
(5) Frederik Edin, Torkel Klingberg, et al., "Mechanism for Top-Down Control of Working Memory," *Proceedings of the National Academy of Sciences* 106, no. 16 (Apr. 21, 2009).
(6) Allstate/Sperling's Best Places, "America's Teen Driving Hotspots Study" (May 2008).
(7) Moshe Naveh-Benjamin, Angela Kilb, and Tyler Fisher, "Concurrent Task Effects on Memory Encoding and Retrieval: Further Support for an Asymmetry," *Memory and Cognition* 34, no. 1 (Jan. 2006).
(8) Luke Dittrich, "The Brain That Changed Everything," *Esquire*, Oct. 25, 2010.

第3章　若い脳細胞は連絡不足

(1) Kathleen McAuliffe, "Life of Brain," *Discover*, June 2007.
(2) Carla Shatz et al., "Dendritic Growth and Remodeling of Cat Retinal Ganglion Cells During Fetal and Postnatal Development," *Journal of Neuroscience* 8, no. 11 (Nov. 1988).
(3) R. K. Lenroot and J. N. Giedd, "Brain Development in Children and Adolescents: Insights from Anatomical Magnetic Resonance Imaging," *Neuroscience and Biobehavioral Reviews* 30, no. 6 (2006).
(4) Amelia Hill, "Red Cross Study Reveals Problems with Teenagers and Drink," *Guardian*, Sept. 12, 2010.
(5) Alan Burke, "Cops: Freezing Teen Hid; Friends Lied," *Salem News*, Jan. 23, 2009.

第4章　IQも変化させる脳の黄金期

(1) "Massachusetts Gaining in Its Care for the Retarded," *New York Times*, Jan. 4, 1987.
(2) Charles Sherrington, *Man on His Nature*, reissue edition (Cambridge: Cambridge University Press, 2009).
(3) Mark A. Gluck et al., *Learning and Memory: From Brain to Behavior* (New York: Worth Publishers, 2007).
(4) Nico Spinelli and Frances Jensen, "Plasticity: The Mirror of Experience," *Science* 203, no. 4375 (Jan. 1979).
(5) Eleanor Maguire et al., "London Taxi Drivers and Bus Drivers: A Structural MRI and Neuropsychological Analysis," *Hippocampus* 16, no. 12 (2006).
(6) Patricia McKinley et al., "Effect of a Community-Based Argentine Tango Dance Program on Functional Balance and Confidence in Older Adults," *Journal of Aging and Physical Activity* 16, no. 4 (Oct. 2008).
(7) Tim Bliss et al., *Long-Term Potentiation: Enhancing Neuroscience for 30 Years* (Oxford: Oxford University Press, 2004).
(8) Emily Kilroy et al., "Relationships Between Cerebral Blood Flow and IQ in Typically Developing Children and Adolescents," *Journal of Cognitive Science* 12, no. 2 (2011).
(9) Carol K. Seligman and Elizabeth A. Rider, *Life Span Human Development*, 7th ed. (Belmont, CA: Wadsworth Publishing, 2012). Also, Sue Ramsden et al., "Verbal and Non-Verbal Intelligence Changes in the Teenage Brain," *Nature* 479, no. 7371 (Oct. 19, 2011).
(10) Angela M. Brant, John K. Hewitt, et al., "The Nature and Nurture of High IQ: An Extended Sensitive Period for Intellectual Development," *Psychological Science* 24, no. 8 (Aug. 2013).
(11) Christina Moutsiana, Tali Sharot, et al., "Human Development of the Ability to Learn from Bad News," *Proceedings of the National Academy of Sciences* 110, no. 41 (Oct. 8, 2013).

第5章　寝る脳は育つ

(1) Jim Horne, *Sleepfaring: A Journey Through the Science of Sleep* (Oxford: Oxford University Press, 2007).
(2) M. H. Hagenauer et al., "The Neuroendocrine Control of the Circadian System: Adolescent Chronotype," *Frontiers in Neuroendocrinology* 33, no. 3 (Aug. 2012).
(3) Marc G. Berman et al., "The Cognitive Benefits of Interacting with Nature," *Psychological Science* 19, no. 12 (Dec. 2008).
(4) Robert Stickgold, "Sleep-Dependent Memory Consolidation," *Nature* 437, no. 7063 (Oct. 27,

2005).
(5) Edward B. O'Malley and Mary B. O'Malley, "School Start Time and Its Impact on Learning and Behavior," in *Sleep and Psychiatric Disorders in Children and Adolescents*, ed. A. Ivanenko (New York: Informa Healthcare, 2008).
(6) Jeffrey M. Donlea et al., "Use-Dependent Plasticity in Clock Neurons Regulates Sleep Need in *Drosophila*," *Science* 324, no. 5923 (Apr. 3, 2009).
(7) Norihito Oshima et al., "The Suicidal Feelings, Self-Injury, and Mobile Phone Use After Lights Out in Adolescents," *Journal of Pediatric Psychology* 37, no. 9 (2012).
(8) Samantha S. Clinkinbeard et al., "Sleep and Delinquency: Does the Amount of Sleep Matter?" *Journal of Youth and Adolescence* 40, no. 7 (July 2011).
(9) "Update on Emergency Department Visits Involving Energy Drinks: A Continuing Public Health Concern," SAMHSA *Dawn Report*, Drug Abuse Warning Network, Jan. 10, 2013.
(10) Mariana Figueiro et al., "Light Level and Duration of Exposure Determine the Impact of Self-Luminous Tablets on Melatonin Suppression," *Applied Ergonomics* 44, no. 2 (Mar. 2013).
(11) Katie Worth, "Casting Light on Astronaut Insomnia: ISS to Get Sleep-Promoting Lightbulbs," *Scientific American*, Dec. 4, 2012.

第6章　反抗期の脳はそれを我慢できない

(1) Richard Knox, "The Teen Brain: It's Just Not Grown Up Yet," National Public Radio, Mar. 1, 2010, http://www.npr.org/templates/story/story.php?storyId=124119468.
(2) Aristotle, *The Rhetoric of Aristotle* (London and New York: Macmillan, 1886).
(3) Ibid.
(4) Beatriz Luna et al., "What Has fMRI Told Us About the Development of Cognitive Control Through Adolescence?" *Brain and Cognition* 72, no. 1 (Feb. 2010).
(5) Valerie Reyna and Frank Farley, "Risk and Rationality in Adolescent Decision Making: Implications for Theory, Practice, and Public Policy," *Psychological Science in the Public Interest* 7, no. 1 (Sept. 2006).
(6) Laurence Steinberg, "A Social Neuroscience Perspective on Adolescent Risk-Taking," *Developmental Review* 28, no. 1 (Mar. 2008).
(7) Brian Knutson et al., "The Neural Basis of Financial Risk-Taking," *Neuron* 47, no. 5 (Sept. 1, 2005).
(8) Leah H. Somerville et al., "Frontostriatal Maturation Predicts Cognitive Control Failure to Appetitive Cues in Adolescents," *Journal of Cognitive Neuroscience* 23, no. 9 (Sept. 2011).
(9) Michael Levenson and Jenna Russell, "Milton Academy Rocked by Expulsions," *Boston Globe*, Feb. 20, 2005.
(10) Abigail Jones and Marissa Miley, *Restless Virgins: Love, Sex, and Survival at a New England Prep School* (New York: William Morrow, 2008).
(11) Ibid.

第7章　タバコ１本、中毒のもと

(1) Regina Benjamin, "Preventing Tobacco Use Among Youth and Young Adults: A Report of the Surgeon General, 2012," http://www.surgeongeneral.gov/library/reports/preventing-youth-tobacco-use/index.html.

(2) Mark Weiser et al., "Cognitive Test Scores in Male Adolescent Cigarette Smokers Compared to Non-Smokers: A Population-Based Study," *Addiction* 105, no. 2 (Feb. 2010).
(3) Kimberly Yolton, Richard Hornung, et al., "Exposure to Environmental Tobacco Smoke and Cognitive Abilities Among US Children and Adolescents," *Environmental Health Perspectives* 113, no. 1 (Jan. 2005).
(4) Joseph DiFranza et al., "Symptoms of Tobacco Dependence After Brief Intermittent Use: The Development and Assessment of Nicotine Dependence in Youth-2 Study," *Archives of Pediatrics and Adolescent Medicine* 161, no. 7 (July 2007).
(5) Brenda Wilson, "Study: A Cigarette a Month Can Get a Kid Hooked," National Public Radio, May 31, 2010, http://www.npr.org/templates/story/story.php?storyId=127241145.
(6) Sergio D. Iñiguez et al., "Nicotine Exposure During Adolescence Induces a Depression-Like State in Adulthood," *Neuropsychopharmacology* 34, no. 6 (May 2009).

第8章　10代の酒は百害の長

(1) Heather McCarron, "Taylor Meyer Laid to Rest," *Milford Daily News*, Oct. 29, 2008.
(2) Aaron White, "What Happened? Alcohol, Memory Blackouts, and the Brain," National Institute on Alcohol Abuse and Alcoholism, 2004.
(3) Susanne E. Tanski, James D. Sargent, et al., "Parental R-Rated Movie Restriction and Early-Onset Alcohol Use," *Journal of Studies on Alcohol and Drugs* 71, no. 3 (May 2010).
(4) Kim Willsher, "Lyon Aims to Reduce Le Binge Drinking," *Guardian*, July 17, 2011.
(5) H. Wesley Perkins et al., "Misperceptions of the Norms for the Frequency of Alcohol and Other Drug Use on College Campuses," *Journal of American College Health* 47, no. 6 (May 1999).
(6) Michael A. Taffe et al., "Long-Lasting Reduction in Hippocampal Neurogenesis by Alcohol Consumption in Adolescent Nonhuman Primates," *PNAS* 107, no. 24 (June 15, 2010).
(7) Patrick M. O'Malley et al., "Epidemiology of Alcohol and Other Drug Use Among American College Students," *Journal of Studies on Alcohol* 14, supplement (Mar. 2002).
(8) Susan F. Tapert and Sunita Bava, "Adolescent Brain Development and the Risk for Alcohol and Other Drug Problems," *Neuropsychology Review* 20, no. 4 (Dec. 2010).
(9) American Academy of Pediatrics Committee on Substance Abuse, "Alcohol Use by Youth and Adolescents: A Pediatric Concern," *Pediatrics* 125, no. 5 (May 1, 2010).
(10) Caitlin Abar and Robert Turrisi, "How Important Are Parents During the College Years? A Longitudinal Perspective of *Indirect* Influence Parents Yield on Their College Teens' Alcohol Use," *Addictive Behaviors* 33, no. 10 (Oct. 2008).
(11) Haske van der Vorst et al., "Do Parents and Best Friends Influence the Normative Increase in Adolescents' Alcohol Use at Home and Outside the Home?" *Journal of Studies on Alcohol and Drugs* 71, no. 1 (Jan. 2010).
(12) Heather McCarron, "Arrested Teens Accused of 'Hypocrisy,'" *Milford Daily News*, Nov. 25, 2008.

第9章　大麻「ダメ、ゼッタイ」の科学的理由

(1) Lynn Fiellin et al., "Previous Use of Alcohol, Cigarettes, and Marijuana and Subsequent Abuse of Prescription Opioids in Young Adults," *Journal of Adolescent Health* 52, no. 2 (Feb. 2013).
(2) United Nations Office on Drugs and Crime, *World Drug Report, 2013* (New York: United Nations,

2013).
(3) Martin Booth, *Cannabis: A History* (Great Britain: Doubleday, 2003).
(4) Rufus King and James T. McDonough Jr., "Anslinger, Harry Jacob, and U.S. Drug Policy," in *Encyclopedia of Drugs, Alcohol, and Addictive Behavior*, ed. Rosalyn Carson-DeWitt (New York: Macmillan, 2001).
(5) William A. Devane, Allyn C. Howlett, et al., "Determination and Characterization of a Cannabinoid Receptor in Rat Brain," *Molecular Pharmacology* 34, no. 5 (Nov. 1988).
(6) David Finn et al., "A Role for the Ventral Hippocampal Endocannabinoid System in Fear-Conditioned Analgesia and Fear Responding in the Presence of Nociceptive Tone in Rats," *Pain* 152, no. 11 (Nov. 2011).
(7) "Ask an Old Hippie: Help! My Teenage Daughter Is Smoking Marijuana!" *420 Times*, Aug. 19, 2011, http://the420times.com/2011/08/ask-an-old-hippie-help-my-teenage-daughter-is-smoking-marijuana.
(8) M. H. Meier et al., "Persistent Cannabis Users Show Neuropsychological Decline from Childhood to Midlife," *Proceedings of the National Academy of Sciences* 109, no. 40 (Oct. 2012).
(9) Matthijs G. Bossong et al., "Adolescent Brain Maturation, the Endogenous Cannabinoid System and the Neurobiology of Cannabis-Induced Schizophrenia," *Progress in Neurobiology* 92, no. 3 (Nov. 2010).
(10) Nancy J. White, "Marijuana Can Send a Brain to Pot," *Toronto Star*, July 9, 2010.
(11) Rebecca Kuepper et al., "Continued Cannabis Use and Risk of Incidence and Persistence of Psychotic Symptoms: 10 Year Follow-up Cohort Study," *British Medical Journal* 342 (Mar. 1, 2011).
(12) Ron de Graaf, James C. Anthony, et al., "Early Cannabis Use and Estimated Risk of Later Onset of Depression Spells: Epidemiologic Evidence from the Population-Based World Health Organization World Mental Health Survey Initiative," *American Journal of Epidemiology* 172, no. 2 (July 15, 2010).
(13) Stephen N. Campbell, "Substance Abuse in Children and Adolescents: Information for Parents and Educators," National Association of School Psychologists, 2004.

第10章　危険ドラッグが危険なゆえん

(1) "Irma Perez," A Vigil for Lost Promise, undated, http://www.nationalparentvigil.com/irma.html.
(2) Richard Zitrin et al., "City Cancels Final Day of Electric Zoo Dance Music Festival After Deaths of Two Concertgoers, Possible Sexual Assault," *New York Daily News*, Sept. 2, 2013.
(3) Heather C. Brenhouse and Susan L. Andersen, "Delayed Extinction and Stronger Reinstatement of Cocaine Conditioned Place Preference in Adolescent Rats, Compared to Adults," *Behavioral Neuroscience* 122, no. 2 (Apr. 2008).
(4) Ginger Katz, "Ian's Story," The Courage to Speak, undated, https://www.couragetospeak.org/AboutUs/CouragetoSpeakStories/IansStory.aspx.
(5) Mary Jeanne Kreek, Yong Zhang, et al., "Behavioral and Neurochemical Changes Induced by Oxycodone Differ Between Adolescent and Adult Mice," *Neuropsychopharmacology* 34, no. 4 (Mar. 2009).
(6) Michelle Durand, "Teenager in Ecstasy Death Takes Deal," *Daily Journal* (San Mateo, CA), July 8, 2004.

第11章 脳をかき乱すストレスに要注意

(1) Sheryl S. Smith, "The Influence of Stress at Puberty on Mood and Learning: Role of the $\alpha 4 \beta \delta$ GABAA Receptor," *Neuroscience* 249 (Sept. 2013).

(2) Melanie P. Leussis, Susan L. Andersen, et al., "Depressive-Like Behavior in Adolescents After Maternal Separation: Sex Differences, Controllability and GABA," *Developmental Neuroscience* 34, nos. 2–3 (2012).

(3) John Fairbank et al., "Building National Capacity for Child and Family Disaster Mental Health Research," *Professional Psychology, Research and Practice* 41, no. 1 (Feb. 1, 2010).

(4) BJ Casey et al., "Biological Substrates of Emotional Reactivity and Regulation in Adolescence During an Emotional Go-Nogo Task," *Biological Psychiatry* 63, no. 10 (May 15, 2008).

(5) Craig Bryan et al., "Understanding and Preventing Military Suicide," *Archives of Suicide Research* 16, no. 2 (2012).

(6) Erin Edmiston et al., "Corticostriatal-Limbic Gray Matter Morphology in Adolescents with Self-Reported Exposure to Childhood Maltreatment," *Archives of Pediatrics and Adolescent Medicine* 165, no. 12 (Dec. 2011).

(7) American Psychological Association, "Children and Trauma," Presidential Task Force on Posttraumatic Stress Disorder and Trauma in Children and Adolescents, 2008.

第12章 精神疾患の危険信号

(1) J. Kim-Cohen, A. Caspi, et al., "Prior Juvenile Diagnoses in Adults with Mental Disorder: Developmental Follow-Back of a Prospective-Longitudinal Cohort," *Archives of General Psychiatry* 60, no. 7 (July 2003).

(2) Kathleen R. Merikangas, Ronald C. Kessler, et al., "The National Comorbidity Survey Adolescent Supplement (NCS-A): I. Background and Measures," *Journal of the American Academy of Child and Adolescent Psychiatry* 48, no. 4 (Apr. 2009).

(3) Renee Hsia and Myron Belfer, "A Framework for the Economic Analysis of Child and Adolescent Mental Disorders," *International Review of Psychiatry* 20, no. 3 (June 2008).

(4) Centers for Disease Control and Prevention, "Suicide Prevention: Youth Suicide," Jan. 2014, http://www.cdc.gov/violenceprevention/suicide/youth_suicide.html.

(5) National Institute of Mental Health, "Anti-Depressant Medications for Children and Adolescents: Information for Parents and Caregivers," undated, http://www.nimh.nih.gov/health/topics/child-and-adolescent-mental-health/antidepressant-medications-for-children-and-adolescents-information-for-parents-and-caregivers.shtml.

(6) Deborah Sontag, "Who Was Responsible for Elizabeth Shin?" *New York Times*, Apr. 28, 2002.

(7) Glenn Close, "Bringing Change to Mind on Mental Illness," Society for Neuroscience annual meeting, San Diego, Nov. 13, 2010.

(8) Helene Verdoux, "Cannabis Use and Psychosis: A Longitudinal Population-Based Study," *American Journal of Epidemiology* 156, no. 4 (Apr. 17, 2002).

(9) National Institute of Mental Health, "Brain Emotion Circuit Sparks as Teen Girls Size Up Peers," July 15, 2009, http://www.nimh.nih.gov/news/science-news/2009/brain-emotion-circuit-sparks-as-teen-girls-size-up-peers.shtml.

(10) Sari Fröjd et al., "Associations of Social Phobia and General Anxiety with Alcohol and Drug Use in a Community Sample of Adolescents," *Alcohol and Alcoholism* 46, no. 2 (Mar.–Apr. 2011).

第13章　デジタル中毒の脳内汚染

(1) Susan Moeller, "24 Hours: Unplugged," International Center for Media and the Public Agenda and the Salzburg Academy on Media & Global Change, 2011.
(2) Roman Gerodimos, "Going 'Unplugged' : Exploring Students' Relationship with the Media and Its Pedagogic Implications," Centre for Excellence in Media Practice, Bournemouth University, Mar. 2011.
(3) Amanda Lenhart et al., "Social Media and Mobile Internet Use Among Teens and Young Adults," Pew Research Center, Feb. 3, 2010.
(4) Dave Mosher, "High Wired: Does Addictive Internet Use Restructure the Brain?" *Scientific American*, June 17, 2011.
(5) Fuchun Lin, Hao Lei, et al., "Abnormal White Matter Integrity in Adolescents with Internet Addiction Disorder: A Tract-Based Spatial Statistics Study," *PLoS ONE* 7, no. 1 (Jan. 2012).
(6) Soon-Beom Hong, Soon-Hyung Yi, et al., "Reduced Orbitofrontal Cortical Thickness in Male Adolescents with Internet Addiction," *Behavioral and Brain Functions* 9, no. 11 (Mar. 2013).
(7) Simone Kühn and Jürgen Gallinat, "Amount of Lifetime Video Gaming Is Positively Associated with Entorhinal, Hippocampal and Occipital Volume," *Molecular Psychiatry* (Aug. 20, 2013).
(8) Philip A. Chan and Terry Rabinowitz, "A Cross-Sectional Analysis of Video Games and Attention Deficit Hyperactivity Disorder Symptoms in Adolescents," *Annals of General Psychiatry* 5, no. 16 (2006).
(9) Zheng Wang and John M. Tchernev, "The 'Myth' of Media Multitasking: Reciprocal Dynamics of Media Multitasking, Personal Needs, and Gratification," *Journal of Communication* 62, no. 3 (June 2012).
(10) Jeff Grabmeier, "Multitasking May Hurt Your Performance, but It Makes You Feel Better," Research and Innovation Communications, Ohio State University, Apr. 30, 2012.
(11) Christina Lopez, "Oregon Teen Arrested After Posting 'Drivin Drunk' Facebook Status," ABCNews.go.com, Jan. 4, 2013.
(12) Kevin Dolak, "LOL Facebook Post After DUI Accident Lands Woman in Jail," ABCNews.go.com, Sept. 18, 2012.
(13) Sulaiman Abdur-Rahman, "4 Adults, 10 Youths Charged in Center City Disturbance," *Philadelphia Inquirer*, Apr. 11, 2013.
(14) Amy Ellis Nutt, "Teens Find World of Hurt at Their Fingertips," *Star-Ledger* (Newark, NJ), Sept. 30, 2010.
(15) Matt Richtel, "Silicon Valley Says Step Away from the Device," *New York Times*, July 23, 2012.

第14章　「女子脳」「男子脳」の神話と事実

(1) Racquel E. Gur, Ruben C. Gur, et al., "Sex Differences in the Structural Connectome of the Human Brain," *Proceedings of the National Academy of Sciences* 111, no. 2 (Sept. 2013).
(2) James R. Booth et al., "Sex Differences in Neural Processing of Language Among Children," *Neuropsychologia* 46, no. 5 (Apr. 2008).

第15章　スポーツでの脳震盪は侮れない

(1) Semyon Slobounov et al., "Sports-Related Concussion: Ongoing Debate," *British Journal of Sports Medicine* 48, no. 2 (Jan. 2014).
(2) Steven Broglio et al., "The Biomechanical Properties of Concussions in High School Football," *Medicine and Science in Sports and Exercise* 42, no. 11 (Nov. 2010).
(3) Suzanne Slade, *Feel the G's: The Science and Gravity of G-Forces* (Mankato, MN: Compass Point Books, 2009).
(4) Eric Nauman et al., "Functionally-Detected Cognitive Impairment in High School Football Players Without Clinically-Diagnosed Concussion," *Journal of Neurotrauma* 31, no. 4 (Feb. 15, 2014).
(5) Alan Schwarz, "Girls Are Often Neglected Victims of Concussions," *New York Times*, Oct. 2, 2007.
(6) Nadia Kounang, "Brain Bank Examines Athletes' Hard Hits," CNN, Jan. 27, 2012, http://edition.cnn.com/2012/01/27/health/big-hits-broken-dreams-brain-bank.
(7) Annie Baillargeon et al., "Neuropsychological and neurophysiological assessment of sport concussion in children, adolescents and adults," *Brain Injury* 26, no. 3 (Mar. 2012).
(8) "Can Just One Concussion Change the Brain?" National Public Radio, Mar. 15, 2013, http://www.npr.org/2013/03/15/174409382/can-just-one-concussion-change-the-brain.

第16章　未成年の罪と罰

(1) Supreme Court of the United States, *Graham v. Florida*, no. 08-7412, argued Nov. 9, 2009, decided May 17, 2010, http://www.supremecourt.gov/opinions/09pdf/08-7412.pdf.
(2) International Justice Project, "Background—The Constitutionality of the Juvenile Death Penalty," Feb. 12, 2004, http://www.internationaljusticeproject.org/juvConst.cfm.
(3) Adam Liptak and Ethan Bronner, "Justices Bar Mandatory Life Terms for Juveniles," *New York Times*, June 25, 2012.
(4) Jay N. Giedd et al., "Adolescent Maturity and the Brain: The Promise and Pitfalls of Neuroscience Research in Adolescent Health Policy," *Journal of Adolescent Health* 45, no. 3 (Sep. 2009).

第17章　青年期を越えても、成長は終わらない

(1) Kenneth Keniston, "Youth: A 'New' Stage of Life," *American Scholar* 39, no. 4 (Autumn 1970).
(2) Jeffrey Arnett, *Emerging Adulthood: The Winding Road from the Late Teens Through the Twenties* (Oxford: Oxford University Press, 2004).
(3) Lena Dunham, screenwriter, "The Return," *Girls*, HBO, season 1, episode 6, 2012.
(4) Joel Stein, "Millennials: The Me Me Me Generation, Why Millennials Will Save Us All," *Time*, May 20, 2013.
(5) Laura Humphrey, "A Developmental Psycho-Neurobiological Approach to Assessment of Emerging Adults," *Yellowbrick Journal of Emerging Adulthood* 1, no. 1 (2009).
(6) Catherine Lebel and Christian Beaulieu, "Longitudinal Development of Human Brain Wiring Continues from Childhood into Adulthood," *Journal of Neuroscience* 31, no. 30 (July 27, 2011).

本文中図版クレジット

図1　脳組織の基礎
脳画像提供・許諾：John Detre, MD, and Paul Yushkevich, PhD, University of Pennsylvania
図2　ホムンクルス
図版：Mary A. Leonard, Biomedical Art and Design, University of Pennsylvania
脳画像提供・許諾：John Detre, MD, and Paul Yushkevich, PhD, University of Pennsylvania
図3　脳葉
図版改変：Mary A. Leonard, Biomedical Art and Design, University of Pennsylvania
制作：著者
脳画像提供・許諾：John Detre, MD, and Paul Yushkevich, PhD, University of Pennsylvania
図4　完成していく脳
A、C：N. Gogtay et al., "Dynamic Mapping of Human Cortical Development During Childhood Through Early Adulthood," *Proceedings of the National Academy of Sciences* 101, no. 21 [May 25, 2004], 8174-79より再録。© 2004 National Academy of Sciences, U.S.A.
B：脳画像提供・許諾：John Detre, MD, and Paul Yushkevich, PhD, University of Pennsylvania
図5　10代の脳はまだマルチタスクをこなせない
M. Naveh-Benjamin et al., "Concurrent Task Effects on Memory Encoding and Retrieval: Further Support for an Asymmetry," *Memory & Cognition* 34, no. 1 [2006], 96, fig. 3A, © 2006より。許諾：Springer Science and Business Mediaと論文著者
図6　ニューロン、軸索、神経伝達物質、シナプス、樹状突起、ミエリンの構造
図版改変：Mary A. Leonard, Biomedical Art and Design, University of Pennsylvania
制作：著者
図7A　抑制性ニューロンは、信号を止める
図版改変：Mary A. Leonard, Biomedical Art and Design, University of Pennsylvania
制作：著者
図7B　興奮性シナプスと抑制性シナプス
図版改変：Mary A. Leonard, Biomedical Art and Design, University of Pennsylvania
制作：著者
図8　若い脳には抑制性シナプスよりも興奮性シナプスのほうが多い
制作：著者
図9　LTPは学習と記憶の「練習効果」のモデルとして広く用いられている

図版改変：Mary A. Leonard, Biomedical Art and Design, University of Pennsylvania
制作：著者
脳画像提供・許諾：John Detre, MD, and Paul Yushkevich, PhD, University of Pennsylvania

図10　学習、記憶、LTPを経て、シナプスに新しい受容体が生まれる
図版改変：Mary A. Leonard, Biomedical Art and Design, University of Pennsylvania
制作：著者

図11　灰白質と白質の発達は、人生の段階によって異なる
画像提供・許諾：Arthur Toga, Institute of Neuroimaging and Informatics, Keck School of Medicine, University of Southern California

図12　若者の脳は、おとなの脳より可塑性が「はるかに高い」
N. L. Schramm et al., "LTP in the Mouse Nucleus Accumbens Is Developmentally Regulated," *Synapse* 45, no. 4 [Sept. 15, 2002], 213-19より再録。© 2002 Wiley-Liss, Inc.

図13　年齢による体内時計の変化
M. H. Hagenauer and T. M. Lee., "The Neuroendocrine Control of the Circadian System: Adolescent Chronotype," *Frontiers in Neuroendocrinology* 33, no. 3 [Aug. 2012], 211-29, © 2012より再録。許諾：Elsevierと論文著者
追加図版：Mary A. Leonard, Biomedical Art and Design, University of Pennsylvania

図14　おとなのマウスに比べて、若いマウスの腹側被蓋野（VTA）ドーパミンニューロンは、刺激を受けた時の活動電位（pA）が長く持続する
A. N. Placzek et al., "Age Dependent Nicotinic Influences over Dopamine Neuron Synaptic Plasticity," Biochemical Pharmacology 78, no. 7 [Oct. 1, 2009], 686-92, © 2009より再録。許諾：Elsevier
追加図版：Mary A. Leonard, Biomedical Art and Design, University of Pennsylvania

図15　日本の中高生の喫煙、飲酒頻度の推移。厚生労働省調査より
平成24年度厚生労働科学研究費補助金「未成年の喫煙・飲酒状況に関する実態調査研究」より。改変：日本版編集部

図16　学習と嗜癖に共通するシナプスの生物学
図版：Mary A. Leonard, Biomedical Art and Design, University of Pennsylvania

図17　若い脳はおとなの脳より、ニコチンに強く反応する
T. L. Schochet et al., "Differential Expression of Arc mRNA and Other Plasticity-Related Genes Induced by Nicotine in Adolescent Rat Forebrain," *Neuroscience* 135, no. 1 [2005], 285-97, © 2005より再録。許諾：Elsevier
追加図版：Mary A. Leonard, Biomedical Art and Design, University of Pennsylvania

図18　アルコールは長期増強（LTP）を減少させる
A：T. A. Zhang et al., "Synergistic Effects of the Peptide Fragment D-NAPVSIPQ on Ethanol Inhibition of Synaptic Plasticity and NMDA Receptors in Rat Hippocampus," *Neuroscience* 134, no. 2 [2005], 583-93, © 2005より再録。許諾：Elsevier
B：図版改変：Mary A. Leonard, Biomedical Art and Design, University of Pennsylvania

制作：著者

図19　アルコールはおとなより若者の長期増強（LTP）に影響する

G. K. Pyapali et al., "Age and Dose-Dependent Effects of Ethanol on the Induction of Hippocampal Long-Term Potentiation," *Alcohol* 19, no. 2 [Oct. 1999], 107-11, © 1999より再録。許諾：Elsevier

追加図版：Mary A. Leonard, Biomedical Art and Design, University of Pennsylvania

図20　過去10年間の、ティーンの大麻等薬物乱用の増加

A：National Monitoring the Future Study 1997-2011より、Mary A. Leonard, Biomedical Art and Design, University of Pennsylvaniaが改変。データは以下で入手可能。http://files.eric.ed.gov/fulltext/ED529133.pdf

B：保健福祉省の薬物乱用・精神衛生サービス局のNational Treatment Episode Data Set 2007より、Mary A. Leonard, Biomedical Art and Design, University of Pennsylvaniaが改変。データは以下で入手可能。http://www.samhsa.gov/data/DASIS/TEDS2k7AWeb/TEDS2k7AWeb.pdf

図21　ティーンの脳の灰白質と白質に大麻が及ぼす長期的影響

A：M. H. Meier et al., "Persistent Cannabis Users Show Neuropsychological Decline from Childhood to Midlife," *Proceedings of the National Academy of Sciences* 109, no. 40 [Oct. 2, 2012], E2657-64より許諾・再録。© 2012 National Academy of Sciences, U.S.A.

B：D. Arnone et al., "Corpus Callosum Damage in Heavy Marijuana Use: Preliminary Evidence from Diffusion Tensor Tractography and Tract-Based Spatial Statistics," *NeuroImage* 41, no. 3 [July 1, 2008], 1067-74, © 2008及びElsevierより許諾・再録

図22　若いラットの行動に見られる、コカインによる増強作用

A. L. Wheeler et al., "Adolescent Cocaine Exposure Causes Enduring Macroscale Changes in Mouse Brain Structure," *Journal of Neuroscience* 33, no. 5 [Jan. 30, 2013], 1797-1803aより再録。許諾：Society for Neuroscience

追加図版：Mary A. Leonard, Biomedical Art and Design, University of Pennsylvania

図23　ストレスは学習と長期増強（LTP）を阻害する

A、C：図版：Mary A. Leonard, Biomedical Art and Design, University of Pennsylvania

B：図版改変：Mary A. Leonard, Biomedical Art and Design, University of Pennsylvania　制作：著者

D：M. R. Foy et al., "Behavioral Stress Impairs Long-Term Potentiation in Rodent Hippocampus," *Behavioral and Neural Biology* 48, no. 1 [July 1987], 138-49, © 1987及びElsevierより許諾・再録

追加図版：Mary A. Leonard, Biomedical Art and Design, University of Pennsylvania

図24　子ども、若者、おとなの、恐ろしい刺激に対する反応の違い

B. J. Casey et al., "Transitional and Translational Studies of Risk for Anxiety," *Depression and Anxiety* 28, no. 1 [Jan. 2011], 18-28, © 2011 Wiley-Liss Inc.より再録

図25　精神疾患のある若年成人が青年期に受けた診断

J. Kim-Cohen et al., "Prior Juvenile Diagnoses in Adults with Mental Disorder: Developmental Follow-Back of a Prospective-Longitudinal Cohort," *Archives of General Psychiatry* 60, no. 7 [July 2003], 709-17, © 2003 American Medical Association. All rights reserved より再録

図26　脳の結合の性差

M. Ingalhalikar et al., "Sex Differences in the Structural Connectome of the Human Brain," *Proceedings of the National Academy of Sciences* 111, no. 2 [Jan. 14, 2014], 823-28, © 2014 National Academy of Sciences, U.S.A. より許諾・再録

図27　脳の発達の概要と、未成年者の脳の臨界期

制作：著者

解説　親が対応できる問題、専門機関に相談すべき問題

渡辺久子（児童精神科医／元慶應義塾大学病院小児科）

この本は、思春期の子どもを持つ親にとって目からうろこの本と言えるでしょう。

思春期、反抗期に、これまで親子仲良く順調に暮らしてきたはずのわが子が豹変し、暴言を吐き、煙草や飲酒に走り、信じられないような無軌道なことをして怪我をしたりする。「死ね」とわが子に言われ、これまでの自分の子育てや人生はいったいなんだったのか、と途方にくれる、それが反抗期、思春期の子どもを持った親の深刻な悩みです。そして、自分の子育てのどこが間違っていたのだろうと自分を責めて、苦しい思いをしている方も多いと思います。

しかし、この本は、この15年間に急速に進んだ10代の脳に関する研究を紹介し、こう書くのです。そもそも、脳が完全に完成するのは30歳になったぐらいである。それまで脳はゆっくりと成長する。特に最後に成長が完成するのは、様々な感情をコントロールし抑制する前頭葉である。このガードが外れた状態で、10代の脳は急速に成長する。そこで、反復練習が重要な技術の習得（スポーツ）や学習に適している一方で、様々な刺激に中毒になりやすく、怒りをつかさどる扁桃体の制御がうまくいかないために、問題行動が起きる。

こうした因果関係がわかるだけで、「わが子がまったく別人になってしまった」と嘆く親は冷静さをとりもどし、落ちついて問題に対処する気持ちになる、そんな本です。

本書の特筆すべきところは、著者のフランシス・ジェンセン先生が脳科学の専門家であると同時に、育児に悩んだ普通の母親でもあり、その経験に基づいた本だということでしょう。

ジェンセン先生はボストン小児病院でてんかんやADHDの子どもを診療していた女医で、ハーバード・メディカルスクールで神経学の教授をつとめた科学者でもあります。現在はペンシルベニア大学教授として、診療のかたわら学生の指導も行い、脳と病気の因果関係についての研究論文も数多く発表しています。

そして、シングルマザーとしてアンドリューとウィルというふたりの男児を育て上げた母親でもあるのです。

ジェンセン先生は、思春期に関する新たな論文を読めば読むほど、おとなの脳と10代の脳は異なっているのに、研究者が知る新たな情報が、実際の10代の親に届いていないということに気づきます。序文に書かれているとおり「情報を求めているのは、単なる傍観者ではない。実際にティーンに腹を立て、イライラし、当惑している親や保護者、それに教育者なのだ」。そこで、自ら初めて一般読者向けに書いたのが本書というわけです。

私は、50年にわたって児童精神科医として多くの子どもを診てきました。2014年まで勤務していた慶應大学病院の小児科では、毎年のべ2000人以上を診察し、常勤は退いて渡邊醫院で変則的に診療する今でも、200〜3000人の子どもを受け持っています。

そこで日本の児童精神科医という立場から、本書をどう読めばいいか考えてみたいと思います。

私たち児童精神科医には、小児科医から「これは専門家でないと難しい」と判断された患者が紹介でつれてこられます。思春期やせ症、ひきこもり、抑うつ、暴力・反抗などの問題行動などふつうの対応では解決できない激しいケースです。

50年間診ていて感じるのは、全体的な傾向として思春期の問題が増加し複雑化していることです。統計ではなかなか現れにくいのですが、厚労省の資料では児童・思春期の精神疾患の外来患者数が15年以上増加傾向にあったり、思春期外来を設ける施設も増えています。

さて、では、専門的な相談が必要なような深刻なケースに、児童精神科医はどう対応しているのでしょうか。

1．子どもへの対応

1）悪循環をほぐす

多くの問題行動は悪循環に陥ったために受診に至る。その悪循環は、父母関係、家族関係だけでなく、学校の集団での関係にも及ぶことが多い。するとたとえば、母親はわが子の問題にうろたえ孤立しつつ、過去の生活における父親の無理解に恨みや怒りが向き、夫婦の離婚の危機などに波及していく。

2）子どもとの治療同盟

その子の健康な自我と同盟を結ぶ。児童精神科の治療では子どもと医者の信頼関係が要。できるだけありのままの気持ちを語って欲しいと語りかけ、発言の秘密は守ることを約束し、わかりやすく悪循環の弊害を話す。

3）診察のルールを決める

治療の出発点で子どもと話し合いルールを決め、治療の構造を明確にする。

4）日常生活をみなおす

過密スケジュールの改善、生体リズムの再確立（睡眠、覚醒、食事のリズム）、インターネットやゲームの時間制限など自分と向き合う態勢づくり。

5）問題にはそこに至るまでの訳やいきさつがあり理解が大切である

「悪いことをしていないのに誤解されたら怒りたくなる。親から頭ごなしにいわれたらキレる。でも、包丁を振り回しても何も伝わらない。なんとか言葉にしてみよう」と。行動化から言語化へと導く。

2. 家族への対応

親への試し行動：思春期の子どもは寂しく孤独になる瞬間、ふと見捨てられる不安を親にぶつけて試す。親がおどおどして子どもにふりまわされると、子どもの激情はエスカレートする。父母、教師、治療チームが緊密な連携により、子どもの自己破壊的な不安や怒りを鎮め、健全な自我との同盟を組む。そのためには子どもの複雑な「試し行動」の脅しにのらない、攻撃的言動や懐柔にふりまわされない。ネガティビズム（拒絶的言動）の奥の、本当に信頼できる存在に出会いたい願いに答える。

とくに母親には、あなたの育て方のせいとは誰もいっていないのでくれぐれも罪悪感をもたぬように、と支える。診察には早い段階でできるだけ父親を呼びいれ、思春期の子どもの問題行動によりどの親も傷つくが、これは社会に一つの人格を産みだすための「心の陣痛」と思いましょう、と励ます。親の役割を強化し、父母が一枚岩となってわが子の本音と向き合う。わが子の攻撃的な言動を肌で受けとめその存在の苦しみを肌で受けとめることこそ、社会にわが子を産みだす「心の陣痛」に匹敵する。

思春期にもう一度育てなおすつもりで、親が子どもを受けとめる。親の受けとめる姿勢ができると子どもは本音を表出しはじめる。根深い問題、乳幼児期からの自我発達不全が思春期に露呈することも多い。思春期の脳の発達スパート期に、新しい治療的関係、環境、体験により、今まで生きてきた年月を振り返り、内省し、新しい家族関係、自己発見をしなおす。

3．学校への対応

学校は親とともにその子の日々の様子を把握している。早期より学校とは緊密に連携し、適切な対応をする。

4．投薬

思春期の症状や問題行動では、状態がエスカレートし急性錯乱状態に陥ったり精神病に発展するリスクがある。その場合には、すみやかに対人刺激を取り除き、向精神薬により鎮静をはかる。しかしまず、子どもとよく話しあい、わかりやすく説明し、子どもの気持ちを十分にくんで子どもの不信をあおらぬよう本人の同意を得る。「薬は料理にたとえればあくまでも塩・胡椒のようなもの。でもこの苛立ちと不眠はますます君を苦しめるので使ってみよう。君に役に立つかどうかを君が私たちに教えてほしい」と。

病院や相談機関に行くべきかどうかの判断

さて、ここまで読んできた方には、本だけではどうにもわが子の問題は解決できそうにない、病院にいくしかない、と考える方もいるかと思います。

医療機関の介入なしに親の力で解決できる思春期の問題と、医療機関などに相談した方がよい問題をどう見分ければよいでしょうか？

ひとつの基準は、子ども自身がその行動や症状によってどれくらい困っているかどうかです。

たとえば家庭内暴力も、偶発的に手が出てしまったようなケースは、親が落ちついて様子をみましょう。しつこくからんできたり何度も繰り返しエスカレートする暴力は、相談機関の介入が必要でしょう。

自傷行為なども この基準でよいでしょう。不登校など「いじめ」が原因とはっきりわかっているケースとそうでないケースがあります。後者は鬱病などがあるといけないので、医療機関を受診したほうがよいということになります。

そうは言っても、そうした専門医を知らないという方も多いと思います。

そこでアドバイスしたいのが、家庭医やかかりつけの小児科医を持ちなさい、ということです。

子どもの心は体と一体。そして現在の健康状態は小さいころからその子を身近に診てきた小児科医が一番適切な判断をするものです。普段から家庭医やかかりつけの小児科医に子どもを診てもらうことです。そして、もしも専門的に対応すべき兆候があれば、家庭医から専門医を紹介してもらうのが一番よいのです。

地域のお医者さんで、小児科と内科の看板を出している医院。お子さんが女の子なら、女医さんがいるところがよいでしょうね。地域のコミュニティとのつながりをもつことにも通じます。

本書の優れているところは、煙草や飲酒などの嗜好品がなぜ10代によくないのかということを、はっきりデータを示して提示してあるところです。若い時期の飲酒や喫煙が、後のＩＱの低下につながるなどの信頼すべきデータを提示し、だからそうしたものからは遠ざけておくことの必要性を語っているのです。

性感染症の問題も同様で、リスクコントロールがうまくいかない10代の脳は、避妊具を使わない不特定多数のセックスなどに走ってしまうことがあり、しかしその結果は悲惨であることを、きちんと語っていることです。この性感染症の問題は、日本でもたいへん深刻で、この本のように因果関係をはっきり示して子どもとともに考えるということが必要です。

おそらくこの本を手にとった方は、かつてのジェンセン先生のように、子どもの「問題行動」に途方にくれている方でしょう。しかし、ゆっくり息をすって、ジェンセン先生のように近所や友人の力も借りながら、目を離さず、手は離して、子どもたちに接してあげてください。

やがて、アンドリューが、量子物理学で修士号を取得し、医学部の博士課程にいるように、あるいは、ウィルがハーバード大学を卒業し、ニューヨークシティでビジネスコンサルタントをしているように、今の苦労が笑い話となる日がくることでしょう。

単行本　二〇一五年一二月　文藝春秋刊

文春文庫

10代《だい》の脳《のう》

反抗期《はんこうき》と思春期《ししゅんき》の子《こ》どもにどう対処《たいしょ》するか

定価はカバーに表示してあります

2023年3月10日　第1刷

著　者　フランシス・ジェンセン
　　　　エイミー・エリス・ナット
訳　者　野《の》中《なか》香方《きょう》子《こ》
発行者　大沼貴之
発行所　株式会社　文藝春秋

東京都千代田区紀尾井町 3-23　〒102-8008
TEL　03・3265・1211(代)
文藝春秋ホームページ　http://www.bunshun.co.jp
落丁、乱丁本は、お手数ですが小社製作部宛お送り下さい。送料小社負担でお取替致します。

印刷製本・大日本印刷
Printed in Japan
ISBN978-4-16-792020-3